도핑의 과학

# 도핑의 과학

경기장을 뒤흔든 금지된 약물의 비밀

**초판 1쇄 펴낸날** 2021년 7월 23일
**초판 2쇄 펴낸날** 2022년 11월 15일

**지은이** 최강
**펴낸이** 이건복
**펴낸곳** 동녘 사이언스

**책임편집** 김혜윤
**편집** 구형민 정경윤 김다정 홍주은
**마케팅** 임세현
**관리** 서숙희 이주원

**등록** 제406-2004-000024호 2004년 10월 21일
**주소** (10881) 경기도 파주시 회동길 77-26
**전화** 영업 031-955-3000 편집 031-955-3005 **전송** 031-955-3009
**블로그** www.dongnyok.com **전자우편** editor@dongnyok.com
**인쇄** 새한문화사 **라미네이팅** 북웨어 **종이** 한서지업사

ⓒ 최강, 2021
ISBN 978-89-90247-80-3 (03510)

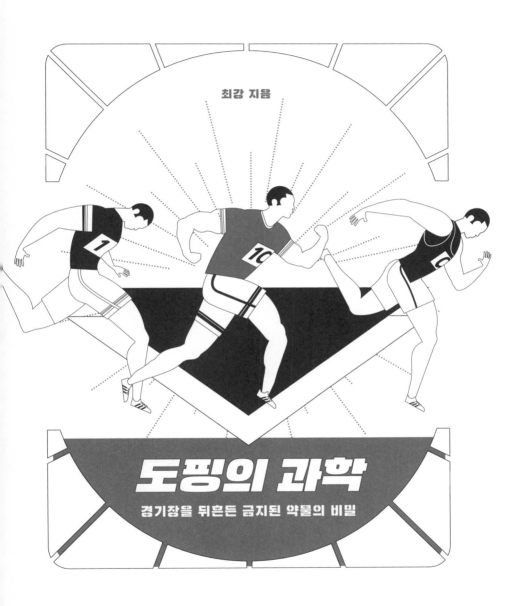

최강 지음

# 도핑의 과학

### 경기장을 뒤흔든 금지된 약물의 비밀

동녘사이언스

일러두기

1. 단행본, 잡지, 신문 등은 《 》안에, 영화, 다큐멘터리, 노래, 게임 등은 〈 〉안에 넣어 표기했습니다.
2. 본문에 수록된 QR코드를 스마트폰으로 스캔하면 내용과 관련된 영상을 볼 수 있습니다.
3. QR코드를 스캔하는 법
   - '네이버' 앱에서 검색창 오른쪽의 카메라 아이콘을 눌러 '스마트렌즈' 혹은 'QR/바코드'로 스캔합니다.
   - '다음' 앱에서 검색창 오른쪽의 아이콘을 눌러 '코드검색'으로 스캔합니다.
   - '카카오톡' 앱에서 동그라미 세 개가 그려진 '더보기' 창으로 이동한 후 오른쪽 상단의 아이콘을 눌러 '코드스캔'으로 스캔합니다.
   - 스마트폰 기본 카메라 앱에서 '스마트렌즈'가 지원되는 기종은 카메라 앱에서 바로 스캔이 가능합니다.
   - 각종 QR코드 스캐너 앱을 다운받으시면 스캔이 가능합니다.

## ●
### 프롤로그
### 스포츠 역사를 뒤흔든 약물들

1988년 가을, 초등학생이던 나와 내 친구들은 누가 세상에서 가장 빠른 선수인지를 두고 열띤 논쟁을 펼쳤다. 서울 올림픽 100미터 달리기에 출전하는 칼 루이스와 벤 존슨이 바로 그 주인공이었다. 한 친구가 4년 전 올림픽에서 우승한 칼 루이스의 우위를 예측하면, 다른 친구가 전년 도에 세계 신기록을 세운 벤 존슨이 더 빠를 것이라고 반박했다. 하지 만 논쟁은 다소 싱겁게 막을 내렸다. 9월 24일 토요일 오후 1시 30분 경 에 열린 경기에서 벤 존슨이 칼 루이스를 여유 있게 앞서며 9.79초라 는 새로운 세계 신기록으로 우승했기 때문이다. 칼 루이스파였던 나는 이틀 뒤 학교에서 벤 존슨파 무리 앞에서 꼬리를 내릴 수밖에 없었다. 하지만 나의 어깨는 그리 오래 처져 있지 않았다. 다음날 무슨 약물을 먹었다는 이유로 벤 존슨이 금메달을 박탈당했기 때문이다.

우리나라에서는 이때 '도핑'이라는 생경한 외국어가 알려지기 시작했지만, 사실 도핑의 역사는 꽤 오래전으로 거슬러 올라간다. 기원전 700년경 그리스의 고대 올림픽에 출전한 선수들은 경기를 앞두고 양의 고환이나 심장을 먹었다. 테스토스테론 같은 호르몬의 정체는 몰랐겠지만 경험적으로 터득한 지혜를 이용해 경기력을 끌어올렸던 것이다. 그뿐만이 아니었다. 고대 사회 스포츠 선수들은 와인이나 브랜디같은 술부터 곰팡이가 생겨 뻥 뚫린 무화과 같은 환각성 물질까지 먹으면서 경기력의 향상을 꾀했다. 이런 전통(?)은 이후 로마의 검투사나 전차를 모는 전사들이 피로와 부상을 견뎌내며 시합에서 더 오래버티기 위해 자극제stimulant를 복용하는 것으로 이어졌다.

시간이 흘러 19세기 후반 서구 사회에서는 산업화의 영향으로 도시에 거주하는 인구가 증가하고 도시와 도시는 기찻길과 전보로 연결되었다. 사람들은 함께 모여서 즐길거리를 찾게 되었고, 스포츠는 대중의 변화한 욕구를 충족시키는 좋은 수단이 되었다. 사회적 변화를 대표하는 종목은 자전거 경주였다. 사람들의 관심과 자본이 몰리면서 프로 사이클 경기가 시작되었고, 돈을 받고 경주에만 전념하는 전문 선수들이 등장했다. 관련 사업이 성장하면서 경주의 흥행을 위해 보다치열한 경기, 감동적인 사연, 영웅적인 서사가 있어야 했다. 선수들은 자연스럽게 약물로 눈을 돌렸다. 남들보다 한 걸음 더 앞서나가기 위해서였다.

도핑doping이란 단어도 이즈음 유럽에서 등장했다. 도핑의 어원에 대해서는 여러 설이 있다. 먼저 남아프리카의 카피르Kaffir족이 전투나 수렵과 같은 전통 의식을 행할 때 원기를 북돋는 목적으로 마시던 음료인 '도프dop'에서 비롯했다는 주장이 있다. 반면 미국에서 아편을 가리키는 속어인 '도프dope'가 어원이라는 주장도 있다. 인기 종목이던 경마에서 승부를 조작하기 위해 가장 흔하게 말에게 주입하던 물질이 아편이었기 때문이다. 당시 도핑에 대한 정서는 불과 100여 년 뒤인 지금과 많이 차이가 난다. 약물을 통해 상대에게 해를 끼치는 것은 비윤리적인 행동으로 여겨졌지만, 스스로에게 투여해 경기력을 끌어올리는 것은 아무도 문제 삼지 않았다.

피에르 드 쿠베르탱Pierre de Coubertin의 주도 아래 1896년 다시 살아난 근대 올림픽에서도 도핑은 공공연하게 이뤄졌다. 1904년 3회 세인트루이스 올림픽 마라톤에서 우승한 미국 선수 토머스 힉스의 경기를 복기해보자. 힉스가 결승점을 약 11킬로미터 앞두고 덥고 습한 날씨 탓에 속도가 떨어지자 트레이너 휴 맥그래스는 스트리크닌strychnine 1밀리그램과 계란 흰자 하나를 건넸다. 하지만 5킬로미터쯤 더 가자 힉스의 안색이 잿빛으로 변하기 시작했다. 탈수와 열사병의 증상이었다. 힉스가 거의 걷듯이 달리는데도 트레이너의 선택은 스트리크닌 1밀리그램과 계란 흰자 두 개, 브랜디 한 모금이었다. 독성 때문에 현재는 쥐약으로 쓰이는 스트리크닌이 20세기 초반에는 경기력 향상 약물로 경기 중에 버젓이 사용되었던 것이다.

과학기술의 발달로 새로운 약물이 개발되면 운동선수들은 재빠르게 경기력에 미치는 효과를 파악했다. 약간의 실력 차이로도 기록이나 순위가 크게 요동치는 스포츠에서 조금이라도 기량을 끌어올릴 수 있다면 선수들은 마다할 이유가 없었다. 20세기 초반에는 자극제가 대세였다. 스트리크닌처럼 중추신경계를 자극하고 교감신경계를 활성화시키는 약물은 신체의 작용을 일시적으로 증진시키는 효과가 있었기에 인기가 높았다. 선수들은 약물의 힘을 빌려서라도 기록을 갱신하고 대중의 바람에 부응하길 원했지만, 여러 스포츠 단체의 운영자들은 아마추어리즘* 같은 스포츠 정신이 약물 때문에 훼손된다고 느꼈다. 1928년 국제육상경기연맹이 처음으로 도핑을 금지했지만 선언적 의미에 그치며 본격적인 규제로 이어지지는 않았다.

스포츠 단체의 반도핑 운동은 2차 세계대전이 끝나고 본격화되기 시작했다. 약물의 힘으로 인위적으로 경기력을 끌어올리는 것이 스포츠의 순수성을 더럽히는 저열한 행위로 규정됐기 때문이다. 하지만 아직 체계적인 약물 검출 기술이 발달하지 않은 상황에서 약물을 금지하는 조치는 이빨 없는 호랑이에 불과했다. 더욱이 당시는 냉전의 영향 아래 민주주의 진영과 공산주의 진영이 스포츠를 통해 자신들의 체제를 선전하면서 상대보다 우월한 지위를 뽐내기를 원했던 때다. 20세기 중반 운동선수들이 근육을 키우고 힘을 늘려주는 스테로이드를 복용하는 것은 당연한 일일 뿐만 아니라 국가 차원에서 권장되기까지 했다.

시간이 지나면서 도핑과 반도핑 진영의 싸움은 쫓고 쫓기는 양상으로 계속되었다. 불법 약물의 검사법이 개발되면 회피할 수 있는 방법을 알아내거나 아예 검사에 걸리지 않는 새로운 약물의 복용이 시작되었다. 기량을 조금이라도 더 끌어올리길 원하는 운동선수들에게 약물은 거부하기에는 너무 매력적인 금단의 열매였다. 20세기 후반, 극한의 체

---

\* 스포츠를 생계의 수단으로서가 아니라 스스로의 노력으로 즐기기 위한 활동으로 한다는 사고 방식이나 태도.

력과 지구력을 요하는 프로 사이클 경주에서는 남들보다 앞서기 위해서가 아니라 뒤처지지 않기 위해서라는 미명 아래 도핑이 일상화되었다. 도핑이 더 이상 선수나 코치의 개인적 일탈이 아니라 체계적으로 이뤄지는 정황이 드러나면서 이를 관리하고 규제하기 위해 1999년 11월 세계반도핑기구WADA가 창설되었다.

하지만 빠른 속도로 발달하는 과학기술의 도움으로 새로운 약물이나 회피 방법이 지속적으로 도입되면서 도핑의 불길은 사그라지지 않았다. 아울러 첨단 과학기술은 운동선수들이 사용하는 경기 도구에도 속속 적용되면서 경기력 논란을 불러일으켰다. 소위 '기술 도핑technology doping'의 시대로 들어선 것이다. 과거에는 기술적으로 가능하지 않아 고민조차 해보지 않았던 것들이 현재 논란을 일으키는 광경을 보고 있으면, 지금은 상상으로만 가능한 생각도 미래에 구체적인 기술로 실현될 수 있을 것이라고 짐작된다. 한편으로는 기술과 관련된 윤리적 논란과 사회적 갈등이 증폭되리라는 우려도 깊어진다.

역사학자 에드워드 카는 역사를 '과거와 현재의 대화'라고 정의했다. 도핑 역시 마찬가지이다. 100여 년이라는 짧은 시간 동안 인체의 능력을 한계 이상으로 끌어올리기 위한 권장의 대상에서, 국제 대회에서 정치 체제의 우월성을 드러내는 선전 도구로, 이어서 선수 개인의 건강을 해치고 스포츠의 공정성을 저해하는 축출의 대상으로 성격이 바뀌어 왔다. 선수들이 어떻게 약물을 복용했는지, 스포츠 단체들이 어떤 방식으로 약물 검사를 시행했는지, 과학기술이 발달하면서 도핑과 반도핑 진영은 어떤 방향으로 움직였는지 살펴보는 것은 단순히 도핑의 역사만 되짚는 일이 아니다. 과거를 돌아봄으로써 우리는 앞으로 스포츠계가 어떻게 흘러나갈지를 예측하고 미리 대처할 수 있을 것이다. 나아가 도핑에 대한 논의에는 각 시대의 의학, 과학, 문화, 윤리 등이 반영되어 있기 때문에 사회 전체의 변화상을 읽는 것도 가능할 것이다.

당연한 이야기지만 의사인 나는 의학적 관점에서 도핑을 다루고자 한다. 내가 가장 잘 아는 내용이 인간의 몸과 마음 그리고 처방하는 약물이기 때문이다. 약물의 작동 방식이나 효과, 부작용 같은 주제가 지루할 것 같다고 미리 겁내지 말길 바란다. 졸릴 즈음 친숙한 운동선수나 유명한 경기가 속속 등장할 것이다. 또한 스포츠와는 담 쌓았다며 자신과 관련 없는 내용으로 바라보지 않길 바란다. 운동선수들이 경기력 향상을 목적으로 사용하는 약물의 상당수는 일반인도 일상생활에서 흔히 사용하기 때문이다. 아는 만큼 보이는 법이니, 이제 도핑의 세계로 여행을 떠나보자.

# 자주
# 등장하는
# 약어

## AAS
Anabolic Androgenic Steroid
단백동화 남성화 스테로이드

## EPO
Erythropoietin
적혈구생성인자(에리스로포이에틴)

## FIFA
Fédération Internationale de Football Association
국제축구연맹

## FINA
Fédération Internationale de Natation Amateur
국제수영연맹

## IAAF
International Association of Athletics Federations
국제육상연맹

## IOC
International Olympic Committee
국제올림픽위원회

## UCI
Union Cycliste Internationale
국제사이클연맹

# c o n t e n t s

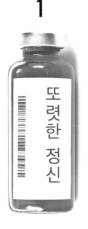

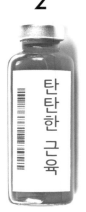

# 3

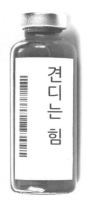

견디는 힘

# 4

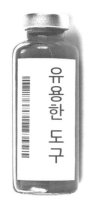

유용한 도구

# 5

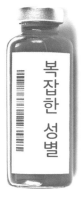

복잡한 성별

# 1

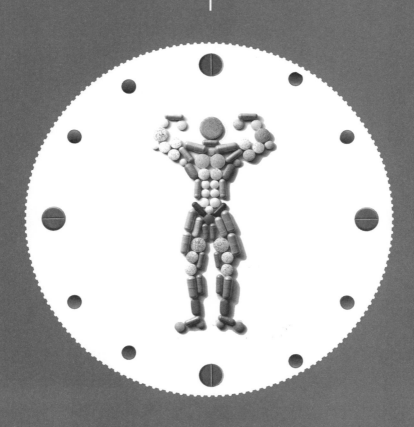

또렷한
정신

# 마약은 경기력을 향상시킬까?
## 코카인과 자극제

### 높이뛰기 전설이 사용한 마약

1988년, 서울에서 제24회 올림픽이 열렸다. 1980년 모스크바 올림픽과 1984년 로스앤젤레스 올림픽은 냉전의 영향으로 민주주의 국가와 공산주의 국가가 끼리끼리 모이는 반쪽짜리 행사였다. 하지만 서울 올림픽은 역대 가장 많은 국가가 참가해 '코리아나'가 부른 주제가의 가사대로 '손에 손 잡고 벽을 넘어서는' 기념비적인 대회였다. 덕분에 우리 국민은 많은 나라에서 온 일류 선수들이 펼치는 놀라운 경기력을 안방에서 직접 볼 수 있는 호사를 누렸다. 하지만 올림픽이 열리기 불과 열흘 전에 2.43미터를 넘으며 세계 신기록을 세운 높이뛰기 선수 하비에르 소토마요르Javier Sotomayor는 아쉽게도 만날 수 없었다. 그의 고국 쿠바가 북한을 따라 올림픽에 불참했기 때문이다.

다음 해 그는 인류 역사상 처음으로 8피트(약 2.44미터) 높이를 뛰어넘었다. 이 기록이 어느 정도로 높은 것인지 잘 와닿지 않는다면, 그가 축구 골대 높이만큼 점프했다고 생각하면 된다. 1992년에는 바르셀로나에서 첫 올림픽 금메달을 목에 걸었지만 발목 부상 탓에 기록은 평소 실력에 한참 못 미치는 2.34미터였다. 하지만 이듬해 그는 2.45미터를 뛰어넘으며 자신이 갖고 있던 세계 기록을 다시 한 번 경신했다. 그리고 이 기록은 현재까지도 깨지지 않고 있다. 1996년 애틀랜타 올림픽에서는 발목과 무릎의 부상으로 11위라는 저조한 성적을 거뒀지만, 기량이 녹슬지 않았던 그는 1997년과 1998년에 다시 세계 정상으로 복귀했다. 1999년에도 활약은 이어져서 팬 아메리카 게임에서도 금메달을 획득했지만, 며칠 뒤에 실격 처리를 당했다. 도핑 검사에서 마약 물질인 코카인cocaine이 검출되었기 때문이다.

1993년 스페인 살라망카 국제 육상대회에서 소토마요르가
세계 신기록(2.45미터)을 세우는 모습.

　　스포츠 역사를 살펴보면 코카인 도핑 이야기는 심심치 않게 접할 수 있다. 전설적인 축구 선수 디에고 마라도나Diego Maradona는 1991년 코카인 복용 사실이 적발되어 15개월 출장 정지를 당했고, 1990년대 후반 세계를 호령했던 테니스 선수 마르티나 힝기스도 2007년 윔블던 대회에서 코카인 양성 반응이 나와 2년간 자격 정지를 당했다. 2015년에는 종합격투기 UFC 라이트헤비급 챔피언인 존 존스가 도핑 검사에서 코카인이 검출되어 중독 치료 프로그램을 이수하라는 처분을 받았

다. 접할 일이 거의 없는 우리나라와 달리 서구권에서 코카인은 매우 광범위하게 남용되고 있는 마약이다. 일반적인 코카인 사용자들처럼 도핑 검사에서 걸린 선수들 역시 그저 즐거운 기분을 누리는 것이 목적이었을까? 아니면 경기력을 향상시키려는 목적이었을까?

## 결코 지치지 않는 장거리 걷기 선수

야구나 축구가 인기를 얻기 전인 1870년대에 미국과 영국에서 관중을 동원하는 스포츠 종목 중 가장 인기가 높았던 것은 장거리 걷기pedestrianism였다. 도로를 따라 한 도시에서 다른 도시를 걷는 것에서 시작된 장거리 걷기는 몇백 킬로미터에 이르는 거리를 얼마나 빨리 주파하는지 측정하는 스포츠로 진화했다. 미국의 에드워드 페이슨 웨스턴Edward Payson Weston은 이 종목의 전설적인 선수였다. 엄청난 체력과 빠른 회복력을 자랑했던 그는 종종 자신의 경기에 의사를 초청해 자신의 초인적인 신체 능력을 확인시키는 방법으로 명성을 떨쳤다. 1876년 그는 영국 런던의 한 경기장에서 6일 동안 500마일(약 805킬로미터)을 걷는 경기를 펼쳤다. 보고 즐길 것이 많은 현재의 시각으로는 지루해 보일지 모르지만 당시에는 2만 명이 넘는 관중이 몰려들 정도로 장거리 걷기의 인기는 대단했다.

밤낮 없는 경기 도중 관중석의 한 의대생은 중간 중간 웨스턴이 코카coca 잎을 씹는 모습을 목격했다. 의대생이 이를 《영국의학저널British Medical Journal》에 알리면서 철인으로 통하던 웨스턴의 명성에는 살짝

금이 갔다. 하지만 경기의 공정성에 관한 염려는 크게 일지 않았다. 당시는 아직 도핑이란 단어조차 존재하지 않던 때였고, 경기력 향상을 위해 약물을 사용하는 것이 지극히 자연스러운 시대였다. 또 다른 인기 스포츠 종목이던 사이클에서도 선수들은 카페인, 알코올, 스트리크닌, 나이트로글리세린 등 여러 물질을 공개적으로 사용했다. 대신 학자들 사이에서는 웨스턴이 질겅질겅 씹었던 코카 잎, 정확히는 코카인 성분이 신체에 미치는 영향에 관한 연구가 활발해졌다.

일례로 로버트 크리스티슨Robert Christison 교수가 1876년《영국의학저널》에 발표한 연구 결과를 살펴보자.[1] 그는 학생 10명에게 음식물 섭취 없이 약 32~48킬로미터를 걸어다니게 하고, 허기를 느낄 때 코

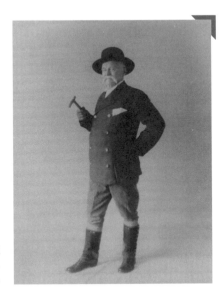

**코카인을 일상적으로 섭취했던
에드워드 페이슨 웨스턴의 70세 때 모습.
그는 90세까지 살았다.**

카 잎을 우려낸 차를 마시도록 했다. 네 명은 완전한 안도감을, 또 다른 네 명은 중간 정도의 안도감을 느꼈다고 보고했다. 또 자신이 직접 코카 잎을 씹으면서 약 24킬로미터를 걷거나 900미터 높이의 산을 내려오면서 비슷한 실험을 실행한 뒤에 다음과 같은 결론에 이르렀다. "코카 잎을 씹으면 극심한 피로가 사라지고, 피로를 미리 예방하는 것도 가능하다."

크리스티손 교수의 결론을 약리학적으로 설명해보자. 코카인은 뇌의 신경세포접합부(시냅스)에서 세 종류의 신경전달물질의 재흡수 억제제로 작용한다. 즉 한 신경세포(뉴런)와 다른 신경세포가 서로 잇닿아 있는 곳에서 신호 전달에 사용된 도파민dopamine, 세로토닌serotonin, 노르에피네프린norepinephrine이 다시 흡수되는 것을 방해하는 것이다. 재흡수하는 신경세포 끝부분이 신경세포전달물질을 빨아들이는 진공청소기라면, 코카인은 흡입구를 막고 있는 먼지인 셈이다. 그 결과 신경세포접합부에서 세 신경전달물질의 농도가 급속도로 증가하고, 인접한 신경세포의 해당 수용체를 반복적으로 자극해 계속 신호를 보내게 된다. 코카인은 이러한 기전을 통해 뇌에 자극제로 작용한다. 기분이 좋아지고, 말이 많아지며, 일상에서 느끼는 쾌감이 강렬해진다. 또한 수면 욕구가 줄고, 식욕이 감소하며, 피곤을 덜 느끼게 된다. 이런 효과 때문에 고대 잉카 제국의 짐꾼들은 코카 잎을 씹으면서 높은 안데스 산맥을 쉼 없이 걸어다닐 수 있었다. 소토마요르, 마라도나, 힝기스, 존스와 같은 선수들이 단순히 황홀감이 아니라 경기에 필요한 체력을 얻기 위해 코카인을 사용했다고 짐작할 수 있게 하는 부분이다.

코카인의 실제 효과는 어떨까? 역사를 거슬러 올라가면 놀랍게도 정신분석의 창시자 지그문트 프로이트Sigmund Freud라는 이름이 등장한다.[2] 젊은 시절 그는 코카인 덕분에 자신의 모르핀 중독이 나았다며 (정확히는 모르핀 중독이 코카인 중독으로 바뀐 것이었지만) 연구에 푹 빠졌고, 1885년 코카인을 투여한 뒤에 손아귀 힘이 증가했다고 보고했다. 크리스티손 교수의 연구와 유사한 결론이었다. 하지만 쏟아진 찬사와 달리 이후 시행된 연구들 대부분에서는 코카인이 달리는 속도나 지구력에 도움이 되지 않는 것으로 드러났다.[3] 코카인과 관련된 긍정적인 일화와 초창기 연구 결과는 실제 사실과는 거리가 있었다. 특히 생리적으로 코카인이 운동 능력에 영향을 끼칠 만큼 대사 작용을 활성화시킨다는 근거는 거의 없었다.

그런데도 "써 보니까 좋던데"라는 식의 '카더라 통신'이 선수들 사이에서 끊이지 않는 이유는 무엇일까? 코카인이 유발한 고양된 기분과 명료해진 사고 때문일 수 있다. 연습할 때 기술 습득이 용이해지고, 경기에 임할 때도 자신감으로 가득 차 있다 보면 실제 경기력이 향상된 것이 아닌데도 좋아진 것으로 잘못 느끼게 된다. 코카인과 같은 자극제가 운동 능력에 미치는 효과를 제대로 검증하기 위해서는 이중 맹검double blind 형태의 실험이 필요하다. 즉 약물을 건네는 연구자나 복용하는 참가자 모두 그것이 실제 약물인지 아니면 비슷하게 생겼지만 효과는 없는 위약placebo인지 알지 못해야 객관적인 결과를 얻을 수 있다. 하지만 약물을 복용한 뒤에 심박수가 빨라지거나 손이 떨리는 등의 부작용이 나타나면 참가자는 위약 여부를 쉽게 알아차린다. 이런 경우 설령 경기력이 향상돼도 약물의 실질적인 효과인지 아니면 복용에 따른 심리적 효과 때문인지 구분하기 어렵다.

코카인의 경기력 향상 효과는 분명하지 않은 반면에 몸과 마음에 끼치는 부정적인 영향은 명확하게 알려져 있다. 코카인 복용 후 초기 황홀감initial rush이 지나가면 반대로 심하게 졸리고, 허기지며, 우울해진다. 6일 동안 코카인을 대량 복용한 소설가 로버트 루이스 스티븐슨이 어떻게 《지킬 박사와 하이드》를 완성했는지 짐작 가는 부분이다. 또한 심장 박동 이상, 호흡 곤란, 뇌전증 등이 유발될 수 있다. 운동선수의 바람과는 다르게 코카인은 판단력이나 시간 개념을 흐리게 해 운동 능력을 감소시킬 수 있고, 특히 격렬하게 운동할 경우 혈관이 수축하면서 심장의 동맥이 막히는 치명적인 부작용이 발생할 수 있다. 장

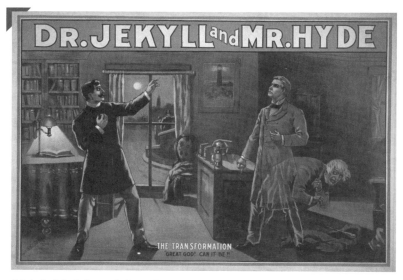

《지킬 앤 하이드》의 1880년대 포스터.
하이드로 인격이 분열된 지킬 박사는 소설을 쓰는 동안 코카인에 취해
정서의 양극단을 오간 스티븐슨 자신을 투영한 인물일 수 있다.

점은 눈에 띄지 않고, 단점은 분명한 만큼 선수들은 코카인을 일종의 자양강장제로 여기지 않도록 주의해야 한다.


## 높이뛰기 영웅의 씁쓸한 추락

소토마요르는 1999년 약물 검사에서 나온 코카인 양성 반응을 인정하지 않았다. 그는 그간 모든 검사에서 음성 반응이 나왔다며 자신은 누군가 파놓은 함정에 걸린 것이라 주장했다. 쿠바 정부도 사회주의 국가의 평판을 훼손하기 위해 미국 중앙정보국이나 마피아가 국제적으로 벌인 음모의 희생양이 되었다며 그를 변호했다. 냉전 시대의 철 지난 논리는 그다지 고개가 끄덕여지는 변명은 아니었다. 차라리 10년 뒤 프랑스의 테니스 선수 리샤르 가스케처럼 경기 전날 방문한 나이트클럽에서 만난 여성과 진하게 키스를 나누는 과정에서 코카인이 흡입되었다고 주장하는 것이 더 나아 보였다(실제 가스케는 치열한 공방전 끝에 무혐의 처리를 받았다).

소토마요르는 결국 2000년 1월, 2년의 자격 정지 처분을 받았다. 그러나 불과 7개월 뒤 국제육상경기연맹IAAF은 시드니 올림픽을 앞두고 기이한 결정을 내렸다. 자격 정지 기간을 2년에서 1년으로 줄이기로 한 것이었다. 그와 쿠바 정부의 줄기찬 결백 투쟁에 백기를 든 듯했다. 전례 없는 특혜에 대해 IAAF는 그가 선수 위원이고, 과거 15년간 모든 약물 검사를 통과했으며, 이번 올림픽이 그의 마지막 올림픽이기 때문이라는 궁색한 변명을 늘어놓았다.

그해 가을 시드니 올림픽에서 남자 높이뛰기 결승전이 열리던 날은 날씨가 궂었다. 모든 선수가 제 실력을 발휘하지 못했고, 금메달은 비바람이 거세지기 직전에 2.35미터를 뛰어넘은 러시아의 세르게이 클뤼긴이라는 무명 선수에게 돌아갔다(훗날 클뤼긴은 우승 비결로 경기 전에 기분 전환 목적으로 마신 한 잔의 코냑을 꼽았다). 소토마요르의 최고 기록은 5명의 선수와 함께 2.32미터였지만, 유일하게 첫 번째 시도에서 성공했기에 은메달을 목에 걸 수 있었다. 간발의 차이로 4위로 밀려난 스웨덴의 스테판 홀름은 IAAF의 이해할 수 없는 처사 때문에 메달을 놓쳤다며 분개했다.

2001년 소토마요르는 약물 검사에서 또다시 양성 반응을 나타냈다. 이번에는 근육의 양을 늘려주는 단백동화남성화 스테로이드인 난

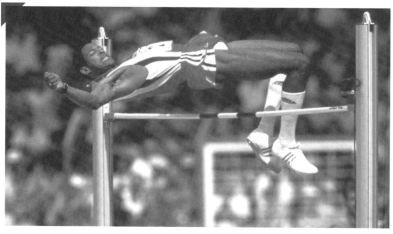

높이뛰기 세계 신기록 보유자 하비에르 소토마요르의 1993년 경기 모습.
그의 높이뛰기 세계 기록은 현재까지도 깨지지 않고 있다.

또렷한 정신

드롤론nandrolone이었다. 그는 또다시 자신은 결백하며 검사 과정에서 착오가 있을 것이라고 주장했지만 이번에는 쿠바 국내에서도 싸늘한 반응을 보였다. 그의 높이뛰기 선수 경력은 그렇게 끝이 났다. 현재까지도 깨지지 않고 있는 난공불락의 세계 기록을 갖고 있는 선수의 퇴장 치고는 쓸쓸한 결말이었다. 참, 스테판 홀름은 2004년 아테네 올림픽에서 금메달을 따내며 4년 전의 한을 풀 수 있었다.


## 꺼져가는 '불의 전차' 시대

1982년에 아카데미상 4개 부문을 수상한 〈불의 전차Chariots of Fire〉는 실제 육상 선수인 해럴드 에이브러햄과 에릭 리들을 주인공으로 한 영화이다. 두 선수는 1924년 파리 올림픽, 각각 100미터와 400미터 달리기에서 우승한 영국의 육상 영웅이다. 오래전 영화이지만, 신디사이저를 이용한 반젤리스의 유명한 테마곡을 바탕으로 하얀 유니폼을 입은 육상 선수들이 맨발로 해변을 달리는 장면은 많은 사람들이 한 번쯤 접해봤을 것이다. 2012년 영국 올림픽 개회식 공연에서 '미스터 빈'으로 알려진 로완 앳킨슨이 이 장면을 패러디하기도 했다.

영화에서 캠브리지대학교 학생이던 에이브러햄이 개인 코치를 뒀다는 이유로 교수들과 논쟁을 벌이는 장면이 나온다. 교수들에게 스포츠에서 중요한 가치는 승패가 아니라 운동 자체를 즐기는 것이었다. 따라서 오로지 승리를 쟁취할 목적으로 스포츠 활동으로 생계를 꾸려나가는 프로 코치와 연습하는 것은 비신사적인 행동이었다.

1896년 근대 올림픽을 부활시킨 피에르 드 쿠베르탱은 "올림픽 경기에서 가장 중요한 것은 승리가 아니라 참가"라며 스포츠 정신을 강조했다. 하지만 한 세대가 채 지나기도 전에 이런 아마추어리즘은 퇴색하기 시작했다. '더 멀리, 더 높이, 더 힘차게' 나아가기 원하는 선수들 입장에서는 경기력 향상에 도움이 되는 약물을 마다할 이유가 없었다. 반면 쿠베르탱의 정신을 계승하기 원하던 여러 스포츠 단체들은 이런 흐름을 그대로 둘 수 없었다. 결국 1928년 IAAF는 스포츠 역사상 처음으로 도핑을 금지하는 규칙을 발표했다.[4] 그러나 선언적 의미를 지닌 규칙만으로는 선수들이 약물의 유혹에 빠져드는 것을 막기 어려웠다. 특히 2차 세계대전 때 연합국과 동맹국을 가리지 않고 피곤함을 떨쳐내고 집중력을 유지하기 위해 사용된 암페타민amphetamine은 전쟁이 끝난 뒤 선수들의 애용 약물이 되었다. 경주 중 피로감 없이 폭발적으로 발판을 밟을 수 있기 때문이었을까? 사이클 선수들 사이에서 암페타민은 네덜란드어로 원자라는 뜻인 '아톰atom', 이탈리아어로 폭탄이라는 뜻인 '라 봄바la bomba' 같은 별명으로 통했다.[5]

　　암페타민은 뇌의 신경세포접합부에서 노르아드레날린noradrenaline과 도파민 같은 신경전달물질을 증가시킨다. 노르아드레날린은 일명 '투쟁-도피fight or flight' 반응과 깊게 연관되어 있다. 호젓한 길가에서 맹견을 맞닥뜨렸다고 생각해보자. 싸우거나 도망치기 위해 호흡과 심장 박동이 빨라지고, 대사 작용은 항진되며, 근력이 증가하는 생리적 각성이 일어난다. 이를 유발하는 물질이 노르아드레날린이다. 한편 도파민은 뇌의 보상 회로에 작용해 기분이 좋아지는 효과를 가져온다. 그래서 암페타민을 복용하면 말이 많아지고, 자신감이 증가하며, 넘치

　　　　　　　　　　　　　　　　　　　　　　　　　**또렷한 정신**

는 활력을 느끼게 된다. 신체적 각성과 정서의 고양 효과를 지닌 암페타민의 사용이 일상화되면서 아마추어리즘의 수호자들은 애써 지켜온 스포츠의 순수성이 훼손될까 염려했다. 오스트리아 출신의 의사 루드비히 프로콥Ludwig Prokop도 그중 한 명이었다. 1952년 동계 올림픽 스피드스케이팅 선수들의 사물함에서 주사기와 부러진 알약을 찾아낸 뒤 그는 적극적으로 선수들의 약물 복용을 금지하는 데 앞장섰다. 그리고 8년 뒤 로마 올림픽에서 반도핑 정책의 물꼬를 트는 역할을 톡톡히 해냈다.

## 로마의 뜨거운 여름날

1960년 올림픽이 열리던 로마는 무척 더웠다. 8월 26일, 온도계의 눈금은 섭씨 38도를 넘어섰지만 남자 사이클 100킬로미터 단체 시간도로경주team time trial road race는 예정대로 진행되었다. 첫 구간에서 네 번째로 빠른 성적을 기록한 덴마크 팀의 분위기는 좋았다. 그러나 첫 구간 기록을 측정한 직후 선수 한 명이 더위에 지친 나머지 기권을 했다. 나머지 세 명의 선수는 힘겹게 경기를 이어나가야 했다. 단체시간도로경주에서 순위는 결승선에 도착한 세 번째 선수의 기록으로 결정되었기 때문이다. 한 명이 기권한 덴마크 팀에게 불리한 상황이었다.

경기 중반 무렵 23세의 선수였던 크누드 옌센Knud Jensen은 어지러움을 호소했다. 동료 선수 두 명은 휘청거리는 그를 가까스로 붙잡은 뒤 양쪽에서 부축하며 경주를 이어나갔다. 몸을 가누지 못하는 옌센의 허리에는 선수 번호 127이 쓰여 있는 하얀 천이 쪼글쪼글 말려 있었고, 한 손은 손잡이에 둔 채 다른 손으로 쓰러지는 그를 붙들고 있는 동료들의 얼굴은 점점 일그러져 갔다. 잠시 뒤 기력을 조금 되찾은 듯 그는 혼자서 발판을 굴렀지만 오래 지속되지 못했다. 옌센은 달리던 자전거에서 떨어졌고, 머리뼈에 금이 가는 부상을 당했다. 구급차가 급히 결승점 근처의 군 병원 막사로 옮겼지만 그는 결국 의식을 회복하지 못하고 숨을 거두었다.

옌센의 사망 원인은 열사병heat stroke으로 추정되었다. 경기 당일 31명의 선수가 열사병에 걸릴 정도로 로마의 날씨가 더웠기 때문이다. 사람들은 젊은 선수의 비극적인 죽음을 안타까워했다. 특히 로마 올림픽은 처음으로 텔레비전으로 중계된 올림픽이었기에 애도의 물결은 사방에

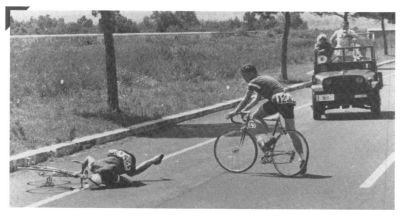

1960년 로마 올림픽 사이클 경기에 참가한 덴마크 선수 크누드 옌센이 경기 도중 쓰러진 장면. 옌센이 경기 도중 쓰러져 사망한 이 사고는 스포츠계에 반도핑 정책이 도입되는 데 결정적 계기가 됐다.

또렷한 정신

서 일었다. 하지만 다음 날 덴마크의 트레이너 올루프 예르겐센Oluf Jørgensen이 옌센과 다른 선수들에게 로니아콜Roniacol이라는 약물을 줬다고 고백하자 기류가 바뀌었다. 얼마 뒤에는 자극제인 암페타민도 같이 복용했다는 혐의가 추가적으로 제기되었다. 이 시점에 앞서 소개한 루드비히 프로콥이 등장했다. 그에게 옌센의 죽음은 약물 문제에 대한 경각심을 일깨우고 반도핑 정책을 통해 스포츠의 고전적 가치를 회복시킬 수 있는 절호의 기회로 다가왔다. 그는 로니아콜과 암페타민이라는 약물이 옌센의 사인死因이라는 공식 보고서를 작성했고, 약물 규제의 필요성을 곳곳에서 설파했다. 이런 흐름에 발맞춰 국제올림픽위원회IOC는 1967년 암페타민이 포함된 금지 약물 목록을 처음으로 발행했고, 1968년부터 본격적으로 약물 검사를 시작했다. 약 60년 전 비극적으로 발생한 옌센의 죽음이 오늘날에도 활발하게 시행 중인 반도핑 규약을 이끌어낸 셈이다.

이처럼 도핑과 관련된 기사나 논문에서 옌센의 죽음은 약물 규제의 시발점으로 자주 소개된다. 하지만 덴마크의 베르너 멜러Verner Møller 교수의 2005년 연구에 따르면, 옌센이 암페타민으로 인해 사망했다는 이야기는 많은 기자와 학자가 출처를 확인하지 않고 서로서로 정보를 주고받다가 점차 기정사실로 굳어져 온 것으로 보인다.[6] 1960년대에 많은 선수들이 암페타민을 포함한 다양한 약물을 복용하는 것은 공공연한 사실이었다. 이런 상황에서 옌센의 죽음이 도핑 때문이라는 프로콥의 주장은 꽤 설득력이 있었다. 스포츠 분야뿐만 아니라 의학계에서도 영향력이 큰 그의 주장에 의문을 품기는 매우 어려웠다. 그러나 이탈리아 법의학자가 부검을 마친 뒤 1961년 덴마크 경찰에 제출한 공식 보고서에 따르면, 옌센의 몸에서는 암페타민이 검출되지 않았다. 프로콥 역시 2001년 한 기자와의 인터뷰에서 고백했다. "그가 도핑 때문에 죽었다는 것을 증명할 어떤 문서도 보지 못했다는 것을 인정해야겠군요. 내가 보고서에서 근거 없이 결론을 내린 것은 잘못한 일 같아요."

그렇다면 실제로 옌센을 죽음으로 이끈 것은 무엇이었을까? 앞서 언급한 로마의 무더위 외에 탈수와 약물이 추가적으로 작용했을 가능성이 높다. 자전거의 무게를 줄이기 위해 물통을 싣지 않는 바람에 탈수 현상을 막을 수 없었으며, 로니아콜의 혈관 확장 효과 때문에 증상이 더욱 나빠졌을 것이다. 아울러 어둡고 두꺼운 천으로 만든 막사에서 적절한 치료가 시행되지 않은 것도 비극에 일조했다. 냉방 장치가 갖춰져 있지 않은 여름철 막사의 내부 온도는 섭씨 50도를 훌쩍 뛰어넘는다. 이런 상태에서 얼음 목욕이나 수액 공급과 같은 의학적 처치를 받지 못하면서 옌센은 사망에 이른 것으로 추정된다.

일각에서는 로니아콜도 약물이니까 '여하튼 옌센도 약쟁이 아닌가?'라고 생각할지 모르겠다. 그러나 약물을 엄격하게 규제하는 지금과 달리 당시는 약물 사용이 불법으로 여겨지지 않았고, 도덕적으로 지탄받을 행동도 아니었다. 더욱이 심장이나 팔다리의 근육으로 필요한 혈액을 충분히 보내지 못하기 때문에 로니아콜에는 경기력 향상 효과가 없었다. 일방적 주장과 후대의 게으름 때문에 오랫동안 도핑의 화신처럼 여겨져 온 옌센의 이야기를 요즘 말로 바꿔 표현하면, '가짜 뉴스'이지 않을까?

## 상반된 사후 대접

세계 3대 도로 사이클 대회 중 하나인 투르 드 프랑스*에서 방투Ventoux산 구간은 험난한 코스로 악명이 높다. 알프스 산맥에 속하는 방투산은 높이가 1998미터에 이르며, 특히 풀 한 포기 없이 부서진 석회암으로 이뤄진 정상 부근은 강풍이 잦아 선수들이 곤란을 겪는다. 1967년 대회에서 영국의 톰 심슨Tom Simpson은 방투산의 가파른 오르막길에서 정상을 1킬로미터 앞두고 자전거에서 굴러 떨어졌다. 투쟁심이 높았던 그는 숨을 고른 뒤 다시 안장에 앉았지만, 500미터 정도 휘청휘청 위태롭게 발판을 밟다가 다시 쓰러졌다. 관중과 의료진이 응급 조치를 실시했지만 그는 끝내 의식을 회복하지 못했다. 부검 결과 혈액에서 알코올과 암페타민이 검출되었고, 안타까운 죽음의 원인으로 암페타민이 지목되었다. 암페타민이 그의 피부의 혈관을 수축시켜 땀이 잘 배출되지 않아 체온을 내리기 어렵게 만든 것이다. 심슨이 정상을 향해 힘껏 발판을 밟을수록 몸은 더 과열되었던 것이다.

현재 방투산 정상 부근에는 심슨의 기념비가 서 있다. 화강암 비석에 돋을새김으로 자전거를 모는 그의 모습이 그려져 있고, '올림픽 메달리스트, 세계 챔피언, 영국의 스포츠 대사使'라는 글귀가 덧붙여져 있다. 이곳은 사이클 선수들에게 성지순례 장소로 여겨진다. 해마다 많은 사람들이 방문해 불의에 사망한 심슨을 기리며 물통이나 모자 등 자전거와 관련된 물건을 기념비에 두고 간다. 이외에도 심슨은 다양하

---

* 매년 7월, 3주 동안 프랑스 전역을 달리는 도로 사이클 일주 대회.

게 기념되고 있다. 그의 고향 하워스Harworth에는 심슨의 이름을 딴 작은 박물관이 생겼고, 그를 기념하는 경주 대회가 매년 개최되고 있다. 또 벨기에의 소도시 겐트Ghent에는 그의 흉상이 자전거 경기장 앞에 서 있다.

비슷한 시기에 자전거를 타다가 열사병으로 사망한 공통점이 있지만 사후에 옌센이 받고 있는 대접은 심슨이 받는 대접과 차이가 크다. 옌센은 도핑을 하다가 죽은 선수로 기억되며 1960년대 이후부터 지금까지 반도핑 정책의 선전 대상으로 이용되었다. 반면 심슨은 암페타민을 복용한 명백한 증거가 있는데도 사이클 선수와 팬에게 오랜 시간

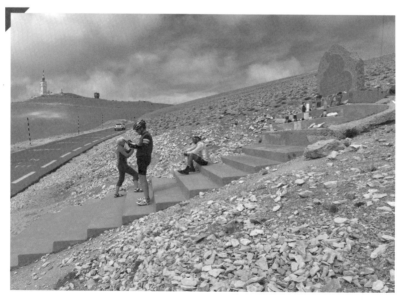

톰 심슨이 방투산에서 마지막으로 쓰러진 장소.
우측 상단에 추모비와 사람들이 두고 간 물건들이 보인다.

동안 존경받고 있다. 선수로서 이룬 업적의 차이를 감안해도 옌센이 부당한 대접을 받고 있다는 생각을 떨쳐내기 쉽지 않다. 다행히 멜러 교수가 지적한 뒤 옌센의 누명은 천천히 옅어지고 있다. 한 예로 세계 반도핑기구 누리집에서 '암페타민 복용으로 인한 옌센의 죽음이 약물 검사의 계기가 되었다'고 언급하던 부분은 2015년 이후 사라졌다.[7] 옌 센도 심슨과 마찬가지로 극한의 상황에서 포기하지 않고 계속 경기에 도전하다가 안타깝게 목숨을 잃은 것 아닌가. 도핑의 첫 희생자가 아 닌 스포츠 정신의 수호자 중 한 명으로 옌센을 기억하는 것이 오랫동 안 불명예로 고통 받아 온 고인에 대한 최소한의 예의일 것이다.

# ADHD와 도핑의 상관관계

## 암페타민과 신경 도핑

### 기록이 널뛰는 홈런 타자

미국 프로야구 볼티모어 오리올스의 1루수로 활약했던 크리스 데이비스Chris Davis에게 2013년은 최고의 해였다. 타율 0.286, 출루율 0.370, 장타율 0.634, 홈런 53개, 138타점의 성적으로 주포 역할을 톡톡히 하며 만년 유망주라는 꼬리표를 떼어냈다. 그러나 이듬해 성적은 같은 선수의 기록이라고 믿기 어려울 정도로 떨어졌다. 타율 0.196, 출루율 0.300, 장타율, 0.404, 홈런 26개, 72타점으로 멘도사 라인Mendoza Line* 성적에 그쳤다. 더 큰 문제는 9월에 데이비스가 약물 복용으로 25경기 출장 정지를 받은 것이었다. 당시 오리올스는

---

* 규정 타석을 채우고도 타율이 2할 언저리에 있는 타자.

또렷한 정신

선두를 달리며 17년 만의 지구 우승까지 '매직 넘버 5'*만을 남겨두고 있었다. 그가 남은 정규 리그 경기와 포스트 시즌 일부 경기까지 뛰지 못하게 되면서 좋은 흐름을 타던 팀 분위기는 크게 가라앉았다.

2015년 데이비스는 다시 살아났다. 시즌 중반까지는 많은 삼진을 당하며 기대에 미치지 못했지만, 후반기에는 가공할 만한 경기력을 선보였다. 47개의 홈런을 날리며 홈런왕에 올랐는데, 팀 역사상 홈런 1위에 두 차례 오른 선수는 그가 처음이었다. 이듬해 그는 소속팀과 7년에 161만 달러라는 초대형 계약을 맺게 된다. 그러나 2016년 성적은 다시

* 우승까지 단 다섯 차례의 승리만을 남겨둔 상황.

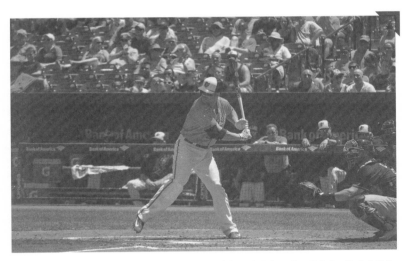

**볼티모어 오리올스 시절의 크리스 데이비스의 경기 모습.**
**2015년 재기에 성공했지만, 2016년 성적은 다시 내려갔다.**
ⓒIan D'Andrea

내려갔다. 38개의 홈런을 기록했지만 타율은 0.221에 그쳤고, 삼진을 219번이나 당했다. 나쁘지 않은 성적이었지만 팀에서 기대했던 모습은 아니었다. 이후 데이비스는 부정적인 의미로 역사적인 기록을 써내려갔다. 2018년에는 162경기 체제로 바뀐 이래 규정 타석을 채운 타자 가운데 가장 낮은 타율인 0.168을 기록했고, 대체 선수 대비 기여승수는 −3.1승으로 20세기 이후 역대 여섯 번째로 낮았다. 급기야 2019년에는 62타석, 54타수 연속 무안타라는 메이저리그 신기록(?)을 세웠다.

근래 데이비스가 보여준 부진의 원인으로는 먼저 수비 시프트*가 꼽혔다. 그러나 일각에서는 그가 약물 복용 여부에 따라 경기력이 심한 부침浮沈을 보였고, 근래의 부진은 주의력결핍과다행동장애ADHD 때문이라는 주장도 나왔다. 실제로 좋은 성적을 보였던 2013년 그는 ADHD 치료제인 애더럴Adderall을 복용하고 있었다. 그러나 2014년 치료목적사용면책therapeutic use exemption**을 받지 않은 채 애더럴을 복용하다가 출장 정지를 받았다. 2015년 그는 다시 허가를 받고 바이반스Vyvanse라는 약물을 새롭게 복용하기 시작했고, 성적은 잠깐 반등했다. 하지만 새로운 약물이 이전 약물보다 효과가 약해서인지는 몰라도 이후 그의 성적은 계속 내리막길을 걷고 있다. 약물과 질병, 경기력 사이에는 어떤 연관성이 있는 것일까?

* 타자의 성향에 따라 수비 위치를 옮기는 작전.
** 선수가 질병이나 부상 때문에 금지 약물을 사용해야 하는 경우, 국제 표준 기준에 따라 심사 후 허가하는 제도.

또렷한 정신

# 마약과 치료제, 암페타민의 두 얼굴

1928년 미국의 고든 알레스Gordon Alles는 천식을 치료할 수 있는 약물을 찾고 있었다. 당시 천식 환자는 갑자기 숨을 쉬기 어려울 때 마황麻黃이라는 식물에서 추출한 에페드린ephedrine이나 아드레날린adrenaline이라는 호르몬을 사용했다. 약물은 효과적이었지만 사용은 쉽지 않았다. 마황은 멀리 떨어진 중국에서 들여왔고, 아드레날린은 도살당한 동물의 부신*에서 추출했기에 늘 공급 부족에 시달렸다. 그는 훗날 암페타민으로 불릴 베타-페닐이소프로필라민ß-phenylisopropylamine이란 합성 물질에 관심을 기울였다. 1887년 루마니아의 한 화학자가 이미 합성한 물질이었고, 별 가치가 없는 것으로 여겨져 사장되었지만 이를 몰랐던 알레스는 좁아진 기관지를 넓히고자 연구에 박차를 가했다.

다음 해 6월 그는 50밀리그램의 암페타민을 자신의 몸에 주입했다. 당시는 안정성과 부작용을 살피기 위해 연구자가 직접 실험 대상이 되는 시대였다. 7분이 지나자 그의 콧속이 건조해졌고, 혈압이 상승했다. 17분이 지나자 심장 박동이 빨라졌지만 유쾌한 기분을 느끼기 시작했다. 그날 저녁 파티에서 그는 평소와 달리 수다스럽고 재기발랄했다. 8시간 정도 지나자 혈압은 거의 정상으로 돌아왔지만 잠이 오지 않았고 여러 생각들이 빠른 속도로 꼬리에 꼬리를 물고 나타났다. 안전성을 확인한 그는 실제 천식 환자에게 용량을 줄여 암페타민 20밀

---

* 콩팥 위에 위치한 내분비기관.

리그램을 투여해봤다. 두 시간 뒤 환자들은 유쾌한 기분을 느꼈지만 여전히 숨쉬기 힘들어했다. 몇 주 뒤 그는 다시 50밀리그램을 천식 환자에게 투여해봤다. 이번에는 증상이 호전되었지만 환자는 속이 울렁거리고 머리가 아프다는 불만을 토로했다.

암페타민은 천식 치료제로는 신통치 않았다. 알레스와 손잡은 제약회사 스미스클라인앤드프렌치Smith, Kline and French는 1933년 벤제드린Benzedrine이라는 이름으로 흡입제 형태의 코막힘 완화제를 시장에 선보였다. 하지만 감기약으로 사용하기에는 경쟁 약물인 에페드린보다 효과가 떨어졌다. 판매량을 늘리기 위해 고민하던 중 알레스가 언급한 '유쾌한 기분'이 주목됐다. 그리고 1937년 알약 형태의 벤제드린 설페이트Benzedrine Sulfate가 출시되었다. 새로운 버전은 이전 같은 감기약이 아니었다. 에너지를 증가시키고, 각성 효과를 불러일으키고, 가라앉은 기분을 끌어올리는 약물이었다. 복용하면 힘이 넘치고 일처리가 빨라진다는 소문이 돌면서 벤제드린은 폭발적으로 팔리기 시작했다. 시험을 앞둔 대학생은 밤을 새기 위해, 2차 세계대전과 한국 전쟁에서는 군인들이 졸지 않고 경계를 서기 위해 벤제드린을 남용했다.

한편 1937년 미국의 소아과 의사 찰스 브래들리Charles Bradley는 벤제드린의 새로운 용도를 발견했다. 당시 그는 각종 행동 문제를 지닌 아이들을 치료하고 있었는데, 진단을 위해 아이의 척수에 구멍을 뚫고 공기를 집어넣은 뒤 나타나는 뇌의 윤곽을 엑스레이로 촬영하는 공기뇌조영술pneumoencephalography을 주로 실시했다. 검사 도중 아이들이 두통을 호소할 때 그는 벤제드린을 건넸다. 뇌척수액이 감소해 두통이 발생한 것이므로 자극제인 벤제드린이 뇌척수액 생성을 촉진시킬 것으로 기대했기 때문이다. 예측과 달리 벤제드린은 두통에 효과가 없었지만, 신기하게도 아이들의 일부가 차분해지고 성적이 상승하기 시작했다. 변화를 느낀 아이들은 벤제드린을 수학치료약arithmetic pill으로 불렀다. 그는 행동 문제가 있는 어린이 30명에게 벤제드린을 투여해 14명에게서 눈에 띄는 행동의 변화와 성적 향상이 나타났음을 최초로 보고했다.[8] 1960년대 소아과 의사 키스 코너스가 진단 기준을 만들고 치료 효과를 검증하면서 벤제드린은 ADHD의 치료제로 널리 사용되기 시작했다.

속도를 뜻하는 스피드speed로 불리며 인기 높던 암페타민은 베트남 전쟁을 계기로 규제를 받기 시작했다. 베트남의 미군 상당수가 암페타민을 포함한 각종 약물을 남용하며 중독 문제를 보였기 때문이다.

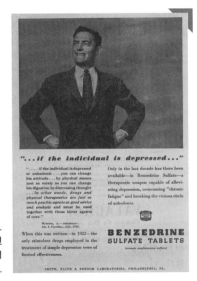

1945년 미국 정신과 저널에 실린 벤제드린의 광고.
처음 코막힘 완화제로 판매되던 벤제드린은 복용하면
힘이 넘치고 집중력이 높아진다는 소문이 돌면서
폭발적으로 팔리기 시작했다.

1970년대 초 미국에서 약물의 제조와 유통, 사용을 규제하는 규제약물법controlled substance act이 시행되면서 암페타민은 2급 규제 약물로 묶였다. 이후 일반 대중의 사용은 감소했지만 선수들은 경기력을 유지하기 위해 계속 암페타민을 복용했다. 특히 시즌 내내 많은 거리를 이동하며 끊임없이 시합을 치르는 프로야구에 암페타민이 광범위하게 퍼져 있었다. 홈런왕 행크 아론이나 역대 최고의 파이브툴 플레이어* 윌리 메이스도 암페타민 사용에서 자유롭지 못할 정도였다. 선수들은 피곤함을 떨쳐내고 각성 상태를 유지하기 위해 그리니스greenies라 불리는 암페타민을 주전부리처럼 복용했다. 이러한 관행은 2006년 미국 프로야구 사무국이 암페타민을 금지 약물에 포함시킬 때까지 계속되었다.

흥미롭게도 2006년을 기점으로 미국 프로야구에서 ADHD 약물의 치료목적사용면책이 급증했다. 사무국의 인증을 받은 정신과 의사에게 ADHD를 진단받은 뒤, 사무국과 선수 노조가 선정한 세 명의 정신과 의사에게 승인을 받으면 암페타민 같은 자극제 계열의 약물을 계속 복용할 수 있었다. 이런 선수들이 2006년에는 28명이었지만, 이듬해에는 103명으로 늘어났다. 2013년에 119명으로 정점에 이르렀고, 이후 조금 감소해 2017년에는 103명이었다. 팀당 등록 선수를 40명으로 가정하면 전체 선수의 약 9퍼센트 정도인데, 일반적인 성인 ADHD의 유병률인 4.4퍼센트의 두 배에 해당하는 수치이다.[9] 암페타민이 금지된 후 치료목적사용면책이 급증한 것은 단순한 오비이락일까? 물론 부주

---

* 타격의 정확성, 파워, 수비 능력, 송구 능력, 주루 능력을 모두 갖춘 선수.

또렷한 정신 ─────

의하고 과다행동을 보이던 ADHD 어린이가 운동을 통해 자존감을 높이고 또래와 어울리는 유익한 경험을 하면서 선수의 길을 더 많이 선택했을 수 있다. 아니면 프로야구 선수가 개인 성적과 팀 승리에 대한 심리적 압박을 강하게 받으면서 정신 질환이 더 많이 발생했을 수도 있다. 그래도 뭔가 미심쩍은 마음을 거두기는 쉽지 않다.

앞서 소개했던 크리스 데이비스는 기량이 향상되던 시절 ADHD 치료를 위해 암페타민 성분의 치료제 애더럴을 복용했다. 하지만 2014년에는 치료목적사용면책을 받지 못한 상태에서 복용하다가 출장 정지 징계를 받았다. 전반적으로 부진했던 성적은 이런 이유로 애더럴을 이전만큼 복용하지 못했기 때문일 수 있다. 2015년 초, 2년 전처럼 맹활약할 때 그는 다시 치료목적사용면책을 받고 바이반스를 복용했다. 바이반스는 암페타민의 이성체異性體* 중 하나인 덱스트로암페타민dextroamphetamine의 전구체前驅體**다. 하지만 또 다른 이성체인 레보암페타민levoamphetamine까지 갖고 있는 애더럴보다 바이반스의 효과는 떨어지는 것으로 알려져 있다. 일시적으로 올랐던 성적은 이후 계속 하향세를 타고 있다. 그에게 암페타민은 질환을 치료하는 물질이었을까? 아니면 기량을 향상시키는 약물이었을까?

---

* 분자식은 같지만 분자 내에 있는 구성원자의 연결 방식이나 공간 배열이 동일하지 않은 화합물.
** 일련의 화학 반응에서 특정 물질이 되기 이전 단계의 물질.

## 머리가 좋아지고 공부 잘 하는 약?

2016년 2월 북미와 유럽의 전자스포츠e-sports 리그 이에스엘ESL은 프로 게임 선수를 대상으로 약물 검사를 시작했다. 특이하게 금지 약물은 자극제로만 국한되었다. 파격적인 조치가 시행된 배경에는 약 7개월 전 프로 게임 선수 코리 프리슨Kory Friesen의 인터뷰가 있었다. 〈카운터 스트라이크: 글로벌 오펜시브〉 종목에 참가한 그는 전략과 위치에 관해 같은 팀 선수들과 대화를 나누는 콜러caller 역할을 담당했다. 인터뷰 중 콜러로서의 능력에 대한 질문을 받자 그는 "제 생각에 선수들과의 대화는 꽤 웃겨요. (잠시 뜸을 들인 뒤) 하지만 상관없어요. 왜냐면 우리는 다 애더럴을 복용하니까요. 난 신경 안 써요."라

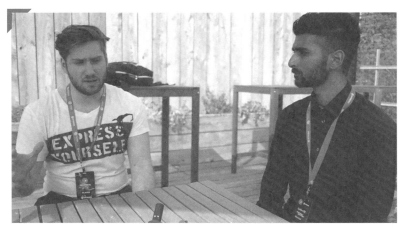

프로게이머 코리 프리슨(왼쪽)은 2015년 전자스포츠월드컵과의 인터뷰에서 집중력을 높이기 위해 애더럴을 복용한다고 밝혀 큰 파장이 일었다. 이후 프로게이머들이 참가하는 전자스포츠 대회에서도 도핑 검사를 해야 한다는 목소리가 높아지고 있다.

또렷한 정신

고 대답했다. 2018년 프로 게임 선수 티모 케투넨 역시 〈오버워치〉 리그에서도 20명이 넘는 선수들이 애더럴을 복용한다고 개인 방송에서 이야기했다. 전자스포츠에서도 약물 도핑이 흔하게 이뤄지는 것으로 짐작할 수 있는 부분이다.

프로 게임 선수가 자극제를 복용하는 것은 집중력을 위해서다. 프로 게임은 보통 다전제로 이뤄지는데, 한 경기당 30분만 잡아도 약 2시간 30분이 걸린다. 경기 후반으로 가거나 세트 수가 늘어나면 집중력이 떨어지면서 실수를 범해 승패가 뒤바뀌는 일이 종종 발생한다. 자극제를 복용하면 약물마다 작용 기전은 조금씩 다르지만 뇌에서 도파민과 노르에피네프린 같은 신경전달물질의 농도가 높아진다. 이로 인해 집중력이 높아지면 경기 내내 흐트러지지 않고 끝날 때까지 몰두할 수 있게 된다. 비슷한 이유로 시험에서 좋은 성적을 받고 싶은 학생이나 업무 효율성을 높이기 원하는 회사원도 종종 자극제를 '머리 좋아지는 약smart drug'으로 사용한다. 집중력이 향상될 뿐만 아니라 각성 효과까지 나타나면, 공부하고 일하느라 식사를 건너뛰어도 허기지지 않고 늦은 밤까지 자리를 지켜도 피곤함을 느끼지 못하게 된다.

2015년과 2017년에 15개 국가에서 일반인 수만 명을 대상으로 기억력이나 집중력을 향상시킬 목적으로 자극제 복용 현황을 살핀 연구가 있다.[10] 연구에서는 앞서 설명한 암페타민 성분의 애더럴과 또 다른 ADHD 치료제인 리탈린Ritalin*, 기면증嗜眠症 치료제인 프로비질

* 성분명은 메틸페니데이트methylphenidate.

Provigil[*]뿐만 아니라 코카인과 같은 불법 약물까지 포함해 지난 1년 동안 한 번이라도 사용했는지를 조사했다. '그렇다'라고 대답한 응답자의 비율은 2015년 5퍼센트에서 2017년 14퍼센트로 크게 증가했다. 운동선수가 도핑을 통해 경기력을 향상시키듯이 일반인도 삶의 다양한 영역에서 약물을 통해 성과를 내려는 분위기가 점차 확대되고 있는 것으로 추론된다.

　위 연구에 포함되지 않은 우리나라의 현황이 궁금할 수 있는데, 먼저 국내에서는 암페타민의 사용이 금지되어 있는 점을 상기하도록 하자. 낮은 용량으로 복용할 때 작업 기억, 장기 기억, 통제력과 집중력을 약간 향상시키는 것으로 알려져 있으나[11] 국내에서는 어둠의 경로가 아니라면 암페타민을 접할 일이 없다. 참고로 아이돌 그룹 투애니원의 멤버 박봄이 2014년 신고 없이 반입하려다 마약류 밀수 혐의 의혹을 불러일으킨 약물이 바로 애더럴이다. 2020년 식품의약품안전처가 직전 해 국내 6073개 의료기관과 약국의 투약 및 조제 정보를 분석해 메틸페니데이트의 처방 현황에 대해 밝힌 바 있다. 사용량 기준으로는 2월에 가장 적었고, 10월에 가장 많이 사용되었다. 연령별로는 10대가 34.5퍼센트로 가장 많았고, 지역별로는 서울 강남구의 사용량이 가장 높았다. 소위 사교육 1번지에서 11월 수학능력시험을 앞두고 수험생들이 집중력을 높이기 위해 메틸페니데이트를 '머리 좋아지는 약', '공부 잘 하는 약'으로 복용했다고 유추하면 너무 과한 상상일까?

* 성분명은 모다피닐modafinil.

국내에서 복용이 가능한 자극제 메틸페니데이트와 모다피닐이 실제로 평범한 사람을 똑똑하게 만들 수 있을까? 국내의 관심은 아무래도 수능 시험에 몰릴 수밖에 없으므로 체스 선수를 대상으로 한 연구에서 통찰을 얻어보자.[12] 기존의 연구들은 집중력이나 작업 기억 등 인지 기능의 세부 항목만을 비교 분석했지만 이는 평소 우리가 문제를 해결하는 방식과 거리가 있다. 일상생활에서 과제에 부딪힐 때 우리는 종류나 난이도에 따라 여러 세부 인지 기능을 모아 통합하면서 답을 찾아나가기 때문이다. 고도의 인지 기능을 필요로 하는 체스는 이런 측면에서 일상에서 부딪히는 과제의 성격을 잘 재현한다.

39명의 체스 선수들이 자극제를 복용하고 컴퓨터와 총 3059번 게임을 한 결과를 분석하니 메틸페니데이트와 모다피닐은 5퍼센트 정도 승리의 확률을 높이는 것으로 드러났다. 이를 바꿔서 표현하면 세계

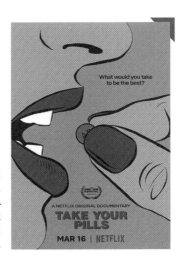

2018년 만들어진 넷플릭스 다큐멘터리
〈테이크 유어 필즈(Take Your Pills)〉의 포스터.
이 다큐멘터리는 애더럴이라는 상품명으로
유명한 암페타민과 리탈린이란 이름으로 널리 알려진
메틸페니데이트 등 미국에서 집중력 강화 약물이
남용되고 있는 현실을 다뤘다.

순위가 5000위에서 3500위로 상승하는 것과 같았다. 하지만 두 약물을 복용한 선수들이 체스판 위의 말을 옮길 때마다 시간이 많이 지체되었다. 수 싸움에는 능해졌지만 반대급부로 시간에서 손해를 본 것으로 해석할 수 있다. 즉 자극제는 생각이 깊어지도록 도울 수 있지만 그 과정에서 속도는 느려질 수 있는 것이다. 그런데 체스에는 일정 시간 안에 수를 둬야 하는 규칙이 있다. 아무리 좋은 묘수가 있다 하더라도 시간 관리를 못하면 결국 패배하게 된다. 수능 시험 또한 짧은 시간에 많은 분량을 읽고 문제를 풀어야 하는 특성을 갖고 있다. 메틸페니데이트와 모다피닐의 도움으로 각성되고 집중력이 높아져 잠깐 똑똑해질지 몰라도 시간 배분에 어려움을 겪으며 종국에는 시험을 망칠 수 있다.

타인과의 경쟁에서 승리하기 원하는 운동선수나 수험생이 자극제를 일종의 멘탈 스테로이드mental steroid로 바라볼 수 있다. 하지만 자극제가 인지 기능에 미치는 영향은 기대와 달리 그리 인상적이지 않다. 반면 질환이 없는 사람이 자극제를 복용할 때 발생할 수 있는 부작용은 비교적 자세히 알려져 있다. 메틸페니데이트의 경우 식욕부진, 불면증, 두통, 울렁거림이 흔히 동반되며 드물지만 조증, 정신증, 공격성, 자살 징후와 같은 정신 이상 반응도 나타날 수 있다. 또한 기본적으로 중추신경을 자극시키는 물질이기 때문에 오남용이나 의존성도 문제가 될 수 있다. 산만하고 충동적인 ADHD 환자나 주체할 수 없는 수면으로 고통받는 기면증 환자는 당연히 메틸페니데이트나 모다피닐의 도움을 받아야 한다. 그러나 경기력을 향상시키거나 성적을 끌어올릴 목적으로 자극제를 찾는 것은 장점보다 단점이 훨씬 크므로 주의해야 한다. 막연한 기대로 친구 따라 소아·청소년 정신과가 몰려 있는 강남에 가는 일은 없어야 하겠다.


## 약 대신 기계로 뇌를 자극하는 시대

2016년 《네이처Nature》 뉴스에 미국의 스키 점프 선수들이 경두개직류자극술transcranial direct current stimulation로 성과를 내고 있다는 소식이 실렸다.[13] 이 기술은 두피에 전극을 붙인 뒤 약한 전류를 흘려보내 뇌의 피질cortex에서 신경세포의 활성을 변화시키는 효과가 있었다. 우울증, 뇌졸중, 만성 통증 등을 치료하는 기술이 경기력 향상의 도구로 사용된 것이었다. 일곱 명의 선수들은 헤일로뉴로사이언스Halo Neuroscience라는 회사가 제작한 장비를 착용하고 일주일에 4회, 2주 동안, 불안정한 발판 위에 올라가 점프를 연습했다. 네 명에게는 전기 자극이 가해졌고, 대조군인 다른 세 명에게는 아무런 자극이 가해지지 않았다. 실험 결과 뇌에 자극을 받은 선수들은 대조군에 비해 점프력은 70퍼센트, 균형 감각은 80퍼센트 더 상승했다고 소개되었다.

이제 우리는 자극제를 복용하는 것에서 한 걸음 더 나아가 기계를 이용해 직접 뇌를 자극하는 '신경 도핑neurodoping'의 시대에 살고 있다. 선수나 코치 입장에서 신경 도핑은 매력적인 대상이다. 약 60만 원 정도 하는 헤드폰을 착용만 하면 되니 간편하고, 도핑 검사에서 걸릴 일도 없으니 안전하다. 이론상 얻을 수 있는 장점도 많다. 피로감을 줄이고 손떨림을 감소시키며 새로운 기술 습득을 돕기 때문에 열심히 페달을 구르는 사이클 선수, 차분하게 과녁을 겨누는 양궁 선수, 새로운 구종을 연마하는 투수에게 유용할 수 있다. 실제 미국 프로야구의 투수 트레버 바우어는 시즌이 끝난 뒤 체인지업*을 가다듬기 위해 경두개직류자극술을 사용하기도 했다.

하지만 이런 흐름이 꼭 긍정적인 것은 아니다. 일단 실제 경두개직류자극술이 경기력을 향상시키는지 여부가 아직 확실하지 않다. 동일한 조건에서 유사한 결과를 재현하지 못한 연구가 존재하고, 유효한 결과를 보고한 연구가 기계를 제작하는 회사의 재정적 지원을 받아 시행되었기에 이해의 충돌conflict of interest에서 자유롭지 못한 경우도 있다. 더욱 우려되는 것은 일반인과 여러 모로 다른 운동선수를 대상으로는 경두개직류자극술의 안전성이 명확하게 규명되지 않은 점이다. 또한 오랜 기간 사용했을 때의 영향 역시 아직은 자료가 부족하며, 기량 향상에 압박을 느낀 선수가 기계를 과도하게 사용해 문제가 될 가능성도 염두에 둬야 한다. 보다 근본적으로는 경두개직류자극술의 윤리성에 대한 고민이 필요하다. 세계반도핑기구에 따르면 (1) 우위를 확보하기 위해 경기력을 향상시키는 약물이나 도구, (2) 선수를 위험에 처할 수 있게 하는 약물이나 도구, (3) 스포츠 정신에 위배되는 어떠한 종류의 물질이나 기술이라는 세 가지 기준에서 두 개를 만족시키면 도핑으로 정의하기 때문이다.

치열한 경쟁이라는 말도 부족해 '초경쟁hypercompetition'이라는 말이 일상화된 현대 사회와 자극제나 신경 도핑까지 고민할 정도로 고군

---

* 속구처럼 보이지만 느리게 들어오면서 타자의 타이밍을 빼앗는 공.

분투하는 스포츠계는 비슷해 보인다. 좋은 성적을 얻거나 원하는 성과를 내는 방법이 있다면 몸이 상하는 위험을 기꺼이 감수하거나 옳고 그름에 대한 질문을 애써 무시하는 우리의 모습은, 어떻게든 경기력을 향상시켜 정상에 서기 위해 도핑을 감행하는 선수와 크게 다르지 않다. 우리가 스포츠 경기를 보면서 도핑 전력이 있는 선수를 강하게 비난하는 것은 어쩌면 일상에서 살아남기 위해 갖은 수단을 다 동원하고 불의와 적당히 타협하며 달려온 자신의 모습을 겹쳐 보기 때문이지 않을까? 우리는 정말 선수들과 다르다 말할 수 있을까?

## 실패로 돌아간 마라도나의 절치부심

1993년은 디에고 마라도나의 긴 축구 인생에서 암흑기였
다. 당시 스페인의 프로축구 팀인 세비야 FC 소속이던 그에게서는
1980년대 후반에서 1990년대 초반까지 세계를 호령하던 모습을 찾아
보기 힘들었다. 특히 불어난 체중이 문제였다. 6월 경기 도중 형편없
는 경기력 탓에 후반전에 교체당한 그는 화를 참지 못했다. 경기가 끝
난 뒤 은사이기도 한 감독 카를로스 빌라르도와 논쟁을 벌이다가 감독
의 얼굴에 주먹을 날리고 소속팀을 박차고 나가 버리기까지 했다. 세
비야 사람들은 전혀 아쉬워하지 않았다. 이미 경기장 밖에서도 사생활
이 엉망이어서 사람들의 눈 밖에 난 터였다. 도심에서 시속 200킬로미
터로 포르쉐를 몰고, 술집에서 취객들과 시비가 붙기 일쑤였다. 운동
화를 신고 클럽에 들어가는 그를 직원이 제지하자 "지금 누구에게 이

야기하고 있는지 알아? 사람들이 이 신발에 키스하려고 난리인데!"하고 내뱉는 무례함과 이탈리아에서 뛰던 시절 시작했던 코카인을 여전히 흡입하는 무절제한 행동도 빠지지 않았다.

그해 가을 어두운 나락에 빠져 있던 그에게 모국 아르헨티나가 구조신호를 보냈다. 당시 아르헨티나 대표팀은 월드컵 남미 예선에서 부진을 거듭하다 본선 진출권을 두고 호주 대표팀과 플레이오프를 치러야 하는 상황으로 내몰려 있었다. 3년 만에 국가대표로 복귀한 그는 전반 33분에 상대의 오른쪽 구석에서 왼발로 공을 감아 공격수 아벨 발보에게 완벽한 크로스를 올렸다. 헤딩 슛! 골인! 5분 뒤 호주에게 한 골을 내줘 동점으로 플레이오프 1차전을 마쳤지만, 2차전에서 승리를 거둔 아르헨티나는 월드컵 본선 진출에 성공했다. 일등 공신은 당연히 돌아온 풍운아 마라도나였다. 다가오는 1994년 미국 월드컵은 그에게 절치부심의 기회가 되었다. "내가 뚱뚱하다고, 더 이상 위대한 마라도나가 아니라고 말하는 사람들에게 질렸어요. 이번 월드컵에서 진짜 나를 보게 될 겁니다."[14]

마라도나의 호언장담은 빈말이 아니었다. 미국 월드컵을 앞두고 몸무게를 12킬로그램 줄인 그의 각오는 그리스와의 예선 첫 경기에서 바로 입증되었다. 가브리엘 바티스투타가 넣은 두 골로 아르헨티나가 앞서던 후반 60분 즈음 그는 그리스 진영 페널티 아크*에서 페르난도 레돈도의 빠른 패스를 이어 받아 먼저 왼발로 공의 속도를 줄인 뒤에 이

---

* 페널티 마크를 중심으로 하여 페널티 에어리어 밖으로 반지름 10야드(9.15미터)의 반원을 그린 부분.

어서 공을 치기 좋게 살짝 앞으로 밀었다. 왼발에 세 번째 걸린 공은 그리스 골키퍼가 손 쓸 새도 없이 골대의 오른쪽 상단에 꽂혔다. 골을 넣은 그는 보란듯이 자축 세리머니를 펼쳤다. 양팔을 쫙 펼치고, 텔레비전 중계 카메라로 달려간 다음 크게 포효했다. 양 눈은 이글거렸고, 목에 걸린 금 목걸이는 출렁거렸으며, 얼굴 주변의 근육은 팽팽했다. 나흘 뒤 나이지리아와의 경기에서도 그는 직간접적으로 두 골에 관여하며 승리를 이끌었다.

1994년 미국 월드컵 D조 1차전에서 그리스를 상대로 마라도나가 골을 넣는 장면. 그러나 5일 후 도핑 검사에서 금지 약물인 에페드린 양성 반응이 나와 그는 대회 도중에 퇴출됐다.

하지만 활약은 거기까지였다. 5일 후 도핑 검사에서 에페드린 양성 반응이 나왔기 때문이다. 그는 감기약을 먹은 것뿐이라고 항변했지만 국제축구연맹FIFA의 판단은 달랐다. 의무분과위원회의 미셸 도게Michel d'Hooghe는 마라도나의 혈액에서 에페드린 외에도 페닐프로파놀라민, 슈도에페드린pseudoephedrine, 넌슈도에페드린, 메틸에페드린과 같은 유사 성분의 물질이 같이 검출되었으며 다섯가지 물질이 한 약물에서 동시에 사용되는 경우는 없다고 단언했다. 결국 마라도나는 쓸쓸히 귀국길에 올랐다. 조 3위로 떨어졌지만 가까스로 16강전에 오른 아르헨티나 대표팀도 루마니아 대표팀에게 패하며 일찌감치 짐을 챙겨야 했다.

## 억울하게 잃은 금메달

　　박근혜 정부 시절, '최순실'이라는 이름으로 더 유명한 최서원의 국정 농단 사태가 있었다. 당시 청와대가 구입했던 발기부전 치료제 비아그라Viagra나 전립샘비대증 치료제 프로스카Proscar의 화제성(?)에 묻힌 약물이 하나 더 있었다. 바로 최순실의 사무실에서 입수되었다고 보도된 염산에페드린 주사제다. 일상에서 흔히 들어보지 못해서였을까? 이 에페드린의 용도에 대해 "프로포폴 주사의 통증을 줄이려 했다", "필로폰*을 제작하려고 했다", "비아그라 복용과 관련해 음경지속발기증을 치료하려 했다" 등 여러 추측이 넘쳐났다.

　　에페드린은 인체에서 교감신경sympathetic nerve 자극제로 작용하는 약물이다. 교감신경은 앞서 설명했던 투쟁-도피 반응을 담당한다. 즉 신체가 위급한 상황에 놓일 때 싸우거나 대피하기 위해 교감신경은 위장으로 가는 혈액을 줄이는 대신 달리고 뛰어오르는 데에 중요한 심장과 팔다리의 근육으로 많은 혈액을 보낸다. 결과적으로 심장은 더 빨리 뛰고, 혈압은 상승한다. 교감신경계는 알파α 수용체와 베타β 수용체로 나뉘어 작동한다. 알파 수용체는 주로 피부에 존재하며 자극을 받으면 혈관을 수축시키고, 베타 수용체는 심장과 기관지에 많이 분포돼 있다. 1920년대부터 판매되기 시작한 에페드린은 주로 감기, 알레

---

* 소위 '히로뽕'이라는 은어로 알려져 있는 마약. 성분명은 메스암페타민methamphetamine.

르기 질환, 천식 치료제로 사용되었다. 코, 인후, 부비동*으로 가는 혈관을 수축시켜 콧물을 줄이고, 기관지를 확장시켜 호흡 곤란을 완화시키기 때문이다. 교감신경을 활성화시키는 특성 때문에 1967년 5월 IOC가 처음으로 금지 약물을 정할 때 에페드린도 포함되었다.

미국의 릭 데몬트Rick DeMont는 에페드린 도핑으로 유명해진 선수 중 하나이다. 1972년 독일 뮌헨 올림픽에 16세의 나이로 출전한 그는 남자 자유형 400미터 경기에서 4분 0초 26을 기록하며 우승을 거뒀다. 하지만 소변 검사에서 에페드린이 검출되면서 사흘 뒤 금메달을 박탈당했다. 데몬트는 매우 억울했다. 어릴 적부터 천식이 있던 그는 천명wheezing** 증상 때문에 400미터 경기 당일 아침 일찍 마락스Marax라는 천식 약을 세 알 복용하고 팀 닥터에게 이를 밝혔기 때문이다. 하지만 팀 닥터가 도핑 검사관에게 이 사실을 제대로 전달하지 않은 것이 화근이었다.

IOC 의무분과위원회 회의에서도 초반에는 그를 구제하려는 움직임이 있었다. 그러나 21년째 IOC 위원장을 맡고 있는 미국인 에이브리 브런디지Avery Brundage를 못마땅하게 여기던 다른 나라 위원들 사이의 갈등이 예상치 못한 흐름을 낳았다.[15] 의무분과위원회를 이끌던 벨기에의 왕자 알렉상드르 드 메로드Alexandre de Mérode는 전례 없는 신속한 결정을 내렸고, 심지어 데몬트가 세계 신기록을 갖고 있던 자유형 1500미터 경기 출전도 금지했다. 하지만 이를 반도핑 가치를 앞세운

---

* 콧구멍이 인접해 있는 뼈 속 공간.
** 좁아진 기관지를 따라 공기가 통과할 때 나는 호흡음.

움직임으로 보기는 어렵다. 다른 도핑에 대해서는 전반적으로 관대했기 때문이다. 예를 들면 근대 5종* 선수 16명이 사격 전에 시행한 검사에서 안정제tranquilizer 양성 반응이 나왔지만 아무도 실격 처리되지 않았다. 도핑 검사 항목에 안정제를 포함한다는 통보가 너무 늦게 전달되었다는 것이 이유였다. 또 농구 경기에서는 푸에르토리코의 한 선수가 도핑 검사에 걸렸지만 분석 과정이 오래 걸린다며 팀은 계속 경기를 치르도록 했다. 단체 경기 종목에서 개별 선수의 도핑이 적발될 때 팀의 처분을 미루지 않기로 했던 규정과 모순되는 결정이었다.

뮌헨 올림픽에서 금메달을 잃은 억울한 마음이 시간이 지나도 풀리지 않아서일까? 1987년 미국의 한 연구진은 논문 서두에 15년 전에 있

---

* 사격·펜싱·수영·승마·크로스컨트리의 5종목을 겨루어, 종합 점수로 순위를 매기는 경기.

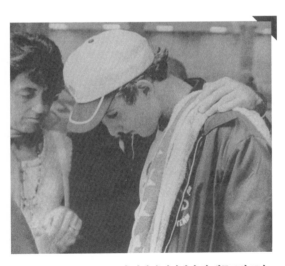

1972년 뮌헨 올림픽에서 릭 데몬트의 모습.

었던 데몬트 사건을 소개하면서 에페드린이 경기력을 향상시키는지 여부를 살핀 연구 결과를 발표했다.[16] 10명의 참가자를 대상으로 심폐 기능, 심혈관 기능, 정신생리 기능을 다양한 지표로 살펴보았으나 에페드린이 특별한 이점을 제공하지 않는 것으로 드러났다. 신체적 변화가 아닌 운동 능력을 직접 조사한 연구 결과도 비슷했다. 미국 한 연구진이 발표한 6개의 논문을 종합해서 살펴보니 산소 소비량, 탈진에 이르는 시간, 이산화탄소 배출량처럼 경기력을 평가하는 지표에 에페드린은 의미 있는 영향을 끼치지 못했다.[17] 단 에페드린을 카페인과 같이 복용하는 경우에만 운동 능력이 20~30퍼센트 증가하는 것으로 나타났다.

데몬트는 선수뿐만 아니라 지도자로서도 훌륭한 성과를 거두었다. 하지만 뮌헨 올림픽의 속사정이 잘 알려지지 않아 번번이 언론에서 약물 사기꾼drug cheat으로 소개되곤 했다. 금메달을 잃은 것도 억울한데 도덕성을 잃은 선수라는 눈총까지 받으면서 그는 오랫동안 고통받았다. 다행히 2001년 좋은 소식이 들려왔다. 미국올림픽위원회는 그가 뮌헨 올림픽에서 치료 목적으로 약물을 복용했으며, 여러 이해관계가 얽힌 상황의 부수적 피해자임을 공식적으로 밝혔다. 비록 금메달을 돌려주지는 못했지만 IOC 역시 30년 전 제대로 일처리를 하지 못했다고 인정했다. 그러니 앞으로 릭 데몬트란 이름을 긍정적인 내용으로 기억해보면 어떨까? 남자 자유형 400미터 경기에서 최초로 4분 기록을 돌파한 위대한 선수로 말이다.

## 살 빼려다 사람 잡는다

2003년 2월, 미국 프로야구 볼티모어 오리올스의 스프링캠프가 따뜻한 플로리다주에서 열렸다. 구슬땀을 흘리는 선수들 중 신장 188센티미터, 체중 108킬로그램인 육중한 체형의 투수 스티브 베클러Steve Bechler도 있었다. 2월 16일 일요일, 훈련 도중 그는 창백해지면서 의식을 잃고 쓰러졌다. 곧바로 병원 응급실로 옮겨져 중환자실에서 치료를 받았지만 다음 날 그는 23세의 젊은 나이로 목숨을 잃었다. 체온이 섭씨 42도까지 치솟았기에 사인은 열사병으로 보였다. 하지만 며칠 뒤 시행된 부검 결과에서 심장 비대, 간 기능 이상, 고혈압, 과체중과 함께 에페드린 복용이 죽음을 초래한 것으로 추정되었다. 그는 겨우내 불어난 체중을 줄이기 위해 거의 굶다시피 하면서 에페드린을 복용한 것으로 밝혀졌다. 당시 에페드린은 살 빼는 약으로 인기가 높았다. 교감신경 자극제로서 신체의 기초대사량을 증가시키고 지방 연소를 촉진하기 때문이었다. 경기력 향상 효과는 의문시되지만 체중 감량 효과는 확실해서 에페드린 단독 복용만으로도 체중이 월 평균 0.6킬로그램 감소하는 것으로 알려져 있다.[18]

하지만 에페드린은 긍정적 효과가 뚜렷한 만큼 부작용도 많이 가지고 있다. 관련 연구 50개를 살펴본 결과 정신과 증상, 자율신경계 이상, 소화기계 증상 및 심장 두근거림 증상의 위험성이 2.2~3.6배 증가하는 것으로 나타났다.[19] 이런 이유로 미국 식품의약국FDA은 1990년대 중반부터 에페드린을 규제하기 시작했다. 그리고 2004년 부작용

사례가 1만 8000건 이상 보고된 것을 근거로 에페드린이 함유된 건강 보조식품에 대한 판매를 금지했다. 국가독성정보시스템NDPS에 의하면 이후 에페드린 관련 신고 건수, 목숨을 위협하는 증상이나 후유증, 사망자의 수가 현격하게 감소했다.[20]

미국뿐만 아니라 세계 여러 나라가 비슷한 이유로 에페드린을 엄격하게 관리하고 있지만, 의료가 이원화된 우리나라에서는 아직 적지 않게 사용되고 있다. 한의학에서 오래전부터 사용해온 마황에 에페드린이 많이 포함되어 있기 때문이다. 그러다 보니 안타까운 도핑 사례가 발생한 적도 있다. 만성적으로 앓던 화농성 여드름을 치료하기 위해 한약을 복용한 국내 프로야구 에스케이 와이번스의 내야수 임석진이 바로 그렇다. 2017년 3월 그는 한의원을 방문했을 때 운동선수에게 문제가 되는 성분을 빼달라고 요청했다. 하지만 두 달 뒤 그가 손가락 부상으로 경기에 출전하지 못하자 한의원은 도핑 검사가 없을 것이라 생각하고 마황이 포함된 한약을 처방했다. 별다른 의심 없이 한약을 계속 복용하던 중 8월에 적발이 되었고, 그는 10월에 36경기 출장 정지라는 징계를 받았다. 선수나 구단 입장에서는 너무 억울한 일이었다. 다행히 정상 참작이 이뤄져 징계는 절반 수준으로 낮아졌지만 임석진에게는 '불법 약물 복용'이라는 달갑지 않은 꼬리표가 붙게 되었다.

최근 국내에서 마황이 체중 감량 목적으로 자주 처방되면서 용량이나 안전성을 두고 양의학계와 한의학계 사이에 설전이 발생할 때가 많다. 양쪽의 입장을 한번 들어보자. 대한한의사협회는 미국 FDA의 의약품일 경우 에페드린을 150밀리그램까지 허용한다며, 대한한방비만

학회의 지침인 1일 4.5~7.5그램, 즉 에페드린 90~150밀리그램 범위 내에서 마황을 처방하면 안전하다고 주장한다.[21] 아울러 다이어트 한약은 한의사가 처방하는 전문 의약품이므로 미국 FDA의 제재 조치에 해당되지 않는다는 입장이다. 반면 양의계는 한의계의 해석이 자의적이라고 반박한다. 미국 FDA가 의약품에 에페드린을 150밀리그램까지 허용한 것은 맞지만 이는 단기간의 기관지 확장 등을 위해서이지 체중 감량은 적용 질환이 아니라고 설명한다. 즉 치료를 위해 안정성에 대한 부담을 감수하면서 제한적으로 처방해야 하는 성분을 장기간 처방하는 것은 잘못이라고 맞받아친 것이다. 또한 다이어트 한약은 사실상 일반의약품이나 건강보조식품의 영역인 만큼 미국 FDA의 판매 금지 대상에 포함된다고 주장한다.

흥미롭게도 의료계와 한의계 모두 주장의 근거로 미국 FDA를 언급하고 있다. 의료 환경이나 인종 구성이 우리나라와 다른 미국의 자료

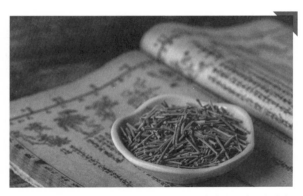

한의학에서 오래전부터 써온 마황에는 에페드린이 많이 포함되어 있다.

를 근거로 양측이 상반되는 아전인수 해석을 펼치고 있는 셈이다. 언론에서 관련 보도가 나오면 한의계의 반박과 의료계의 재반박 순서로, 혹은 반대 순서로 논쟁이 되풀이된 지 오래이다. 이제는 논쟁을 정리해야 하지 않을까? 한때 감기, 천식, 알레르기 질환의 치료나 경기력 향상, 체중 감량 목적으로 사용되던 에페드린을 이제는 일상에서 접하기 어렵지만, 한편으로는 마황이라는 이름으로 여전히 비교적 손쉽게 구할 수 있다. 이원화된 의료 현실에서 의료진은 뜻하지 않은 피해자가 나타나지 않도록 최선을 다해야 한다. 아울러 정부는 구조적인 문제를 방치하지 말고 적극적으로 해결하는 노력을 기울여야 한다. 그 무엇보다 중요한 것은 국민의 건강이다.


## 코는 뚫리고, 금은 놓치고

2000년 시드니 올림픽, 체조의 꽃이라 불리는 여자 개인종합 경기의 금메달은 루마니아의 안드레아 라두칸Andrea Răducan에게 돌아갔다. 4종목 합계 38.893이라는 점수를 얻은 그는 1976년 체조의 전설 나디아 코마네치 이후 24년 만에 개인종합 경기에서 우승한 루마니아 선수였다. 148센티미터, 37킬로그램의 조그맣고 깜찍한 17세 소녀는 전날 획득한 단체전 금메달과 합쳐 2관왕에 오르며 시드니 올림픽의 신데렐라로 떠올랐다. 그러나 영화는 오래 지속되지 않았다. 며칠 뒤 약물 검사에서 슈도에페드린 양성 반응이 나오면서 그의 금메달이 취소되었다. 체조 종목에서 도핑 때문에 메달이 박탈된 전례가 없었기에 세계의 이목이 쏠렸고, 라두칸은 억울함을 호소했다. 코감기에 걸려 숨쉬기가 불편해 경기 시작 직전에 팀 주치의가 건넨 뉴로펜 Neurofen이라는 감기약 두 알을 복용한 것이 전부였기 때문이다. 더욱 안타까운 것은 그의 체구가 왜소했던 점이다. 당시 도핑 검사에서 슈도에페드린의 양성 판정 기준이 밀리리터당 10마이크로그램$\mu$g[*]이었는데, 선수의 몸무게를 고려한 보정은 따로 이뤄지지 않았다. 이런 이유로 라두칸보다 체중이 7킬로그램 더 나가는 팀 동료는 동일한 감기약을 복용했음에도 기준치를 넘지 않아 메달을 유지할 수 있었다.

**2000년 시드니 올림픽에서 라두칸이**
**체조 개인종합 마루 종목 연기를 펼치는 장면.**
**라두칸은 경기 전에 복용한 감기약 때문에 금메달이 취소됐다.**

언론의 집중을 받은 슈도에페드린은 에페드린과 구조가 유사한 부분입체이성질체diastereomer[**]다. 교감신경계의 알파 수용체를 자극해 코 점막으로 가는 혈관을 수축시켜 콧물을 줄이기 때문에 감기약으로 사용된다. 앞서 살펴본 에페드린도 과거에 비슷한 목적으로 사용되었지만 혈압을 상승시키는 부작용이 있어 1980년대 이후에는 주로 슈도에페드린이 감기약, 특히 코감기약으로 사용된다. 종합감기약의 성분

---

[*] 마이크로그램은 100만 분의 1그램이다.
[**] 동일한 화학구조를 가지고 있고 구성하는 원자 간의 결합 순서도 동일하지만 삼차원 구조는 다른 분자를 뜻한다.

을 살펴보면 지금도 그리 어렵지 않게 슈도에페드린을 찾을 수 있다. 하지만 부작용이 적다고 하더라도 슈도에페드린은 엄연히 자극제다. 비록 뇌−혈관 장벽blood−brain barrier을 잘 통과하지 못해 뇌에서 정서적 고양 효과를 크게 일으키지는 못하지만 신체 곳곳에서 생리적 각성을 유발할 수 있다. 연구에 따라 결과가 엇갈리지만 치료 범위를 넘어서는 고용량을 복용할 때에는 약간의 경기력 향상 효과가 있는 것으로 알려져 있다.[22] 그래서 일반의약품으로 약국에서 구매가 가능한 슈도에페드린은 '가난한 사람의 암페타민'으로 불리기도 한다.

라두칸의 쓰린 상처에 소금을 뿌릴 의도는 아니었겠지만, 슈도에페드린은 2004년 세계반도핑기구의 금지 약물 목록에서 제외된다. 검사 기술의 발전으로 에페드린과 슈도에페드린을 구분할 수 있게 되면서 경기력 향상 효과가 그리 크지 않은 슈도에페드린이 목록에서 빠지게 되었다. 많은 운동선수와 코치는 이 틈을 놓치지 않았다. 정상급 선수들 사이의 경쟁에서는 승패와 성적이 간발의 차이로 결정되기 때문이다. 조금이라도 이점을 얻을 수 있는 약물이 더 이상 불법이 아니라면 마다할 이유가 없었다. 실제 2001~2003년과 2004~2007년 사이에 시행된 약물 검사 결과를 비교하니 가시적인 변화가 나타났다.[23] 전체 검사 결과 중에서 슈도에페드린이 검출되는 비율은 1.07퍼센트에서 1.61퍼센트로 유의미하게 증가했고, 특히 고용량이 검출되는 경우가 크게 늘어났다.

결국 슈도에페드린은 2010년 다시 금지 약물 목록에 포함되었다. 양성 판정 기준은 밀리미터당 150마이크로그램으로 10년 전 라두칸이 도핑 검사에 적발되었을 때보다 대폭 완화되었다. 슈도에페드린이 한 동안 금지 약물에서 제외되었다가 다시 포함되었지만 기준 자체는 많이 완화된 일련의 변화를 목도하면서 라두칸은 억울함을 느끼지 않았을까? 은퇴 후 아나운서와 방송인으로 활발히 활동하던 그는 2015년 시드니 올림픽 때 잃은 금메달을 다시 받을 수 있는지 IOC에 문의했다. IOC는 재차 안타까움을 표현하면서도 과거의 판정 결과를 뒤집을 수는 없다고 정중하게 대답했다. 그렇게 금메달은 영영 그의 품으로 돌아오지 못했다. 감기약 두 알을 삼키고 막힌 코가 뚫린 대가치고는 너무 컸다.


## 감기약으로 울룩불룩 근육 만들기


우리나라에도 감기약 때문에 생긴 안타까운 사연을 갖고 있는 선수가 있다. 1990년대에 800미터 달리기 종목을 호령했던 육상 선수 이진일이다. 그는 1994년 6월 17일 잠실 올림픽 주경기장에서 열린 전국육상경기선수권대회에서 1분 44초 14의 기록으로 결승점을 통과했다. 2년 전부터 800미터 달리기에서 금메달을 휩쓸던 그였으니 1위로 들어오는 것은 확실해 보였지만, 선수와 육상 관계자 모두 기록에 환호성을 보냈다. 아시아권 선수 최초로 1분 44초대로 진입했기 때문이다. 당시 세계 최고기록에 불과 2초 41 모자랐고, 직전 해 세계선수권대회 우승자인 폴 루토의 기록을 0초 57 앞서는 기록이었다. 이후 그의 목표는 1994년 히로시마 아시안게임을 넘어 1996년 애틀랜타 올림픽이 되었다.

이진일은 1994년 아시안게임에서 우승했지만, 금빛 질주는 애틀랜타까지 이어지지 못했다. 이듬해 2월 IAAF에서 불시에 시행한 도핑 검사에서 클렌부테롤clenbuterol이 검출되었기 때문이다. 경기력을 향상시키기 위해 금지 약물을 복용한 것 아니냐는 따가운 시선이 있었지만 사연은 이랬다. 당시 그는 유행하던 홍콩 독감에 걸렸는데 태릉선수촌의 의사가 처방한 약으로는 차도가 전혀 없었다. 금요일에 잠깐 외출을 나갔다가 우연히 보이던 약국에서 1000원을 건네고 감기약 몇 알을 샀다. 그리고 그날 저녁과 다음 날 아침, 점심 세 알을 복용했다. 불시에 검사를 받을 때에도 그저 감기가 심해 약을 먹은 것으로만 생각하고 솔직하게 감기약의 이름을 써서 제출했다. 남은 감기약 몇 알도 도핑 검사반에서 수거해갔다. 한 달 후 양성 반응 결과가 통보되자 그는 그간의 사정을 호소했지만 결국 4년 자격 정지라는 중징계가 떨어졌다. 세계 무대로 날아오르던 한국 육상 선수의 날개가 꺾이는 아쉬운 순간이었다.

클렌부테롤은 교감신경 자극제로, 주로 베타2수용체에 작용한다. 앞서 교감신경계가 알파와 베타 수용체로 나뉘어 작동한다고 설명했는데, 베타 수용체는 다시 1수용체와 2수용체로 나뉘고 전자는 심장에, 후자는 기관지에 많이 존재한다. 클렌부테롤이 베타2수용체에 작용하면 기관지 평활근을 이완시키면서 기관지를 확장시킨다. 이처럼 기관지를 넓히는 특성 때문에 클렌부테롤은 기도가 좁아져 호흡 곤란을 일으키는 천식이나 만성 기관지염의 치료에 사용된다. 아울러 기관지의 섬모 운동을 촉진시켜 가래의 배출을 돕는 소위 '진해거담'* 효과가 있기에 감기약으로도 종종 처방된다. 1995년은 의약 분업이 시행되지 않던 때였기에 전문 의약품인 클렌부테롤이 포함된 감기약을 약국에서 구입하는 것이 가능했다.

한편 클렌부테롤은 짧게 '클렌'이라는 이름으로 육체미를 가꾸는 사람들 사이에서도 인기가 높다. 지방을 줄이고 근육을 늘리는 방향으로 체내에 들어온 영양분을 조절하는 재분배 효과repartitioning effect를 갖고 있기 때문이다.[24] 울룩불룩 멋진 근육질 몸매를 만들기 위해서는 먼저 몸 덩치 자체를 확 불리는 벌크업bulk up 다음에, 늘어난 근육을 유지하면서 지방만 빼는 커팅cutting 과정이 필요하다. 클렌부테롤은 지방 연소기fat burner로 불리며 커팅 과정에 흔히 사용된다. 이렇게 근육을 증가시키는 단백동화anabolic 효과 때문에 클렌부테롤은 경기력을 향상시킬 수 있어 금지 약물로 분류되었다. 이진일은 그저 감기가 낫지 않아 클렌부테롤을 복용했지만 이런 이유로 인해 도핑 검사에 적발된 것이었다.

일반인은 감기만 조심하면 되지만, 운동선수는 감기약도 조심해야 한다. 알고 먹었든 모르고 먹었든 일단 몸에서 약물이 검출되면 100퍼센트 선수 본인의 책임이기 때문이다. 그래서 일부 선수들은 의학적으로 약물 복용이 필요한 상황에서 치료 자체를 거부하곤 한다. 선수들이 아픈데도 약물을 거부하게 만드는 것은 바로 도핑 근절을 위한 무관용zero tolerance 원칙 때문이다. 약물 복용의 의도와 목적에 관계없이

---

* 기침을 진정시키고 가래를 제거하는 효과.

검출 사실만으로 징계를 내리면 라두칸이나 이진일처럼 안타까운 피해자가 발생할 수 있다. 하지만 예외를 인정하다 보면 선수들의 한계 떠보기limit testing가 계속될 수 있기에 세계반도핑기구는 엄격하게 규칙을 적용하고 있다. 이를 유념해서 운동선수는 병원을 방문할 때, 의사는 약물을 처방할 때 모 감기약 회사의 유명한 광고 문구를 조금 비틀어서 이렇게 되뇌어야겠다. "감기약 조심하세요~"

## 소고기 먹는 것도 조심?

2010년 이진일처럼 클렌부테롤과 관련된 억울함을 호소한 선수가 또 있었다. 프로 사이클 선수 알베르토 콘타도르Alberto Contador였는데, 사연은 조금 달랐다. 세계 정상급의 선수였던 그는 2007년과 2009년에 이어 투르 드 프랑스에서 또다시 우승을 거머쥐었다. 하지만 환희의 순간은 짧았다. 한 달 뒤 소변 검사 결과에서 클렌부테롤이 검출되었다는 소식이 전해졌다. 그는 해명하는 기자 회견에서 소고기 탓을 했다. 대회를 치르는 동안 친구가 스페인에서 가져온 소고기로 만든 스테이크가 클렌부테롤 양성 반응의 원인이라고 주장한 것이다. 뜬금없는 주장으로 보일 수 있지만 그는 이후 1년 반 동안 소고기를 무기로 국제사이클연맹UCI 및 세계반도핑기구와 첨예하게 맞서게 된다.

왜 소고기였을까? 지방을 줄이고 근육을 늘려주는 클렌부테롤의 효과 때문이었다. 일부 축산업자는 지방이 적고 살코기가 많은 육류를 생산하기 위해 오래전부터 은밀히 클렌부테롤을 사용해왔다. 소고기를 가져온 농장에서 과거에 클렌부테롤이 검출된 적이 있었기 때문에 자신이 먹은 소고기 역시 오염되었다는 것이 콘타도르의 주장이었다. 검출된 클레부테롤의 농도는 불과 밀리리터당 50피코그램$_{pg}$*으로 경기력 향상에 미치는 영향이 미미하므로 도핑이 아니라는 과학적인 근거도 덧붙였다. 반면에 UCI와 세계반도핑기구는 2008~2009년 사이 유럽 연합에서 8만 3203건의 동물 검체에서 클렌부테롤이 검출된 경우는 딱 하나였고, 스페인에서는 1만 9431건의 검체 모두 음성으로 나왔다며 그의 주장의 근거가 부족하다고 지적했다. 아울러 검사에서 추가로 발견된 가소제可塑劑**가 혈액 주머니의 성분이라며 그가 3주간 자가수혈 형태로 도핑을 한 뒤에 남은 극소량의 클렌부테롤이 검출된 것이라고 주장했다. 이에 콘타도르는 가소제 성분은 빨대로 음료를 마시다가 나올 수도 있다며 반박을 이어나갔다.

2012년 2월 국제스포츠중재재판소는 양측의 주장 모두 개연성이 낮고, 콘타도르가 클렌부테롤에 오염된 식품보충제를 섭취한 것 같다는 결론을 내렸다. 이전 해 10월 멕시코산 소고기를 먹고 클렌부테롤이 검출된 다섯 명의 멕시코 축구 선수들이 도핑 혐의를 벗은 것과 상반되는 판결이었다.[25] 사료에 클렌부테롤을 섞는 행위가 만연한 멕시코나 중국과 달리 스페인을 포함한 유럽은 1996년부터 이를 불법으로 규정한 사실에 근거한 판단이었다. 콘타도르는 결국 2년의 출장 정지를 받았다. 아울러 2010년 투르 드 프랑스 우승 기록이 취소되었고,

* 피코그램은 1조분의 1그램이다.
** 플라스틱의 형태를 만드는 데 사용되는 물질.

출장 정지가 소급 적용되어 이 기간 동안 획득한 모든 우승, 상금, 점수가 반환되었다. 2012년 8월 제재가 풀린 뒤 다시 발판을 밟기 시작한 그는 2017년 9월 은퇴 전까지 세계 3대 도로 사이클 대회인 부엘타 아 에스파냐와 지로 디탈리아에서 우승하는 저력을 보여줬다. 하지만 도핑의 이력은 은퇴할 때까지, 아니 시간이 지난 현재까지도 그를 계속 따라다니고 있다.

문득 운동선수들의 일상생활이 참 힘들겠다는 생각이 든다. 체중 감량 시에 에페드린 같은 약물의 도움을 받을 수 없고, 슈도에페드린 같은 효과적인 감기약도 피해야 하고, 소고기를 먹을 때에 혹시 클렌부테롤을 먹은 소인지 따져봐야 하기 때문이다. 오죽하면 2017년 한

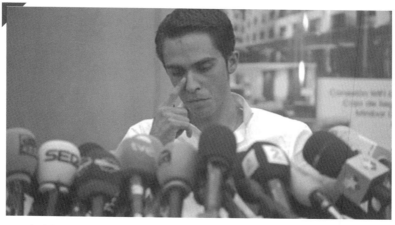

2012년 기자회견을 하는 콘타도르의 모습.
도핑 검사 결과에 따른 징계 반발해 국제스포츠중재재판소(CAS)에
항소했지만, 결과는 달라지지 않았다.
ⓒAFP

또렷한 정신

국 프로야구에서 새내기 이정후가 한창 주가를 올리고 있을 때 아버지 이종범이 "감기약도 먹지 마라"라는 조언을 건넸겠는가.

아울러 선수뿐만 아니라 의료진도 도핑에 대해 잘 배우고 기본 지식을 잘 갖춰 놓을 필요가 있다. 이진일에게 감기약을 건넨 약사나 수영선수 박태환에게 테스토스테론testosterone 주사제를 놓은 의사가 도핑에 관한 사전 지식이 있어 조금만 주의를 기울였더라면 사고를 예방할 수 있었을 것이기 때문이다. 복잡하고 힘들어도 중요한 일이니 양측 모두 늘 조심하는 태도를 가져야 하겠다.

# 잘 쓰면 축포, 못 쓰면 오발탄
### 프로프라놀롤과 베타 차단제

## 사격에서 맞부딪힌 남과 북

2008년 중국 베이징에서 올림픽이 열릴 때 남북의 분위기는 이전과 달랐다. 한반도기를 흔들며 개막식에 동시 입장했던 2000년과 2004년 올림픽 때와 달리 따로따로 입장하며 냉랭한 분위기에서 올림픽은 시작됐다. 남북은 대회 첫날부터 사격 경기장에서 맞부딪쳤다. 한국의 간판 진종오와 북한의 베테랑 김정수는 남자 10미터 공기권총 경기에서 1.5점 차이로 2위와 3위를 기록했다. 둘 다 나름 선전했지만 관중의 열광적인 응원을 받은 중국의 팡웨이를 넘어서기에는 살짝 역부족이었다. 사흘 뒤 둘은 남자 50미터 권총 경기에서 다시 격돌했다. 4년 전 아테네 올림픽에서 나란히 은메달과 동메달을 획득했던 주 종목에서의 남북 대결에 많은 이들의 관심이 쏠렸다.

결선 경기는 손에 땀을 쥐게 하는 승부였다. 진종오는 2위로 결선에 올랐지만 첫 발에서 단숨에 1위로 올라섰다. 네 번째 발에서 잠깐 3위로 내려앉았지만 다섯 번째 발에 선두를 탈환하더니 계속 안정된 점수를 기록했다. 마지막 한 발을 남겨놨을 때 2위에 1.9점차로 앞서면서 우승은 떼어 놓은 당상으로 보였다. 하지만 열 번째 발에서 어이없게도 8.2점을 쏘면서 경기는 크게 요동쳤다. 크게 실수한 진종오는 머리를 감싸 쥐며 다른 선수들의 성적을 초조히 기다렸다. 다행히 2위와 3위를 달리던 선수들이 각각 9.2점과 9.0점을 쏘면서 순위는 유지되었다. 그러나 북한의 김정수가 무려 10.5점을 쏘며 치고 올라왔다. 최종 점수는 진종오 660.4점, 김정수 660.2점으로 진종오는 간신히 1위 자리를 차지했고 김정수는 아쉽게 2위에 올랐다. 남북이 정치적으로 경직된 국면인 상황에서도 두 선수가 시상대에 같이 서서 서로 축하하는 모습은 뿌듯한 장면이었다.

하지만 감동은 오래가지 못했다. 3일 뒤 김정수의 도핑 검사 결과에서 금지 약물인 프로프라놀롤propranolol이 검출되었기 때문이다. 그가

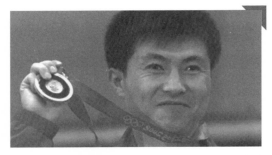

**2008년 베이징 올림픽 남자 공기권총 종목에서 은메달을 딴 북한의 김정수 선수. 그러나 3일 뒤 도핑 검사 결과에서 프로프라놀롤이 검출되어 메달이 박탈됐다.**
ⓒ france24

획득한 동메달과 은메달이 박탈됐다는 뉴스에 전 세계 언론은 큰 관심을 보였다. 북한 내부에서는 격앙된 반응이 흘러나왔다. 한 관계자는 "중국에서 열린 올림픽에서 국가 망신을 시켰으니 우리(북한) 분위기에서는 그냥 넘길 수는 없는 문제"라며 "그렇지 않아도 위조지폐니 마약이니 밖에서 공화국을 헐뜯으려고 혈안이 돼 있는데 약물 문제를 일으키니 안 좋은 인상만 더 키운 꼴이 됐다"고 예민해진 내부 분위기를 전했다.[26] 스포츠에서 도핑 적발은 나름 흔한(?) 사건인데 왜 유독 김정수에게 뜨거운 관심이 쏠렸을까? 이유는 검출된 약물의 독특한 특성 때문이었다. 프로프라놀롤은 도핑 하면 쉽게 떠오르는 자극제, 즉 지금까지 살펴봤던 코카인, 암페타민, 에페드린, 슈도에페드린, 클렌부테롤과는 정반대의 약리 기전을 갖는 약물이다. 자극시키지 않고도 운동선수의 경기력을 향상시킬 수 있다니! 프로프라놀롤에 쏟아진 관심과 궁금증은 자연스러운 반응이었다.


## 긴장으로 빗나간 총알 한 방


미국의 매튜 에몬스Matthew Emmons는 김정수, 진종오와 함께 2008년 베이징 올림픽에 출전한 사격 선수다. 그의 주 종목은 소총이었는데, 남자 50미터 소총 3자세* 경기에 출전하자 4년 전 같은 종목에서 저지른 어이없는 실수가 회자되었다. 2004년 아테네 올림픽

* 서서쏴, 무릎쏴, 엎드려쏴 자세로 번갈아 사격하는 종목.

소총 50미터 엎드려쏴 종목에서 금메달을 획득한 그는 이틀 뒤 3자세 경기에 도전했다. 예선에서는 2위를 기록했지만 결선에서는 경이로운 실력으로 예선 1위였던 중국의 지아잔보를 압도하며 선두를 유지했다. 아홉 번째 발에서도 10점을 쏘며 지아잔보에게 무려 3점 차이로 앞섰다. 큰 이변이 발생하지 않는 한 그가 두 번째 금메달을 거머쥐는 것은 당연했다. 마지막 발 역시 과녁의 중심부 근처를 뚫고 지나갔다. 그는 기뻐하며 관중의 환호에 손을 흔들어 인사했다. 하지만 잠시 뒤 전광판에 점수가 '0'으로 떴다. 그는 어리둥절했지만 전광판 오류라고 생각했다. 하지만 심판진이 면밀히 확인한 결과는 정말 어이가 없었다. 2번 줄에서 경기하던 그가 열 번째 발을 그만 옆자리 3번 줄 표적에 쏘는 엄청난 실수를 저지른 것이었다. 강력한 금메달 후보였던 그는 순식간에 꼴찌로 추락하며 경기를 마감했다.

2008년 베이징 올림픽에서 에몬스는 어땠을까? 일단 심리적으로는 더 안정되어 보였다. 아테네에서 경기가 끝나고 상심한 그는 술집에서 우연히 체코 국가대표인 카테리나 쿠르코바를 만났다. 쿠르코바는 에몬스를 알아보고 위로의 말을 건넸다. 이를 계기로 둘은 관계를 이어 나갔고, 2007년 결혼했다. 부인 역시 베이징 올림픽에 체코 국가대표로 참석했기에 에몬스는 안성맞춤의 지지와 응원을 받으며 경기에 나섰다. 남자 50미터 소총 3자세 결선에서 그는 평소의 실력을 유감없이 발휘했고, 아홉 번째 발까지 2등과 3.3점 차이로 선두를 달렸다. 운명의 마지막 발, 6.6점 이상만 쏘면 1위를 확정지을 수 있었다. 하지만 10번째 발을 조준하던 중 손가락이 움찔했다. 준비가 채 되지 않은 상태에서 격발된 총알은 과녁 동심원의 먼 바깥에 꽂혔고, 점수는 4.4점을 기록했다. 순식간에 순위는 1위에서 4위로 확 떨어졌다. 비슷한 실수를 마지막 순간에 두 번이나 저지르면서 그는 '새가슴의 대명사'라는 달갑지 않은 별명을 갖게 되었다. 또한 잘 나가다가 마지막 한 순간에 무너지는 현상을 뜻하는 '에몬스 징크스'라는 말까지 생겨났다.

2008년 베이징 올림픽 남자 50미터 소총 3자세 종목에 출전한 매튜 에몬스의 경기 모습. 여유있게 선두를 달리던 그는 마지막 발에 실수를 저질렀고, 그 결과 에몬스는 1위에서 4위로 내려앉아 메달을 따지 못했다.

훗날 에몬스는 4년 전에 범했던 실수를 저지르지 않으려 안간힘을 쓰다 보니 다른 때보다 긴장했고, 손이 떨려서 방아쇠를 건드리자 곧바로 총이 발사되었다고 회상했다. '어처구니없는 실수를 또 하면 어쩌지?' 하며 부담을 느끼고, 자국 선수를 편파적으로 응원하는 관중의 함성에 압박을 받으면서 일종의 수행 불안performance anxiety이 발생한 것이었다. 마지막 발을 앞두고 엄습한 긴장은 그의 미세 운동 조절 능력에 결정적인 훼방을 놓았다. 불안을 느끼면 체내에서는 교감신경이 활성화되고, 분비된 아드레날린은 산소와 포도당을 큰 근육 집단으로 보내서 세밀한 운동 능력을 방해한다. 혈류량이 줄면 손이 떨리고 땀으로 축축해진다. 심장 박동과 호흡은 빨라지지만 소화 기능과 타액 생성 기능이 중단되어 뱃속이 거북해지고 입안이 바짝바짝 마르게 된다. 몸의 움직임을 최소로 하고 생리적 평형 상태를 유지하는 것이 관건인 사격 선수에게 교감신경의 활성화로 인한 일련의 변화는 가급적 피하고 싶은 상황일 수밖에 없다.

또렷한 정신

자, 이쯤 해서 프로프라놀롤을 다시 떠올려보자. 2008년 베이징에서 김정수가 복용한 이 약물은 교감신경의 베타 수용체를 차단하는 역할을 담당한다. 프로프라놀롤은 베타 수용체가 자극되는 것을 방해해서 부들부들 떨리는 손과 쿵쾅쿵쾅 뛰는 심장을 안정시키고, 이마에 송글송글 맺히고 손바닥을 축축하게 적시는 땀을 줄일 수 있다. 자연스럽게 수행 불안이 선수의 사격에 끼치는 부정적인 영향이 감소한다. 실제 스웨덴의 한 연구진은 베타 차단제를 복용한 사격 선수들의 실력이 13.4퍼센트 향상되었다고 밝힌 바 있다.[27]

차분함과 섬세함이 필요한 골프에서도 프로프라놀롤과 같은 베타 차단제가 종종 애용(?)되었다. 미국남자프로골프PGA, 미국여자프로골프LPGA는 다른 종목보다 매우 늦은 2008년에서야 도핑 검사를 시작했기 때문이다. 2012년 '백상어' 그레그 노먼Greg Norman은 한 인터뷰에서 자신이 젊었을 때에는 골프계에 베타 차단제가 만연했다고 언급했다. "선수의 성격이 바뀌곤 했죠. 어떤 선수는 연습하거나 친한 선수들과 경기할 때는 스트레스를 받으며 긴장했지만, 실제 시합에서는 전혀 다른 차분한 사람이 됐어요."[28] 갤러리 앞에서 경기를 펼치는 골프의 특성상 불안과 긴장이 승부의 많은 부분을 좌우하기 때문에 약물이 힘을 발휘한 것이었다. 비슷한 이유로 세계반도핑기구는 골프 외에도 양궁, 자동차 경주, 다트, 프리스타일·점프 스키, 하프파이프·빅에어 스노우보드와 같은 종목에서 베타 차단제의 사용을 금지하고 있다.

그러나 베타 차단제가 도움이 되지 않는다고 말하는 선수도 있다. 남아프리카공화국 출신의 골퍼 닉 프라이스Nick Price는 1984년부터 1989년까지 고혈압을 치료하기 위해 베타 차단제를 복용했다. 하지만 기분이 하루 종일 높지도 낮지도 않아 만사가 재미없었다. "약을 먹고 차분할 때 퍼팅을 잘 할 수는 있죠. 하지만 마음에 불이 붙을 때 드라이버와 아이언이 더 멀리 날아가죠. 최고의 경기를 펼치기 위해서는 아드레날린이 필요합니다."[29] 그는 이후 고혈압 치료제를 기전이 다른 바소텍Vasotec이란 약물로 변경했다. 그래서인지 몰라도 그는 1992년 35세라는 늦은 나이에 PGA 메이저 대회에서 우승했고, 2년 뒤에는 두 개의 메이저 대회를 석권했다. 그의 사례는 너무 차분해지면 경기에 집중하는 날카로움을 잃을 수 있음을 보여준다. 하지만 대체로 베타 차단제가 긴장과 불안을 덜어주면서 퍼팅에는 도움이 되는 것으로 여겨지고 있다.

## 무대를 떠난 피아노 연주자

글렌 굴드Glen Gould라는 유명한 캐나다 출신 피아노 연주자가 있다. 그는 23세의 젊은 나이에 미국 음반사인 CBS에서 녹음한 바흐의 '골드베르크 변주곡' 음반으로 클래식 음악계에 화려하게 등장했다. 그가 연주 여행을 가는 곳마다 관객들로 인산인해를 이뤘다. 하지만 정작 그는 연주회장에서 스스로가 마치 경박한 희극 배우처럼 초라하게 느껴진다면서 사람들 앞에서 연주하는 것을 극도로 꺼려했다. 굴드는 결국 32세의 젊은 나이에 연주회 무대에서 은퇴했다.

온갖 기행을 일삼던 괴짜인 것도 고려해야겠지만 본질적으로 그는 무대에서 연주하기를 두려워하는 '무대 공포증stage fright'을 갖고 있었다. 음악계에는 굴드처럼 사람들 앞에 설 때 불안과 공포에 휩싸여 평소의 실력을 발휘하지 못하는 연주자들이 종종 있다. 이들은 심장 박동이 빨라지고, 손이 떨리고, 땀이 나고, 입이 마르고, 어지럽고, 호흡이 가빠지고, 속이 메슥거리는 신체적 변화를 겪으면서 집중하기 어려워하고, 머리가 텅 비어 외웠던 악보를 떠올리지 못해 스스로에 대한 회의감에 빠지면서 공연이 실패할 것이라 예상하며 이후 돌아올 비난에 대해 미리 염려하게 된다.

가만, 어디서 많이 들어본 증상 아닌가? 맞다. 체내에서 불안과 공포로 인해 교감신경이 활성화될 때 나타나는 변화이다. 그렇다면 앞서 살폈던 것처럼 교감신경을 억제하는 프로프라놀롤이 무대 공포증을

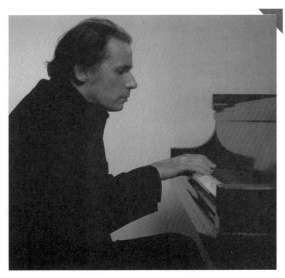

말년의 글렌 굴드의 모습.
그는 무대 공포증 때문에 30대에 은퇴를 선언했다.

겪고 있는 연주자도 도울 수 있지 않을까? 1970년대 중반 영국의 한 연구진은 현악기 연주자들을 대상으로 베타 차단제의 효과를 살피는 연구를 처음으로 시행했다.[30] 연구진은 멋진 연주회장에 기자들을 초청하고 모든 연주 과정을 녹화하는 방식으로 참가자들에게 심적 부담을 안긴 다음 베타 차단제와 위약을 각각 복용하고 연주하도록 했다. 연주자들은 베타 차단제를 복용했을 때 손 떨림이 덜했을 뿐만 아니라 연주도 더 잘 하는 것으로 나타났다. 연주의 향상은 대체적으로 비슷했지만, 일부 연주자에게서는 매우 극적인 효과가 나타났다. 가장 심하게 무대에서 불안한 모습을 보이며 손을 많이 떨던 연주자 한 명은 위약을 복용했을 때에 비해 무려 연주가 73퍼센트나 향상되었다는 평가를 받았다. 베타 차단제가 무대 공포증에 효과가 있었던 것이다.

이후 무대 공포증으로 고생하던 연주자들은 베타 차단제를 적극적으로 받아들이기 시작했다. 이들에게 프로프라놀롤은 무대 공포증에 종언을 고하는 힘찬 팡파르였다. 1986년 미국에서 교향악단 연주자 2212명을 대상으로 한 연구에서 27퍼센트가 베타 차단제를 복용한 적이 있다고 응답했다.[31] 시간이 지나면서 신비의 명약(?)으로 입소문이 난 것일까? 30년이 지난 2015년 447명을 대상으로 같은 내용을 물어본 조사에서는 복용한 적이 있다고 응답한 비율이 70퍼센트로 나타났다.[32] 약물 사용을 고려하는 경우는 합주할 때보다는 오디션을 보거나 혼자 연주할 때의 비율이 더 높았다. 우리나라에서도 음대생의 평생 연주불안 경험 비율과 지난 1년간 연주불안 경험 비율이 각각 38.9퍼센트와 34.0퍼센트로 드러난 바 있다.[33] 상당수의 사람들이 불안을 경험하고 있고, 약물의 도움을 받으면 일상생활의 심리적 어려움이 크게 나아질 수 있음을 보여주는 수치일 것이다.

무대 공포증을 극복하기 위해 약물을 사용하는 것과 관련해 꼭 짚고 넘어가야 할 사실이 있다. 불안과 공포를 떨쳐버리기 위해 약물을 복용하면서도 연약하고 의지력 없는 사람으로 보일까봐 약물 복용 여부를 쉬쉬하며 숨기는 사람이 있을지 모른다. 마치 발기가 잘 되지 않아 성인 의약품 비아그라의 도움을 받는 중년 남성처럼 말이다. 떳떳이 밝히지 못하는 분위기는 자칫 의학적 조언을 거치지 않고 음지에서 약물을 구하는 것으로 이어질 수 있다. 1986년 미국에서 시행된 연구에서도 70퍼센트의 사람들이 약물을 의사가 아니라 주변의 친구에게 구한다고 고백했다. 무대 공포증 치료를 위해 사용하는 프로프라놀롤의 양은 대개 5~20밀리그램으로 저용량에 속한다. 하지만 낮은 용량에서도 피곤함, 어지럼증, 손발의 감각 이상, 실신 등의 부작용이 나타날 수 있다. 또한 베타 수용체가 심장과 기관지에 많이 존재하기 때문에 부정맥이나 천식이 있는 경우에는 심장 박동이 느려지거나 기관지가 좁아지면서 치명적인 문제가 발생할 수 있다. 약물의 도움이 필요한 연주자는 절대 주변에서 알음알음 약물을 구하면 안 되고, 꼭 병원을 방문해야 한다.

아울러 베타 차단제에 대해 지나친 환상을 갖지 않는 것도 필요하다. 흔히 무대 공포증은 인지적 측면, 행동적 측면, 생리적 측면이라는 세 가지 방향에서 살펴볼 수 있다. 실수에 대한 무서움과 자기비판, 완벽주의와 같은 인지적 측면, 과도하게 준비하거나 회피하고, 무대에서 보이는 여러 표정과 몸짓과 같은 행동적 측면, 심박과 호흡의 증가, 입 마름, 식은땀, 손떨림과 같은 생리적 측면이 있다. 베타 차단제는 이 중 신체적 증상에만 효과적인 약물이다. 물론 이것만으로도 무대에서 큰 도움이 될 수 있다. 하지만 불안의 인지적, 행동적 측면을 바로잡지 못하면 무대 공포증은 근본적으로 해결되지 않는다. 넓은 틀에서 보면 무대 공포증은 정신과에서 다루는 사회불안장애social anxiety disorder에 해당한다. 프로프라놀롤을 포함한 여러 유용한 약물의 도움을 받을 수 있고, 약물 치료 외에도 인지행동 치료 같은 비약물적인 치료도 가능하니 무대에 서기가 힘들다면 정신과의 문을 두드려보도록 하자.

## 베타 차단제를 위한 변명

세계 정상급의 실력을 갖췄지만 2004년, 2008년 올림픽에서 어이없는 실수를 하며 기대 이하의 성적을 거둔 매튜 에몬스의 2012년 올림픽은 어땠을까? 그는 런던에서도 '불운의 아이콘'이 되었다. 남자 50미터 소총 3자세 경기에서 1위 자리는 경기 내내 여유 있게 앞서 나간 이탈리아의 니콜로 캄프리아니에게 돌아갔지만, 2위 자리를 놓고 에몬스와 우리나라의 김종현이 치열한 승부를 이어나갔다. 아홉 번째 발을 쐈을 때 에몬스는 김종현에 1.6점 차로 앞서며 은메달에 한 걸음 다가갔다. 하지만 마지막 한 발은 7.6점에 그쳤고, 김종현은 10.4점을 기록하면서 경기는 뒤집혔다. 우리나라 선수와의 경쟁이어서 그랬는지는 몰라도 국내 뉴스에서는 그를 '불운의 아이콘', '실수의 사나이', '덜렁이', '비극의 주인공'으로 불렀다.

하지만 당시 에몬스는 올림픽에 출전한 것 자체가 대단한 일이었다. 2010년 그는 갑상샘암을 진단받았고, 4시간에 걸쳐 갑상샘과 주변의 림프절 24개를 제거하는 수술을 받았다. 이어서 몸을 매우 피곤하게 만드는 방사선 치료까지 마쳤다. 그런데도 그는 두 달 만에 훈련을 재개했고 3회 연속 올림픽 국가대표로 발탁되었다. 하지만 몸은 여전히 정상적인 상태가 아니었고, 런던 올림픽 당시에도 흔히 '디스크'로 불리는 추간판 탈출증과 근육 불균형을 갖고 경기에 나섰다. 마지막 발의 점수와 최종 순위를 확인한 그는 이렇게 읊조렸다. "이봐, 동메달이야. 그러면 충분해."[34] 메달 색깔에 집착하며 경쟁 상대를 깎아내리는 사람들의 모습과는 자못 다른 반응이었다.

　에몬스의 사례에서 알 수 있듯이 일부 종목에서는 흥분하지 않고 고요한 호수 같은 차분함을 경기 내내 유지하는 것이 매우 중요하다. 선수들이 교감신경을 억제하는 프로프라놀롤의 유혹에 쉽게 넘어갈

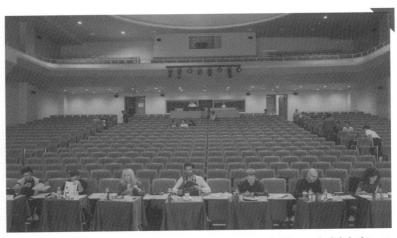

댄스 오디션 심사 중인 뮤직홀. 일상에서는 도핑 검사가 없으므로
타인 앞에 서는 것이 힘든 사람은 약물의 도움으로 오디션을 무사히 마칠 수도 있다.
ⓒwikipedia

수밖에 없는 것이다. 1980년 초반 IOC는 이런 분위기를 인지하기 시작했다. 1984년 미국 로스앤젤레스 올림픽에서 비공식적으로 검사를 한 결과 근대 5종 선수 대부분이 베타 차단제를 복용한 것으로 드러났다. IOC는 이 약물이 경기력에 영향을 끼친다는 판단 아래 이듬해부터 일부 종목에서 베타 차단제의 사용을 금지했다.

이런 결정에 찬성하는 사람들은 스포츠의 생명은 공정성에 있기 때문에 프로프라놀롤을 복용해 경기력을 향상시키는 것이 속임수라고 생각한다. 하지만 일각에는 약물 때문에 과녁을 더 잘 맞히는 것이 아니며 약물은 단지 교감신경의 활성화를 차단해 선수의 온전한 실력 발휘를 가능하게 할 뿐이라는 주장도 있다. 이러한 논쟁은 근본적으로 스포츠에서 불안과 긴장을 어느 정도로 중요하게 평가할지와 자연스럽게 연결된다. 과녁을 가장 정확하게 맞히는 선수가 금메달을 받아야할까? 아니면 관중 앞에서 가장 잘 쏘는 선수가 1위에 올라야 할까? 많은 관중 앞에서 촉발된 교감신경을 잘 억제한 선수가 금메달을 받겠지만, 사실 그가 가장 뛰어난 실력의 소유자는 아닐 수 있다. 사격 실력만 놓고 따지면 매튜 에몬스는 훨씬 더 많은 메달을 받을 자격이 있을 지도 모른다.

스포츠 이외의 분야에서는 프로프라놀롤의 사용이 훨씬 더 자유로운 편이다. 일상생활에서는 도핑 검사가 없기 때문이다. 많은 클래식 연주자가 약물의 도움으로 무대 공포증을 넘어서고, 순위가 매겨지는 콩쿠르와 오디션에 참석한다. 타인 앞에 서는 것을 힘들어하는 사회불안장애 환자 역시 약물의 도움으로 연설이나 면접을 무사히 마칠 수 있다. 특정 종목의 운동선수가 복용하는 프로프라놀롤은 경력의 오발

탄이 되겠지만, 일반인이 필요한 목적에 따라 적절하게 복용하는 프로
프라놀롤은 인생의 축포가 될 수 있다.

2

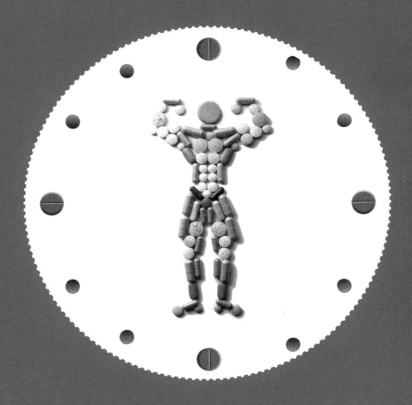

탄탄한
근육

# 스포츠 역사를 바꾼 냉전의 산물
## 스테로이드

스테로이드의 대부

1943년 11월 20일 새벽, 미국 해군은 일본 본토로 가는 길을 닦기 위해 하와이와 호주 사이에 위치한 타라와Tarawa 환초\* 침공에 나섰다. 하지만 공격은 물때를 제대로 맞추지 못해 뜻대로 풀리지 않았다. 상륙 주정이 암초에 걸려 좌초하자 해병대원들은 어쩔 수 없이 깊은 물에 뛰어들었고, 일본군의 십자포화를 맞으며 수많은 대원이 사망했다. 전투는 나흘 동안 지속되었다. 가까스로 미국이 승리했지만 사상자가 3000명이 넘을 정도로 피해가 컸다. 존 보슬리 지글러John Bosley Ziegler는 타라와 전투의 생존자 중 하나였다. 키 193센티미터, 체중 109킬로그램의 건장한 체격의 소유자였지만 격전지에서 부상을 피하지는 못했

---

\* 고리 모양의 산호초.

탄탄한 근육

다. 군의관은 몸 여러 곳에 총상을 입은 그에게 향후 오른팔을 머리 위로 올리지 못하고, 목발 없이 걷기 힘들지도 모르겠다는 말을 건넸다. 총알을 제거하고 부서진 뼈를 잇는 큰 수술과 고통스러운 재활 치료를 겪으면서 그는 가업인 의술을 잇기로 결심했다.

전쟁이 끝난 뒤 의대를 졸업하고 신경과 수련을 마친 지글러는 메릴랜드의 한 도시에서 병원을 개업했다. 그의 명석함과 유쾌함 덕분에 병원은 이내 많은 사람들로 북적거렸다. 하지만 정작 소규모의 공간에서 진료만 하는 삶이 불만족스러웠던 그는 시바CIBA라는 제약 회사의 자문 위원도 맡았다. 시바에서 막 개발한 디아나볼Dianabol*이라는 스테로이드 약물로 과거의 자신처럼 고통받고 있는 환자들을 돕고 싶은 마음이었다. 또 그는 체육관에서 몸을 단련하는 일로 많은 시간을 보냈다. 여러 육체미운동 선수 및 역도 선수와 안면을 튼 계기로 그는 1954년 월드 챔피언십 대회에 참가하는 미국 역도 팀의 주치의를 맡게 되었다. 그는 대회장에서 우연히 소련 코치에게 선수들이 남성 호르몬인 테스토스테론을 사용해 경기력을 끌어올린다는 이야기를 들었다. 2년 뒤 모스크바에서 다시 대회가 열렸을 때 그는 소련 선수들이 승리를 위해 각종 부작용을 감수하면서까지 테스토스테론 주사를 맞는 모습에 위기감을 느꼈다. 그는 귀국길에 올림픽 팀 트레이너에게 진지하게 경고를 건넸다. "동구권과 소련 선수들이 운동 경기, 특히 힘을 필요로 하는 종목에서 이기려고 모든 수단을 동원할 겁니다."[1]

1956년 멜버른 올림픽에서 소련은 총 96개의 메달을 따내면서 74개

---

* 성분명은 메탄디에논methandienone.

의 메달 획득에 그친 미국을 압도했다. 공산주의 국가가 총 메달 개수에서 미국을 앞선 일은 처음이었다. 1959년 국제 아마추어 농구 챔피언십 대회에서 미국이 소련에게 62 대 37로 대패하자 미국 언론은 우려와 분노로 들끓기 시작했다. 2차 세계대전 이후 세계가 공산주의와 민주주의 진영으로 나뉘어 체제의 우월함을 놓고 각축을 벌이던 때에 스포츠 역시 단순한 육체활동 이상의 의미를 지녔기 때문이다. 지글러에게 역도 경기는 외딴 남태평양에서 목숨을 걸고 싸웠던 전투의 재현이었다. 별다른 준비를 하지 않은 미국 선수가 약물로 경기력을 한껏 끌어올린 상대와 맞붙는 것은 무장하지 않고 전투에 나서는 무모한 행동처럼 느껴졌다. 전쟁의 상처를 갖고 있던 참전 용사는 새로운 적과의 싸움에서 의사로서의 소임을 다하길 원했다. 이미 자신과 몇몇 선수를 대상으로 한 실험에서 디아나볼의 근육 강화 효과를 확인했던 그는 국

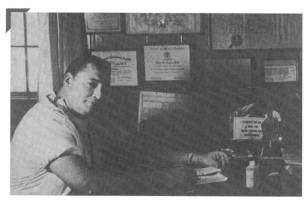

자신의 사무실에 앉아 있는 지글러 박사. 도핑의 역사를 살필 때 지글러는 '스테로이드의 대부' 혹은 '디아나볼의 아버지'로 종종 소개된다.
ⓒ startingstrength.com

가대표 선수들 역시 디아나볼로 1960년 로마 올림픽을 준비하기를 원했다.

하지만 역도 국가대표 코치는 디아노볼의 효과를 확신하지 못했고, 대회 직전에 새로운 약물을 선수들에게 건네는 것을 주저했다. 이와 달리 체육관에서 지글러에게 디아노볼을 받아 복용해본 사람들은 점차 그 매력(?)에 빠지기 시작했다. 1960년대 초반 이들은 벌써 미국에서 가장 우람한 근육을 갖게 되었다. 체육관 운영자는 새로 고안한 '고정된 물체를 미는 등척성 수축isometric contraction 훈련' 덕분이라고 주장했지만 비밀은 오래가지 못했다.[2] '지글러 박사의 신비한 분홍색 약'은 역도와 육체미운동 선수뿐만 아니라 다른 종목 선수들에게도 빠른 속도로 퍼져나갔다. 이런 연유로 도핑의 역사를 살필 때 그는 '스테로이드의 대부' 혹은 '디아나볼의 아버지'로 종종 소개된다.

별명만 들으면 지글러는 약물 복용의 윤리성이나 스포츠의 공정성을 도외시한 채 스테로이드 도핑을 본격화한 악인 같다. 하지만 그는 태평양 전쟁에 군인으로 참전했듯이 냉전 시대에 새로운 적과의 싸움에 의사로서 나선 것이었다. 더욱이 당시는 운동선수의 약물 복용이 윤리적으로 아무런 문제가 없던 때였다. 애국심과 책임감으로 똘똘 뭉쳤던 그를 엄격하게 도핑을 규제하는 현재의 시각으로만 바라봐서는 안 된다. 더욱이 그는 디아나볼을 소량씩만 처방하고 부작용도 세심하게 확인하며 의사로서의 역할도 성실히 수행했다. 문제는 약물의 효과에 감탄한 선수들이 의학적 권고를 귓등으로 흘려들은 것이었다. 약물을 많이 먹을수록 근육도, 힘도 늘어날 것이라는 생각에 양을 점차 늘려 처방 용량의 20배까지 복용하는 것도 서슴지 않았다. 자신의 의도와 다르게 변질된 상황에 그는 크게 실망했고, 1967년에는 체육관과의 관계를 모두 정리했다. 훗날 그는 자신의 과거를 이렇게 후회했다. "그런 일을 했던 적이 없기를 간절히 바라죠. 과거로 돌아가서 내 삶에서 그 부분을 통째로 들어내고 싶어요."[3]

## 다양한 종류의 스테로이드

이제까지 도핑과 관련해 교감신경에 작용하는 여러 약물을 다뤘지만 뭔가 부족한 느낌이 들었다면, 악명(?)높은 스테로이드가 아직 소개되지 않아서일 수 있다. 하지만 스포츠에서 사용이 금지되는 불법 약물이라는 이유로 스테로이드를 무작정 백안시할 필요는 없다. 스테로이드는 종류가 다양해 우리 몸에서 여러 기능을 담당하며, 종류에 따라서는 경기력에 부정적인 영향을 미칠 수도 있기 때문이다.

스테로이드는 탄소 17개로 이뤄진 스테로이드 핵을 갖는 물질을 총칭하며, 인체 내에서 기능에 따라 크게 세 종류로 나뉜다. 당질코르티코이드glucocorticoid는 긴장, 통증, 감염 등 인체의 다양한 스트레스에 반응하여 분비되는 호르몬으로 신진 대사에 관여한다. 가장 유명한 예로 부신 피질adrenal cortex에서 분비되는 코르티솔cortisol이 있다. 크림 형태도 가능해 피부 알레르기 치료제로 사용되고, 합성 형태인 프레드니손prednisone은 천식의 치료제로 흔히 사용된다. 하지만 고용량 복용 시 심리적 각성 효과로 인해 경기력에 영향을 줄 수 있어 심한 천식 같은 불가피한 사유 외에는 경기장에서 사용이 금지된다. 무기질코르티코이드mineralocorticoid는 전해질 대사 및 혈압 조절에 관여하는 호르몬으로 아직까지 스포츠계에서 금지된 적은 없다.

남은 한 종류의 스테로이드는 성 호르몬sex hormone으로, 프로게스테론progesterone과 에스트로겐estrogen이라는 두 개의 여성 호르몬과 안드로겐androgen이라는 한 개의 남성 호르몬으로 이뤄진다. 프로게스테론은 주로 임신 유지를, 에스트로겐은 유방 발달과 같은 여성의 성적 특징을 담당한다. 여성 호르몬은 금지 약물 목록에 오른 적이 없고, 남성 호르몬 안드로겐이 도핑에서 주로 사용된다. 이 물질은 단백질을 동화*해 근육을 강화시키고 변성기와 같은 남성의 성적 특징 발현에 관여하기 때문에 흔히 단백동화남성화 스테로이드anabolic androgenic steroid, AAS로 불린다. 1950년대에 소련 역도 선수들이 사용한 테스토스테론, 지글러가 확산에 크게 일조한 디아나볼과 앞으로 살펴볼 튜리나볼Turinabol, 윈스트롤Winstrol, 데카듀라볼린Deca-durabolin이 여기에 속한다.


챔피언의 아침 식사


1960년대 후반 AAS는 지글러가 다니던 체육관을 넘어 스포츠 분야 전체에 퍼졌다. 한 육상 월간지의 편집장이 AAS를 '챔피언의 아침 식사'로 언급할 정도였다.[4] 하지만 정작 1968년 올림픽부터

---

* 同化, 분자와 에너지를 이용해 화합물을 합성하는 과정.

도핑 검사가 시작됐을 때 AAS는 금지 약물 목록에 포함되지 않았다. 당시 기술로서는 AAS를 찾아내지 못하는 것이 표면적 이유였지만, 한편으로는 의학계가 AAS의 근육 강화 및 경기력 향상 효과를 인정하지 않기 때문이기도 했다. 선수들은 탁월한 효과에 감탄하며 알게 모르게 AAS를 받아들였지만, 의학계는 검증이 되지 않았다는 이유로 도핑 약물로 인정하지 않는 상반된 흐름은 1980년대까지 이어졌다. 미국대학 스포츠의학회는 1987년에서야 AAS가 효과가 없다는 기존의 입장을 번복했다.

동일한 약물을 놓고 선수들과 의학계의 의견이 크게 엇갈린 이유는 무엇이었을까? 첫 번째 이유는 1980년대 이전 연구들의 방법적 결함 때문이었다. 약물의 효과 여부를 살피기 위해 필요한 위약 시행, 무작위 배치, 이중 맹검 등이 제대로 이뤄지지 않았다. 객관적인 결과를 얻기 위해서는 실험 대상인 약물을 비교할 수 있는 위약placebo이 있어야 하고, 참가자 중 누가 약물을 복용할지 여부를 무작위로 정해야 하며, 연구자나 참가자 모두 주고받은 약물이 실제 약물인지 위약인지 알 수 없어야 한다. 두 번째로 연구실에서 설정한 환경이 현실에서 선수들이 AAS를 복용하는 상황과 동떨어져 있었다. 연구진은 임상 실험에서 호르몬이 부족한 환자에게 처방하는 용량 정도를 참가자에게 주었지만, 선수들은 권장 용량을 훨씬 넘어서는 엄청난 양을 복용하는 일이 비일비재했다. 또한 평소 운동량, 단백질 보충제 같은 건강보조식품 섭취, AAS 외의 다른 약물 사용 등 참가자와 운동선수 사이에는 실험 결과에 영향을 줄 수 있는 여러 요인이 존재했다.

기존의 여러 문제점을 보완한 연구 결과는 AAS가 경기력에 미치는 효과를 잘 보여줬다. 방법의 설계가 잘 이뤄진 연구를 하나 살펴보자.[5] 연구진은 참가자를 '무작위로' 나눈 두 집단에게 테스토스테론과 위약을 투여했다. 그리고 두 집단을 다시 운동을 하는 집단과 하지 않는 집단으로 나눠서 운동의 효과를 배제하고 테스토스테론의 순수한 효과만 살펴볼 수 있도록 했다. 아울러 실험이 진행되는 10주 동안 참가자의 '운동 방법'과 '먹는 음식'은 동일하게 유지되었고, 테스토스테론은 '생리적 농도를 상회하는supraphysiologic' 양이 사용되었다. 실험 결과는 예상을 훨씬 뛰어넘었다. 테스토스토론을 투여한 참가자는 운동을 하지 않고도 제지방체중fat-free mass[*]이 3.2킬로그램 증가했다. 제지방체중이 주로 근육이므로 참가자의 힘도 같이 늘어나면서 스쿼트squat[**] 강도가 19퍼센트, 벤치프레스bench press[***] 강도가 10퍼센트 증가했다. 정리하면, 10주 동안 운동을 하지 않고 테스토스테론만 맞아도 근육이 늘어나고 경기력의 기본인 힘이 향상되었던 것이다. 테스토스테론 주사에 운동까지 더하면 효과는 더욱 분명했다. 현실처럼 재현한 실험 결과는 왜 선수들이 왜 AAS를 아침 식사처럼 여겼는지 여실히 보여준다.

이처럼 테스토스테론으로 대변되는 AAS가 근육을 발달시키는 기전은 무엇일까? 체내에서 테스토스테론은 '인슐린유사성장인자-1 Insulin-like growth factor-1'의 생산을 증가시키는데, 이 물질은 다시 '엠

[*] 체중으로부터 체지방을 제외한 값.
[**] 역기를 든 채 앉았다 일어나는 동작.
[***] 누운 자세로 역기를 들어올리는 동작.

토르mTOR'라는 단백질 합성 조절 신호전달체계를 활성화시킨다. 활성화한 엠토르는 세포 내의 아미노산을 원료로 근육 단백질을 만드는 동화 작용을 일으킨다. 부가적으로는 아미노산이 근육 세포 외부로 빠져나가는 것을 방지해 아미노산이 근육 단백질로 변환되는 효율을 증가시킨다.[6]


## 보조 수단, 비타민, 그리고 스테로이드


판사      언제 약을 복용했죠?

크리거    1983년도에 파란색 약과 피임약을 받았어요. (판사에게 구겨진 종이를 건네며) 제가 소녀였을 때 어떻게 생겼는지 판사님이 보셨으면 좋겠어요. 약물, 주사, 규칙 위반, 그리고 제 성별을 바꾸게 만든 혼란스러움 이전의 모습을 말이에요.

판사      변화가 나타난 건 어떻게 알았죠?

크리거    웬들러 박사가 준 약물을 먹은 뒤 열, 오한, 그리고 심한 경련이 있었어요.

판사      아팠던 때 가장 나쁜 일은 무엇이었나요?

크리거    1987년에 입원을 했어요. 웬들러 박사가 병실로 와서 제게 경기에 나갈 준비를 하라고 말했어요. 다음 시합 출전 준비를 해야 했죠. 그들은 저를 기계처럼 이용했어요.

판사      몸에 변화가 나타난 걸 언제 느꼈죠?

크리거　밖에 나갈 수가 없었어요. 제 스스로가 여자로 느껴지지 않았어요. 모든 사람들로부터 숨었죠. 제 몸이 싫었고, 마음속은 공황 상태에 빠져 미칠 것 같았어요.

판사　그리고 나서는요?

크리거　죽고 싶은 생각이 들었고, 몇몇 의사에게 가서 여성에서 남성으로 바뀔 수 있는지 물어봤어요. 더 이상 이런 몸으로 살 수 없었어요.

판사　육체적으로도 심리적으로도 고통을 받았던 것 같은데, 도움을 받았나요?

크리거　네, 1997년에요. 성별을 바꿨죠. 전문의에게 유방 절제, 자궁 적출 등 몇 가지 수술을 받고 남성이 되었어요.

판사　요즘은 괜찮나요?

크리거　여전히 우울할 때가 있어요. 직업도 없고요. 하지만 제 어머니가 큰 도움을 주고 계세요. 어머니는 제가 남자인지 여자인지 상관없이 항상 저를 사랑할 거라고 말한답니다.[7]


2000년 5월 30일 청바지 차림에 카우보이 부츠를 신고, 머리를 짧게 자른 안드레아스 크리거Andreas Krigger가 독일 대법원 법정에 섰다. 그는 외관상 남성으로 보였지만, 법정에서의 증언처럼 젊을 적에는 하이디Heidi라는 이름의 여성이었다. 그는 동독 시절 국가 차원의 도핑을 진두지휘한 만프레드 에발드Manfred Ewald와 만프레드 호프너Manfred Höppner의 재판에 증인으로 참석한 여러 운동선수 중 하나였다.

이 재판의 배경을 알기 위해서는 시간을 거슬러 2차 세계대전이 끝난 시점으로 올라가야 한다. 전쟁을 일으킨 추축국樞軸國 중 하나인 독일은 정치적인 이유로 서독과 동독으로 나뉘었다. 시간이 지나자 서독에서는 민주주의가 발전하면서 경제가 회복되었지만, 동독은 서독의 길을 밟지 못했다. 소련의 지배를 받으면서 민주주의가 사라졌고, 쓸만한 생산 시설을 소련에 빼앗겨 만성적인 불황이 지속되었다. '철의 장막' 밖의 자본주의 국가들뿐만 아니라 압제자에 가까운 소련에게 국가의 자존심이 짓밟힌 동독은 운동 경기에서 성과를 내는 데에 골몰했다. 비교적 빠르고 저렴하게 체제의 우월함을 선전하고 나라의 명망을 드높이는 방법이었기 때문이다.

1951년 동독은 자국 올림픽위원회를 만들었지만 IOC의 인정을 받지 못했다. 그래서 동독은 서독과 함께 단일팀으로만 올림픽에 참여해야 했다. 1965년이 되어서야 동독은 IOC의 정식 회원국이 되었고, 단

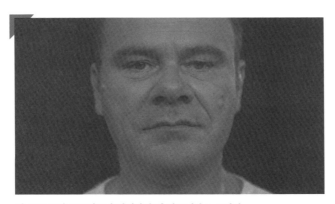

옛 동독 도핑 프로젝트의 희생양이 된 안드레아스 크리거.
여성이었던 크리거는 은퇴 후 7년 뒤 약물에 대한 부작용에 시달리다
성전환 수술을 감행하기에 이른다.

탄탄한 근육

일팀 국기와 국가國歌를 사용하는 제한된 조건 아래 처음으로 서독과 갈라져서 올림픽에 출전할 수 있게 되었다. 1968년 멕시코 올림픽을 준비하면서 동독 당국은 재능이 있는 유소년을 조기에 발탁해 체계적으로 육성하고 전폭적으로 지원하는 데에 심혈을 기울였다. 선수들의 경기력을 끌어올리는 국가 차원의 노력은 새로운 훈련 방법을 개발하고 최신 스포츠 의학을 적용하는 것으로 이어졌다.

동독 정부는 1965년 국가 소유의 제약 회사 예나팜Jenapharm이 개발한 튜리나볼Turinabol에 주목했다. 성분명은 클로로디하이드로메틸테스토스테론chlorodehydromethyltestosterone으로, 이름에서 나타나듯이 테스토스테론의 구조를 변화시킨 단백동화남성화 스테로이드였다. 시판된 지 1년여 만에 근력을 필요로 하는 종목의 동독 남자 선수들은 모두 튜리나볼을 애용했다. 이에 당시 올림픽위원회 위원장 만프레드 에발드는 선수들을 대상으로 임상 연구를 진행하도록 지시했다. 완곡하게 약물을 '보조 수단supplemental means'으로 바꿔 부르기는 했지만. 1989년 독일이 통일되면서 공개된 극비 문서에 따르면 약물의 효과는 여자 선수에게서 더욱 탁월했다.[8] 한 예로 연구 초창기에 11주 동안 매일 튜리나볼 14밀리그램을 복용한 여자 투포환 선수의 기록을 살펴보자. 이미 14년 동안 투포환 연습을 꾸준히 해온 선수였지만 저용량의 튜리나볼을 짧은 기간 동안 복용한 것만으로도 근력이 증가했고, 기록도 2미터 가까이 상승했다.

1972년 비로소 독립적인 국가로 처음 올림픽에 참가하게 된 동독 선수단은 총 66개의 메달을 획득하고, 종합 3위를 차지하는 성과를 거뒀다. 비록 소련과 미국에 뒤처졌지만 바로 옆에서 올림픽을 개최한 경쟁자 서독을 앞지른 뿌듯한 결과였다. 동독 당국은 약물을 통한 경기력 강화 연구에 박차를 가했다. 선수들에게 투여하는 튜리나볼의 용량은 점점 늘어났고, 일정 주기로 복용과 중단을 반복하면서 약물의 효과를 극대화시켰다. 뛰어난 성적을 거두는 선수단의 활약이 계속되자 동독은 새로운 고민에 빠져들었다. 자국 선수가 약물 검사에 적발되어 이제껏 쌓아온 위상이 추락할까 두려웠던 것이다. 우려를 불식시키기 위해 1974년 효과적인 도핑과 적발 회피를 목적으로 하는 체계적인 프로그램이 가동되었다. 이를 관장하는 계획은 '연구 프로그램 Research Program 08'로 불리다가 나중에 '국가 계획 연구 주제State Plan Research Theme 14.25'로 바뀌었다. 한층 강화된 프로그램 덕분일까?

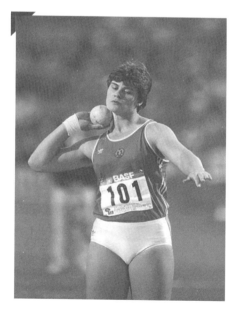

1986년 유럽 육상 선수권대회에서 하이디 크리거가 무려 21.1미터라는 엄청난 기록을 세우며 금메달을 따는 장면.

탄탄한 근육

1976년 몬트리올 올림픽에서 동독은 금메달 40개를 획득하며 34개에 그친 미국을 제쳤다.

안드레아스 크리거, 아니 당시 소녀였던 하이디 크리거도 이 계획에 따라 16세에 코치가 '비타민'이라며 건넨 파란색 알약, 튜리나볼을 복용하기 시작했다. 약물은 포장지가 벗겨진 채 포일에 싸여 있어 무슨 성분인지 정체를 짐작하기 어려웠다. 185센티미터, 70킬로그램으로 호리호리했던 그는 약물 복용 2년 뒤 105킬로그램의 우람한 체격을 갖게 되었다. 더불어 기록이 비약적으로 증가했고, 1986년 유럽 육상선수권 대회에서 21.10미터의 기록으로 금메달을 거머쥐었다. 크리거의 부단한 노력도 있었겠지만, 약물의 도움을 받았기 때문이라는 의심을 떨치기는 어렵다.


## 우리는 노래가 아니라
## 수영을 하러 왔습니다

독일 통일 후 비밀문서를 입수해 남편 베르너 프랑케Werner Franke와 함께 국가 차원으로 이뤄졌던 동독의 도핑 실태를 처음으로 폭로한 브리기테 베렌돈크Brigitte Berendonk는 젊을 적 원반던지기 선수였다. 1968년 멕시코 올림픽에 출전했을 때 그는 한때 자신의 모국이기도 했던 동독의 선수들에게 급격하게 나타난 변화를 감지했다. 그중한 명은 대표팀을 총괄하던 의사 만프레드 호프너의 지휘로 체계적인도핑과 훈련을 통해 19.61미터라는 전례 없는 기록으로 금메달을 거머쥔 투포환 선수 마르기타 굼멜이었다. "굼멜은 거대했어요. 엄청난 어깨와 팔을 갖고 있었죠. 우리가 마지막으로 겨뤘을 때 이후로 몸이 완전히 바뀌었어요. 명백히 남자 같은 여자였어요."[9] 약 20년 뒤 투포환 대표로 나선 크리거도 비슷했다. 근육의 발달로 우람한 체형이 되면서 얼핏 봐서는 남자와 잘 구별이 되지 않았다. 다른 나라 선수들은 AAS, 즉 남성 호르몬의 영향이라 생각하고는 그에게 '호르몬 하이디 hormone Heidi'라는 달갑지 않은 별명을 붙여줬다.

동독 정부가 선수들에게 몰래 투여한 AAS는 근육을 키우고 힘을 늘리는 데 효과적이었지만, 한 가지 큰 문제가 있었다. 이름에서 짐작할 수 있듯이 단백동화뿐만 아니라 남성화 효과도 같이 일어난 것이다. 여자 선수들의 목소리가 남자처럼 굵어지고, 온 몸이 털과 여드름으로 뒤덮였다. 동독의 의료진과 체육 관계자는 남성화 부작용을 인식했지만, 도핑으로 거둘 수 있는 성과가 컸기에 부작용을 외면하거나 무시했다. 1976년 몬트리올 올림픽에서 사람들이 동독 여자 선수들의 굵은 목소리를 지적하자 코치는 짧게 받아쳤다. "우리는 노래가 아니라 수영을 하러 왔습니다."[10]

마치 남자처럼 벌어진 어깨와 두터운 허벅지를 가진 동독의 여자 선수들과 경쟁한 선수는 미국의 셜리 바바쇼프Shirley Babashoff였다. 세계 기록을 6개나 갖고 있던 그는 올림픽을 앞두고 '미국의 금메달 유망주'라는 제목 아래 유명 잡지 《스포츠 일러스트레이티드Sports Illustrated》의 표지를 장식할 정도로 큰 기대를 받고 있었다. 하지만 몬트리올에 입성한 날 동독 선수들에 대해 어떻게 생각하느냐는 기자들의 질문에 지나치게 솔직한 대답을 한 것이 문제가 되었다. "글쎄요, 굵은 목소리와

콧수염만 빼면 아마 그들이 잘 할 것이라고 생각해요."[11] 언론은 이름을 비꼬아 '심술쟁이 셜리Surly Shirley'로 부르며 그를 비난했다. 4년 전 뮌헨 올림픽에서 금메달을 하나도 따지 못했던 동독 선수들은 경기가 시작되자 개인전 금메달 11개 중 10개를 휩쓰는 기염을 토했다. 결과를 승복하기 어려웠던 바바쇼프는 승자와의 악수를 거부했고, 공개적으로 도핑 의혹을 제기했다. IOC는 몬트리올 올림픽부터 AAS를 금지 약물로 포함시켰지만 허점이 많던 당시 검사 기술은 약물을 검출하지 못했기에 그의 주장은 물증 없는 심증에 불과했다. 언론은 스포츠 정신에 위배되는 무례한 행동을 했다며 그를 '찌질한 패배자sore loser'로 부르며 조롱했다.

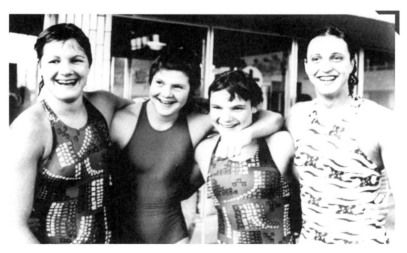

**1976년도에 촬영한 동독의 여자 수영 선수들의 사진.**

AAS의 도움으로 동독 여자 선수들은 각종 국제 대회에서 선전을 거듭했지만 그들의 몸은 각종 부작용에 시달렸다. 기본적으로 남성 호르몬인 AAS는 호르몬의 교란까지 일으켰다. 생리가 불규칙해지고, 난소에 낭포가 생기고, 성욕이 과도하게 증가하는 문제가 발생했다. 일부 선수들은 기형아를 출산하는 고통을 겪었다. 크리거의 경우에는 AAS가 여성에서 남성으로 성별을 바꾸는 계기로 작용했다. 약물이 직접적인 원인으로 작용한 것은 아니지만 남자의 모습으로 바뀐 신체는 성별 정체성을 두고 고민하던 그를 극심한 혼란에 빠뜨렸다. 부지불식간에 복용한 약물이 자신의 고민과 결정에 영향을 줬다는 생각에 훗날 그는 도핑에 관련된 사람들을 강하게 비난했다. "그들이 하이디를 죽였어요."[12]

2000년 7월 18일, 통일 전 동독에서 도핑을 이끌었던 만프레드 에발드와 만프레드 호프너는 미성년자를 포함한 운동선수들의 육체에 의도적인 피해를 끼친 혐의로 법의 심판을 받았다. 그러나 국가의 지시를 받은 방조범 역할만 인정되어 각각 22개월과 18개월의 집행유예라는 가벼운 벌을 받는 데에 그쳤다. 판결 내용이 오랫동안 겪었던 육체적, 정신적 고통을 충분히 반영하지 못했지만, 원고로 참여한 동독의 선수들은 유죄 판결에 만족하며 이를 받아들였다. 전 세계는 국가 차원으로 자행된 범죄에 분노했다.

하지만 스포츠에서 탁월한 성과를 내도록 뒷받침했던 동독의 선수 육성과 지원, 과학적인 훈련 방법, 스포츠 의학은 세계 곳곳에서 재현되었고 오늘날까지 지속되고 있다. 베를린 장벽이 무너진 뒤 동독 출신의 코치, 의사, 연구자는 미국, 뉴질랜드, 스위스, 프랑스, 오스트리아, 노르웨이, 스웨덴 그리고 한국 등 많은 나라로 건너가 선수의 경기력을 향상시키는 비법을 전수했다. AAS 도핑 역시 민들레 홀씨처럼 여기저기로 퍼져 나갔다. 2016년 셜리 바바쇼프는 미국수영코치협회 연례 회의에서 '1970년대에 도핑에 처음으로 맞선 사람'이라며 공로상을 받았다. 하지만 그해 리우 올림픽의 뜨거운 감자는 국가 차원에서 도핑이 이뤄진 러시아의 출전 제한 조치 여부였다. 국가적 차원에서 이뤄지는 도핑의 잔불은 여전히 잡히지 않고 있다.

# 울룩불룩 근육 만들기의 뒤안길
## 단백동화남성화 스테로이드

### 벤 존슨의 3일 천하

1988년 우리나라 서울에서 개최된 올림픽에서 뜨거운 관심을 받은 종목은 단연 남자 100미터 달리기였다. 4년 전 로스앤젤레스 올림픽에서 우승한 미국의 칼 루이스Carl Lewis가 역사상 최초로 2연패를 달성할 것인지, 아니면 1년 전 로마 세계육상선수권대회에서 세계 신기록 9초 83을 기록한 캐나다의 벤 존슨Ben Johnson이 여세를 몰아 금메달을 획득할 것인지 전 세계의 이목이 집중되었다. 9월 24일 '킹 칼King Carl'과 '빅 벤Big Ben'의 역사적인 대결을 앞두고 잠실 올림픽주경기장에 7만 5000명의 관중이 운집했다.

오후 1시 30분경 출발 총성이 울렸다. 6번 레인의 존슨은 빠르게 출발했다. 반응 시간은 0.132초로 직전 해 로마에서 보인 0.129초보다 아주 조금 느렸다. 3번 레인의 루이스도 0.136초의 반응 시간을 보이

며 잘 출발했다. 로마에서 0.196초를 보였을 정도로 평소 출발이 좋지
않았지만 집중적으로 연습한 덕에 존슨과 큰 차이 없이 출발할 수 있
었다. 10미터쯤 지나자 존슨이 루이스를 한 발 정도 앞서기 시작했다.
둘 사이의 시간 차이 0.06초는 20미터에서 0.09초로 벌어졌다. 루이스
는 앞서가는 존슨을 슬쩍 곁눈질했다. 30~40미터 구간에서 둘 사이의
시간 차이는 0.03초 더 늘어났다. 루이스는 인상을 찌푸리기 시작했
다. 40~60미터 구간에서 가속이 붙은 존슨의 가슴팍에서 금목걸이가
거칠게 출렁거렸다. 존슨은 루이스를 포함한 다른 선수들을 2미터 가
량 앞서 나갔다. 70~80미터 구간에 이르러 루이스가 점차 속력을 내
며 존슨을 추격했지만 역부족이었다. 마지막 20미터 구간에서 루이스
는 다시 한 번 존슨을 흘깃 쳐다봤다. 둘 사이의 시간 간격은 0.15초
차이. 뒤집기는 불가능했고, 루이스의 얼굴은 실망으로 가득했다. 결
승선을 5미터 앞두고 존슨은 비로소 고개를 왼쪽으로 돌리면서 루이
스를 쳐다봤다. 동시에 오른손 검지를 하늘 높이 치켜들었다. 의기양
양한 표정으로 존슨이 결승선을 통과할 때 시계는 9초 79를 가리켰다.
세계 신기록이었다.

**1988년 서울 올림픽 남자 100미터 결승 경기.**
**접전이 될 것이라는 예상과는 달리 벤 존슨이 칼 루이스를 여유 있게**
**제치고 세계 신기록을 세우며 금메달을 목에 걸었다.**

치열한 접전이 될 것이라는 예상과 달리 존슨은 루이스를 넉넉하게
앞서며 이겼다. 막판에 속도를 늦추지 않았다면 더 빠른 기록 달성도

가능했을 정도였다. 결승선을 통과한 직후 루이스는 속도를 천천히 늦추며 관중에게 인사하고 있는 존슨에게 다가갔다. 하지만 존슨은 루이스를 전혀 의식하지 못했다. 굴욕적인 순간이었다. 루이스는 힘을 줘 존슨을 돌려세운 뒤 그의 팔을 붙잡았다. 그제서야 존슨은 루이스의 등을 토닥이면서 그의 손을 잠깐 부여잡았다. 이후 방송사의 카메라는 캐나다 국기를 들고 관중들의 환호에 답하며 트랙을 천천히 도는 존슨과 어두운 표정으로 쓸쓸히 경기장을 빠져나가는 루이스를 교차해 중계했다. 한 방송국의 리포터는 잠시 그를 세운 뒤 금메달과 세계 기록 중 어떤 것이 더 의미있느냐고 물었다. "금메달이죠. 누구도 내게서 빼앗아갈 수 없는 것이죠." 그는 막판에 힘을 빼지 않았다면 9초 75도 가능하리라 생각했지만 "그건 내년을 위해 남겨놓도록 하겠다"며 자신만만한 모습을 보였다.[13]

그러나 사흘 뒤 극적인 반전이 일어났다. 시작은 9월 27일 새벽 2시, 프랑스 통신사 AFP통신의 찰리 웰런Charlie Whelan의 숙소로 걸려온 전화였다. AFP통신 서울 지국장은 벤 존슨이 금지 약물에 양성 반응이 나왔다는 소식을 급박하게 전했다. 웰런은 동료들을 깨워 승용차에 몸을 싣고, 방이동 기자촌을 조용히 나섰다. 10분 뒤 고요하기 이를 데 없는 프레스센터에 도착해 기사를 작성하면서 그는 고민에 빠졌다. 뉴스가 사실인지 아닌지, 특종인지 아니면 이미 경쟁사 기자들도 알고 있는지 전혀 알 수 없었기 때문이다. 편집장 미셸 헤나트Michel Hénault가 IOC 의무 분과위원회장에게 사실 여부를 확인했지만 100퍼센트 확신할 수는 없었다. 만약 오보라면 사안의 심각성 때문에 해고를 당할지도 모를 일이었다. 고심 끝에 그는 뉴스 속보를 전했다.

세상은 이내 발칵 뒤집혔다. 오후 시간 영국에서 올림픽 프로그램을 진행하던 경력 많은 진행자 데스 라이넘Des Lynam 역시 충격을 감추지 못했다. 카메라를 정면으로 바라보면서 기사를 읽기 시작했지만, 한 문장이 끝난 뒤 마른 침을 삼키면서 고개를 갸웃거렸다. "지금 막 속보 하나가 전해졌습니다. 만약 사실이라면 이번 올림픽에서, 아니 올림픽 역사상 가장 극적인 이야기가 될 것입니다. 국제올림픽위원회의 정보에 따르면 캐나다의 벤 존슨이 약물 검사에 걸렸으며, 100미터 경주에서 획득한 금메달도 박탈될 것이라고 합니다."[14] 서울도 마찬가지였다. 어둠에 싸여 있던 기자촌에 불이 하나 둘 켜지더니 불과 한 시간 안에 불야성이 되었다. 전화기가 쉴 새 없이 울려 댔고, 일부는 소식을 더 얻기 위해 IOC 집행부가 머무르는 장충동 신라 호텔로 몰려들었다. 아침이 되자 조간신문을 펼쳐 든 우리 국민 역시 당혹스러움과 놀라움을 감추지 못했다.

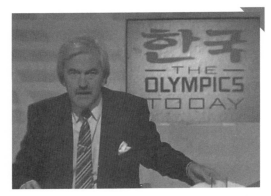

경험 많은 영국의 진행자 데스 라이넘도
벤 존슨의 도핑 소식을 전할 때에는 놀란 마음을 감추지 못했다.

오전 9시, 벤 존슨의 소변 시료에서 금지 약물이 검출되어 금메달을 박탈한다는 IOC의 공식 발표가 있었다. 해당 약물은 상품명 윈스트롤로 많이 알려진 AAS, 스타노졸롤stanozolol이었다. 그 시각 존슨은 이미 캐나다로 돌아가는 중이었다. 검은색 가죽 재킷을 입은 그는 입국할 때처럼 김포공항에서 수많은 언론사 기자들과 카메라 행렬을 맞닥뜨렸다. 11일 전과 비슷한 광경이었지만 분위기는 전혀 달랐다. 훗날 그의 일대기를 다룬 한 책의 제목처럼 그는 '영웅에서 아무 것도 아닌 사람from hero to zero으로' 바뀌어 있었다. 뚱하고 표정 없는 얼굴로 그는 그렇게 한국을 떠났다.


## 울룩불룩한 근육과 노란 흰자위


벤 존슨이 스테로이드를 시작한 것은 1981년이었다. 당시 그의 코치 찰리 프랜시스Charlie Francis는 오래전부터 동독의 선수 지원이나 운영 방법에 경도된 사람 중 하나였다. 그는 지도하는 선수들의 기량을 끌어올리기 위해 최신 훈련법, 마사지, 물리치료와 함께 약물도 은밀히 도입했다. 1981년 그는 성인이 된 존슨에게 스테로이드 사용을 권유했다. 비록 약물로 얻을 수 있는 이점이 경기력의 1퍼센트라 하더라도 엘리트 선수 수준에서는 이처럼 미세한 기량의 차이가 승부를 결정짓는다는 것을 익히 알고 있었기 때문이다. 이미 스테로이드가 육상계에 만연한 것과 누가 어떻게 실력이 향상되는지를 알고 있던 존슨은 며칠 뒤 덤덤하게 약물 복용을 시작했다.

존슨의 몸에 근육이 붙으면서 경기력은 빠르게 향상되었다. 하지만 약물의 부작용이 발생했다. 도핑 검사에 걸리기 이전부터 그의 몸은 AAS의 부작용 중 하나인 간독성에 시달리고 있었다. 이 때문에 1년 전 로마 세계육상선수권대회에서 세계 신기록을 달성했을 때에도 AAS를 복용하는 것 아니냐는 의혹의 눈초리가 있었다. 의심의 근거는 몸 바깥으로 나타난 일련의 변화, 즉 울룩불룩한 근육과 노랗게 물든 눈자위였다. 일부에서는 그의 이름과 스테로이드를 합쳐 '벤로이드 Benroid'라는 별명을 붙이기도 했다.[15] 서울 올림픽 때도 비슷했다. 경기가 있기 며칠 전 연습장에서 마주친 미국 코치도,[16] 달리기 직전 출발선에서 짧게 악수한 칼 루이스도,[17] 도핑 검사장에서 소변 시료를 감시하던 '반도핑 전도사' 아르네 융크비스트Arne Ljungqvist도,[18] 존슨의 눈의 흰자가 노랗게 변한 현상, 즉 황달jaundice에 주목했다. 수 년 동안 여러 차례의 검사에서 늘 음성 반응을 보여 물증은 없었지만, 다들 그가 AAS를 복용한다는 심증을 갖고 있었다.

윈스트롤이 왜 황달을 유발하는지 알기 위해서는 먼저 테스토스테론의 체내 대사 과정을 이해할 필요가 있다. 혈액 속의 테스토스테론은 일차적으로 간에서 비활성 형태의 산물로 대사된다. 이들 물질은 반감기半減期*가 매우 짧아 체내에서 빠른 속도로 사라지기 때문에 경구 복용으로는 원하는 효과를 얻을 수 없다. 근육에 주사하는 대안이 있지만, 이 방법은 번거롭고 통증을 유발한다. 과학자들은 반감기를

---

* 체내에 들어온 약물의 양이 절반으로 줄어드는 데 필요한 시간.

늘리기 위해 테스토스테론의 17번 탄소 위치에 알킬기alkyl group*를 더했다.[19] 윈스트롤의 경우에도 이 곳에 메틸기**가 부착되어 있어서 주사뿐만 아니라 경구제로도 이용이 가능하다. 문제는 이렇게 17번 탄소를 알킬화한, 다시 말해 반감기가 늘어나 경구 복용이 가능한 AAS가 간독성을 지닌다는 점이다. 간이 손상되면 혈액에서 황색의 담즙색소인 빌리루빈bilirubin이 증가한다. 과량의 담즙색소가 피부나 눈의 공막(흰자)에 쌓이면 육안으로도 쉽게 확인할 수 있게 된다. 서울 올림픽에서 그를 마주쳤던 여러 사람들이 스테로이드 복용을 의심했던 이유가 바로 여기에 있다.

아울러 간이 나빠지면 몸에서 좋은 콜레스테롤로 알려진 고밀도지단백질HDL이 감소하고, 나쁜 콜레스테롤로 알려진 저밀도지단백질LDL이 증가한다. 고밀도지단백질은 쓰고 남은 저밀도지단백질을 간으로 운반하고, 저밀도지단백질은 혈관에 쌓이는 특성이 있다. 따라서 AAS로 인한 이상지질혈증dyslipidemia은 혈관이 좁아지고 딱딱하게 굳으면서 막히는 동맥경화로 이어진다. 동맥경화는 협심증, 심근경색, 뇌졸중처럼 생명과 직결되는 치명적 질환을 유발할 수 있다. AAS로 울룩불룩한 근육을 얻을 수는 있겠지만, 눈이 노래지고 혈관이 막히는 부작용이 발생하는 것이다.

* 분자 내에서 탄소와 수소로 이루어진 부분.
** 메탄CH4보다 수소 원자가 1개 적은 가장 간단한 알킬기.

탄탄한 근육

역사상 가장 더러운 경주

    1991년 벤 존슨은 2년의 자격 정지를 마치고 육상계에 복귀했다. 그러나 과거의 명성을 회복하지 못했다. 1992년 바르셀로나 올림픽 100미터 달리기에서는 준결승전 탈락에 그쳤다. 이듬해 프랑스의 한 대회 50미터 달리기에서 우승했지만 약물 검사에서 테스토스테론 양성 반응이 나타났다. 내려진 처분은 영구 자격 정지였다. 두 번이나 약물 파동에 휩싸인 그는 도핑을 상징하는 일종의 신화가 되어버렸다. 하지만 이후의 스포츠 역사를 살펴보면 벤 존슨만 '도핑의 화신'으로 기억되는 것은 지나치게 가혹해 보인다. 비슷한 예로 서울 올림픽 남자 100미터 달리기 결승에 올랐던 8명 중 6명이 육상계의 경력 동안 도핑에서 자유롭지 못했기 때문이다. 당시의 경주는 '역사상 가

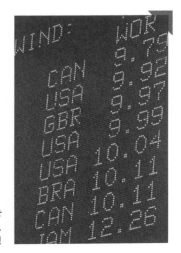

'역사상 가장 더러운 경주'로 회자되는
1988년 서울 올림픽 남자 100미터 달리기의 전광판 기록.
ⓒ국가기록사진

장 더러운 경주The dirtiest race in history'로 종종 언급된다.<sup>*</sup>

먼저 벤 존슨의 실격으로 금메달을 얻은 칼 루이스를 살펴보자. 그는 미국 국가대표 선발전에서 세 종류의 흥분제 슈도에페드린, 에페드린, 페닐프로프라놀라민에 양성 반응을 보였다. 하지만 미국올림픽위원회는 우연히 섭취한 천연물 보충제herbal supplement때문이라는 그의 주장을 받아들였다. 검출된 양이 미량이긴 했지만, 당시 규정에는 용량에 대한 언급은 따로 없었다. 만약 원래 규정대로 12주의 자격 정지 처분이 내려졌다면, 그는 서울 올림픽에 아예 참가할 수 없었을 것이다. 동메달 대신 은메달을 받은 영국의 린포드 크리스티는 200미터 달리기를 마친 뒤 시행한 약물 검사에서 슈도에페드린 양성 반응을 보였다. 그는 우연히 마신 인삼차 때문이라고 해명했고, 회의에서 10명 중 7명이 이를 받아들여 무혐의 처분을 받았다. 당시 회의에 참석했던 도핑 전문가 아널드 베켓Arnold Beckett은 "크리스티는 운이 좋았다"고 소회를 밝혔다.[20] 하지만 11년 뒤인 1999년 AAS인 난드롤론nandrolone에 양성 반응을 보였을 때는 운이 다했는지, 2년의 자격 정지 처분이 내려졌다.

5위 미국의 데니스 미첼은 1998년에 테스토스테론 양성 반응을 보였다. 그는 종종 회자되는 유명한 해명을 내놓았다. 검사 전날 맥주를 다섯 병 마시고 아내와 성관계를 네 번 했기 때문이라고 주장을 펼쳤다. "아내의 생일이었지요. 아내는 그런 대접을 받을 자격이 있죠."[21] 놀랍게도 미국 육상경기연맹USATF은 그의 주장을 받아들였다. 하지만 IAAF는 인정하지 않았고, 2년 자격 정지 처분을 내렸다. 7위 캐나

---

<sup>*</sup> 영단어 dirty는 '더럽다'는 의미 외에 '불법 약물을 한다'라는 의미도 갖고 있다.

다의 드사이 윌리엄스는 서울 올림픽이 끝난 뒤 열린 진상조사위원회에서 AAS인 스타노졸롤 사용을 인정했다. 꼴찌였던 자메이카의 레이 스튜어트는 선수 생활 동안 약물을 사용했다는 증거는 없다. 하지만 2010년, 지도하던 선수들에게 밀거래한 경기력 강화 약물을 투여한 혐의로 영구 자격 정지를 당했다.

남자 100미터 달리기 역대 기록과 선수들의 자격 정지 유무를 같이 표시해보면 탄탄한 근육을 바탕으로 폭발적으로 달리는 육상 단거리 선수들 사이에 약물 복용이 얼마나 만연했는지 알 수 있다. 자격 정지 처분을 받지 않은 선수를 찾는 것이 더 빠를 정도이다. 이들 또한 마땅히 받아야 할 비난을 오랫동안 벤 존슨 혼자서 감당한 것은 아닐까? 물론 명백한 잘못을 두 번이나 저지른 그에게 면죄부를 주자는 이야기는 아

| 순위 | 시간(초) | 선수 | 국가 | 기록 수립 연도 |
|------|---------|------|------|---------------|
| 1 | 9.58 | 우사인 볼트 | 자메이카 | 2009 |
| 2 | 9.69 | 타이슨 게이 | 미국 | 2009 |
| 3 | 9.69 | 요한 블레이크 | 자메이카 | 2012 |
| 4 | 9.72 | 아사파 파웰 | 자메이카 | 2008 |
| 5 | 9.74 | 저스틴 개틀린 | 미국 | 2015 |
| 6 | 9.76 | 크리스틴 콜맨 | 미국 | 2019 |
| 7 | 9.78 | 네스타 카터 | 자메이카 | 2010 |
| 8 | 9.79 | 모리스 그린 | 미국 | 1999 |
| 9 | 9.80 | 스티브 멀링스 | 자메이카 | 2011 |
| 10 | 9.82 | 리처드 톰슨 | 트리니다드 토바고 | 2014 |

**역대 남자 100미터 달리기 상위 10위 기록.
도핑과 관련해 자격 정지를 받은 적이 있는 선수들은 색으로 표시했다.**

니다. 다만 2013년 약물 근절 홍보를 위해 서울을 방문했던 것처럼 긍정적인 면도 함께 기억하는 것이 조금은 공평한 대우이지 않을까 싶다.

'역사는 1등만을 기억합니다'라는 광고 문구처럼 스포츠는 1등만 기억하는 대표적인 분야다. 1988년 서울 올림픽에서 남자 100미터 달리기 1등은 칼 루이스였다. 2등이나 3등 선수의 이름을 떠올리기 어려운 것을 보면 '1등만 기억하는 더러운 세상'이란 말이 떠오른다. 하지만 진정한 스포츠 정신은 결과가 아닌 과정에 있지 않던가. 우리가 기억해야 할 이름은 '역사상 가장 더러운 경주'에서 '깨끗하게 달린 선수들'일지 모른다. 4위였던 미국의 캘빈 스미스Calvin Smith를 살펴보자. 뒤늦게 동메달을 받기로 결정되었을 때 그는 올림픽 주경기장에서 시상식이 새로 열리길 원했다. 하지만 도핑 추문을 서둘러 덮길 원했던 IOC는 그럴 생각이 없었다. 누가 볼까 쉬쉬하며 외딴 사무실에서 건네진 메달은 실망스러울 뿐이었다. 시간이 흘러 결승전에 올랐던 선수들이 하나하나 약물에 연루되는 것을 목격하면서 실망감은 커져만 갔다. 한 인터뷰에서 그는 쓸쓸히 곱씹었다. "내가 금메달을 받았어야 했어요."[22]

우리나라에서 열린 올림픽에서 역사상 가장 유명한 도핑 사건이 발생한 것은 잘 차려진 잔칫상에 뿌려진 찬물 같기도 하다. 그러나 AAS 복용으로 벤 존슨의 금메달이 박탈된 것은 도핑의 역사에서 큰 의미를 갖는다. 이름이 알려지지 않은 잔챙이 말고 존슨 같은 대어(?)도 걸릴 수 있다는 생각에 선수들은 약물 사용에 경각심을 갖게 되었다. 또한 경기나 대회가 없을 때에도 예고 없이 약물 검사를 시행하는 방향으로 규제도 한층 강화되었다. 서울 올림픽 여자 100미터, 200미터, 400미터 계주에서 3관왕에 오르며 스타로 떠오른 그리피스 조이너Griffith Joyner가 다음 해 2월 서둘러 은퇴를 선언한 이유가 강화된 도핑 검사 때문이라는 풍문도 돌았다. 올림픽 당시 촬영한 근접 사진을 보면 짙은 화장에도 몸 여기저기에서 여드름이 보이고, 얼굴에서는 거뭇거뭇 수염자국까지 보였기 때문이다. 진실은 알 수 없지만 압도적인 기량을 선보인 선수의 석연치 않은 은퇴이기는 했다.

## 스테로이드로 두 마리 토끼 잡기

1889년 6월, 72세인 샤를 에두아르 브라운 세카르Charles Edouard Brown-Séquard 교수는 프랑스 생물학회에서 노화 방지를 주제로 기조연설을 했다. 그는 개와 기니피그의 고환을 으깨어 추출한 액체를 자신의 몸에 3주 동안 주사했더니 극적으로 젊음이 돌아왔다고 주장했다. 몇 시간 동안 서서 실험을 진행할 수 있었고 밤늦게까지 글을 써도 피곤하지 않았으며, 26년 전에 들었던 무게를 다시 들어올릴 수 있었다. 심지어 '오줌발'까지 측정해 주사를 맞기 전보다 25퍼센트나 소변이 더 멀리 나갔다고 보고했다. 학계에는 파란이 일었다. "실험이 증명한 것이라고는 70대에 접어든 교수들을 퇴임시켜야 할 필요성뿐"이라는 혹평도 있었지만,[23] 이후 많은 연구자가 관심을 보였다. 1896년 오스트리아의 생리학자 오스카 조스와 프리츠 프레글은 황소의 고환 추출물을 자신들에게 주입했더니 근력과 신경근육기관의 능력이 향상했다고 발표했다.[24] 비록 위약 효과였지만 운동 능력을 탐색

해본 연구는 1935년 남성의 고환에서 생성되는 테스토스테론의 발견으로 이어진다.

테스토스테론은 단백동화남성화 스테로이드로 1960년대 이후 육체미운동 선수들 사이에서 널리 사용됐다. 테스토스테론의 효과는 현대 육체미운동의 창시자 오이겐 산도프Euegen Sandow와 육체미운동 선수 출신의 친숙한 배우 아널드 슈워제너거Arnold Schwarzenegger를 비교하면 확연하게 드러난다. 자연스러운 근육은 스테로이드로 키운 근육에 비할 바가 전혀 못 된다. 당연히 '체육관에서 살다시피 하는 사람들gym rats'은 슈워제너거가 사용한 약물에 관심이 갈 수밖에 없다. 1977년 그가 대회에서 균등한 기회를 갖기 위해 모든 참가자가 스테로이드를 복용해야 한다고 주장한 바 있기 때문이다. 슈워제너거는 어떤 스테로이드를 사용했을까? 근육이 남달랐던 만큼 단백동화 효과가 가장 큰 약물을 사용하지 않았을까? 하지만 사람들은 그가 당시 구하기 용이했던 프리모볼란Primobolan*, 데카듀라볼린Decadurabolin**, 디아나볼 등 여러 종류의 약물을 계획표에 따라 사용했을 것으로 추측한다. 바꿔 표현하면 슈워제너거는 스테로이드를 '스택stack'***했다.

슈워제너거를 포함한 육체미운동 선수들이 단순하게 테스토스테론 하나만 사용하지 않고 여러 AAS를 복잡하게 스택하는 이유는 무엇일까? 선수들은 AAS에서 근육을 키우는 단백동화 효과만을 기대하지

* 성분명은 메티놀론Methenolone.
** 성분명은 난드롤론.
*** 두 가지 이상의 AAS를 동시에 사용하는 것을 뜻하는 은어.

만, 막상 약물을 사용하면 부작용과 연관된 남성화 효과도 덩달아 나타나기 때문이다. 원하는 효과를 늘리고, 부작용을 줄이려 시도하면서 자연스럽게 여러 약물을 조합하게 된 것이다. 이런 시도는 사실 AAS의 개발 과정에서도 관찰된다. 이를 이해하기 위해 먼저 테스토스테론의 체내 대사에 관여하는 두 종류의 효소, 5알파-환원효소5α-reductase와 방향화효소aromatase를 살펴보자.

5알파-환원효소는 테스토스테론을 디하이드로테스토스테론dihydrotestosteone, DHT으로 변환시킨다. 테스토스테론에 비해 DHT는 세포의 남성 호르몬 수용체에 더 높은 친화력을 지닌다. 따라서 체내에

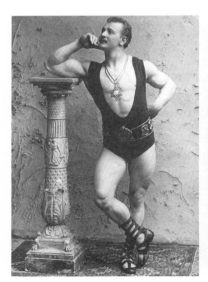 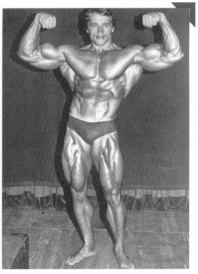

오이겐 산도프(왼쪽)의 근육과 아널드 슈워제너거(오른쪽)의 근육은
시대 차이를 감안해도 현격한 차이가 나타난다.

서 5알파-환원효소가 많이 존재하는 곳에서는 남성화 부작용이 두드러진다. 대표적으로 남성의 전립샘이 커지는 현상이 있다. 요도를 감싸고 있는 전립샘이 커지면 소변이 지나가는 길이 좁아져 배뇨 곤란이 발생한다. 1950년대 약물의 힘으로 엄청난 무게를 들어올리던 소련의 역도 선수들은 소변이 잘 나오지 않아 요도에 기다란 관을 꽂고 일을 봐야 했다.[25] 방향화효소는 테스토스테론을 여성 호르몬인 에스트라디올estradiol로 변환시킨다. 여성 호르몬은 흔히 '지노'*라고 부르는 여성형 유방 현상을 일으킨다. 가끔 덩치 좋은 AAS 선수의 가슴 근육 위로 유륜乳輪이 부풀어 올라있는 어색한 모습을 볼 수 있는 것이 바로 이 때문이다.

　제약 회사들은 '근육 늘리기와 부작용 줄이기'라는 두 마리 토끼를 잡기 위해 노력을 기울였다. 처음으로 개발된 AAS이자 육체미운동 선수들이 여전히 애용하는 데카듀라볼린이 5알파 환원효소를 만나면 '5알파-디하이드로-19-노르테스토스테론'이라는 물질로 변환된다. 이 물질은 남성 호르몬 수용체에 친화력이 낮아 전립샘 등에서 남성화 부작용을 덜 일으킨다. 지금까지 살펴본 AAS인 디아나볼, 튜리나볼, 윈스트롤 모두 비슷한 방식으로 개발되었다. 하지만 한 가지 꼭 기억해야 할 사실이 있다. 이상적으로 만들어진 AAS를 복용하든, 정교한 계획에 따라 AAS를 스택하든 부작용에서 완전히 자유로울 수는 없다는 것이다. 더욱이 AAS는 몸뿐만 아니라 심리 상태에도 영향을 끼쳐 일명 '스테로이드 분노roid rage'와 같은 공격성이나 반대로 우울증, 자

* 지노gyno는 여성형 유방을 뜻하는 영어 gynecomastia에서 유래한 은어다.

탄탄한 근육

살 사고를 유발할 수 있다. 조각 같은 몸을 얻으면서 동시에 부작용을 겪지 않는 식으로 두 마리 토끼를 다 잡을 수는 없다.

## 거울 앞에만 서면 작아지는 나

1990년대 초 미국의 해리슨 포프Harrison Pope 교수는 AAS의 심리적 영향을 살피는 연구를 진행하면서 흥미로운 사실을 알게 되었다.[26] 연구에 참여한 55명의 AAS 사용자 중 9명이 덩치가 좋고 근육질인데도 자신을 왜소하고 연약하게 여겼다. 연구진은 이들을 소개하면서 '역逆거식증reverse anorexia'이란 표현을 사용했다. 피골이 상접할 정도로 심하게 말랐는데도 여전히 스스로를 뚱뚱하다고 여기는 신경성 식욕부진증anorexia nervosa과 정반대인 모습을 빗댄 것이었다. 역거식증을 갖고 있던 이들은 빈약한(실제로는 우람한) 알몸을 드러내길 몹시 꺼려해서 바닷가에 놀러가지 않았고, 탈의실에서 옷을 갈아입지도 않았다. 깡마른(실제로는 듬직한) 몸매를 감추기 위해 더운 여름날에 땀을 줄줄 흘리면서도 길고 헐렁한 옷만 고집했다. 몸을 키우기 위해 강박적으로 역기를 들어 올렸고, 근육 생성에 도움이 되는 AAS를 복용했다. 사실 의학계가 관심을 갖기 이전부터 체육관에서 시간을 많이 보내는 이들 사이에서는 '비고렉시아bigorexia'*란 말이 널리 통용되고 있었다.

1997년 포프 교수는 역거식증이 기존에 존재하던 신체이형장애body

---

* 크다는 뜻인 'big'과 거식증이라는 뜻인 'anorexia'의 합성어이다.

dysmorphic disorder의 일종에 해당한다며, 근육이형증muscle dysmorphia이라는 새로운 명칭을 제안했다.[27] 신체이형장애는 자신의 외모에 눈에 띄는 흠이나 결함이 있다고 집착하는 질환이다. 이 질환이 있는 사람들은 자신의 코가 비뚤어진 것 같다며 수시로 거울을 쳐다보고, 머리카락이 푸석푸석한 것 같아 과도하게 빗질을 하고, 피부에 뾰루지가 난 것 같아 수시로 잡아 뜯는 모습을 보이거나 자신의 비정상적인 외모를 다른 사람의 정상적인 외모와 비교하며 괴로워하면서 주변 사람의 도움을 청하곤 한다. 근육이형증을 갖고 있는 사람도 비슷하게 몸이 충분히 좋은데도 근육이 부족하다는 생각에 사로잡혀 근육을 키우기 위한 운동에 집착하고, 강박적인 식사를 하며, 약물과 보충제를 과도하게 사용하는 모습을 보인다. 이로 인해 일상생활에 지장이 발생해도 이들은 "슈퍼맨이 될 수 있는데 왜 클라크 켄트*로 돌아가야 하죠?"[28] 라고 반문하며 멈추지 않는다. 이후 많은 자료가 쌓이면서 근육이형증은 2013년 개정된 정신의학의 진단 기준DSM-5에 포함되었다.

많은 정신 질환이 그렇듯 근육이형증도 원인을 콕 꼬집어 하나만 말하기는 어렵다. 여러 연구를 종합한 결과에 따르면 근육이형증을 갖고 있는 사람은 전반적으로 체격에 대한 불안, 우울, 완벽주의가 높고 자아개념self-concept이나 자존감이 낮은 것으로 알려져 있다.[29] 하지만 이는 상관correlation 관계로 육체미운동이 이런 성격적인 특징을 악화시키는지 이런 성격을 지닌 사람들이 육체미운동에 매력을 느끼는지는 불분명하다. 반면 학계에서 사회문화적인 영향은 공통으로 언급된

* 슈퍼맨이 정체를 감추고 일반인으로 살아갈 때 사용하는 이름.

탄탄한 근육

다. 구체적으로, 최근 대중문화에서 울룩불룩 근육질 몸매가 이상적으로 그려지고 적극적으로 소비되는 것을 들 수 있다. 예를 들면 텔레비전에서 잘생긴 남자 연예인들이 굳이 그럴 이유가 없는데도 옷을 훌렁 벗어 우람한 가슴 근육과 빨래판 복근을 보여주는 장면이 흔히 방송된다. 심지어 아이들이 가지고 노는 관절 구동 인형action figure마저도 그렇다. 한 논문은 실제로 영화 〈스타워즈Star wars〉의 주인공 루크 스카이워커 관절 구동 인형이 20년 사이에 육체미운동 선수처럼 어깨와 가슴이 더욱 발달한 변화를 확인한 바 있다.[30] 분명 멋있게 가꿔진 몸은 과거에 비해 훨씬 매력적으로 소비되고 있다.

그러나 영화 〈300〉의 스파르타 용사처럼 멋진 근육을 갖고 있어야 '진짜 사나이'로 통하는 분위기는 정작 남성에게 나쁜 영향을 줄 수

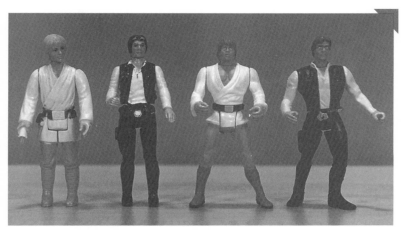

1978년에 제작된 영화 〈스타워즈〉의 주인공 루크 스카이워커와
한 솔로의 관절 구동 인형(왼쪽)에 비해 1998년에 제작된 인형(오른쪽)들은
육체미 선수처럼 어깨와 가슴이 더 발달했다.
ⓒ ebrary.net

있다. 여러 연구에서 근육질 몸매가 이상적으로 그려지는 선전물이나 광고를 본 남성들이 자신의 신체상에 만족하지 못했기 때문이다.[31] 아무리 운동을 해도 거울 앞에 선 자신의 모습이 여전히 작아 보이면, 근육 강화에 도움이 되는 AAS에 눈길이 가기 쉽다. 실제 미국에서 근육이형증 환자의 약 45퍼센트가 AAS를 사용한 적이 있고, 최소 290만 명에서 최대 400만 명의 일반 남성들이 AAS의 도움을 받은 적이 있다고 고백했다.[32]

최근 20여 년 사이에 근육이형증이 심각한 사회 문제가 되었지만, 우리나라에서는 관련 이야기를 접할 기회가 드물다. 동아시아에서 남성미를 평가할 때 슈워제너거의 울룩불룩한 근육보다는 이소룡의 매끈매끈한 근육에 더 점수를 주는 경향과 무관하지 않아 보인다.[33] 하지만 미의 기준은 시대에 따라 변하기 마련이다. 과거에 비해 서구화된 근육질 몸매를 선호하고, 체육관에서 몸을 가꾸는 모습이 자연스러워진 우리나라에서 근육이형증의 대두를 염려한다면 너무 앞서나가는 것일까? 참여자가 32명으로 많지 않음을 감안해야겠지만 육체미운동에 참여한 대학생들이 대조군 학생들보다 근육이형증에 해당되는 정도가 더 높게 나타난 국내 연구 결과도 있는 만큼 향후 사회적인 관심을 기울일 필요가 있다.[34] 근육 크기에 대한 과도한 집착은 여러 부작용을 일으킬 수 있고, AAS의 오남용으로 이어질 수 있기 때문이다. 건강한 마음에 깃든 근육은 육체미의 발현일 수 있지만, 크기에 집착하는 마음에 깃든 근육은 신체이형증의 전조일 수 있다. 모쪼록 AAS의 도움 없이 건강한 몸과 마음을 동시에 가꿔 나가기 바란다.

# 도망가는 선수, 뒤쫓는 검사관

### 디자이너 스테로이드

## 바다로 넘어간 홈런

미국 프로야구 샌프란시스코 자이언츠의 홈구장 AT&T 파크는 맥코비 만McCovey Cove 바로 옆에 자리하고 있다. 2000년부터 자이언츠의 홈구장이었던 이곳은 부지 특성상 우측 펜스까지의 거리가 94미터로 매우 짧다. 거리가 가까우니 홈런이 쉽게 터질 것이라 생각하기 쉽지만, 맥코비 만에서 해풍이 불어오고 짧은 길이에 대한 보정차원에서 펜스를 꽤 높이 올렸기에 겉보기와 달리 왼손 타자가 홈런을 치기 어려운 구장이다. 장외 홈런은 더욱 어렵지만 만약 타자가 쳐낸 공이 구장을 넘어가면 맥코비 만으로 직접 떨어지는 장관이 펼쳐진다. 홈런인 공이 바다 속으로 들어갈 때 첨벙splash 소리를 낸다며 흔히 이를 '스플래쉬 히트splash hit'라 부른다. 2019년을 기준으로 스플래쉬 히트를 가장 많이 기록한 선수는 배리 본즈Barry Bonds로 총 35개의 공을 바다로 날렸다. 뒤따르고 있는 브랜드 벨트와 26개 차이가 나는 압도적인 기록이다.

최전성기 시절인 2001년부터 2004년까지 본즈는 우람한 체격의 슬러거<sup>slugger</sup>*였지만 1990년대에는 날렵한 체형의 파이브툴 플레이어였다. 그는 1996년 42개의 홈런과 46개의 도루를 달성하며 역대 두 번째로 40-40클럽**에 올랐고, 1998년에는 역대 최초로 통산 400홈런, 400도루라는 대기록을 세웠다. 그러나 야구 팬들의 관심은 전대미문의 기록을

* 장거리 타구를 많이 날리는 타자.
** 한 시즌에 40개의 홈런과 40개의 도루를 기록한 선수.

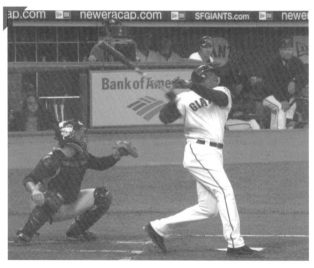

샌프란시스코 자이언츠의 홈구장에서 타격하는 배리 본즈의 2006년 경기 모습. 금지 약물이 적발되기 전까지는 베이브 루스와 견줄 정도로 뛰어난 모습을 보여준 선수였다.

탄탄한 근육

세운 그에게 향하지 않았다. 당시 마크 맥과이어와 새미 소사의 역사적인 홈런 경쟁이 있었기 때문이다. 평소 남다른 자신감으로 다른 타자들을 한 수 아래로 보던 그는 이런 광경이 못마땅했다. 최고의 타자로서 마땅히 자신이 받아야할 대접을 약쟁이 맥과이어*가 가져가는 것에 질투심이 불타올랐다. 평소 건강식품 가게에서 단백질 쉐이크 정도나 구매했지만, 그는 지금까지 개똥shit 취급하던 약물을 복용하기로 결심했다.[35] 그리고 몇 해 지나지 않아 울룩불룩 터질 듯한 근육과 산만 한 덩치의 슬러거로 재탄생했다.

갑작스런 체형의 변화와 기존 상식을 뛰어넘는 기량에 본즈가 AAS 같은 일련의 약물을 복용했을 것이라는 의심이 넘쳐났다. 하지만 확인할 방법은 없었다. 당시 미국 프로야구는 반도핑의 움직임이 점점 거세지던 국제적인 분위기와 거리가 멀었기 때문이다. 1991년 AAS가 금지 약물 목록에 추가되었지만 2004년까지 실질적으로 검사가 이뤄진 적이 없었다. 그리고 만약 도핑 검사가 시행되었더라도 본즈는 적발되지 않고 오히려 깨끗하다는 면죄부를 받아 더 의기양양해졌을 수 있다. 그가 복용했던 약물은 기존에 존재하지 않았던 새로운 종류의 AAS였기 때문이다. 약물 복용을 숨기려는 측과 어떻게든 찾아내려는 측의 치열한 두뇌 싸움을 살펴보기 위해 먼저 국제 스포츠에서 도핑 검사가 처음 도입된 1960년대로 돌아가보자.

---

* 맥과이어는 근육 강화 목적으로 남성 호르몬인 안드로스테네디온androstenedione을 복용했다고 고백한 바 있다.

## 깨끗한 불법 약물

1967년 IOC는 오랜 논의 끝에 도핑 검사를 의무적으로 실시하기로 결정했다. 이때 금지 목록에 오른 약물은 코카인이나 암페타민과 같은 자극제, 스트리크닌처럼 중추신경에 작용하는 약물, 헤로인이나 모르핀 같은 마약성 진통제였다. 이미 AAS의 폐해가 대두되던 때였지만, 마땅한 검출 방법이 없다는 이유로 제외되었다. 이처럼 선수의 시료에서 해당 약물을 분리해서 검출하기가 쉽지 않던 시절 도핑 검사의 기초를 세운 이는 영국의 아널드 베켓 교수였다. 1959년 킹스칼리지런던대학 약학과에 부임한 그는 약물의 대사 과정을 연구하면서 인체 내에서 약물과 대사물metabolite을 분석하는 방법에 많은 노력을 기울였다. 1960년대 국제 스포츠에서 약물 검사가 시작되면서 스포츠 기구는 그와 접촉하기 시작했다. 1965년 그는 영국에서 열린 사이클 대회에서 한 명의 영국 선수와 세 명의 스페인 선수의 시료를 분석해 암페타민을 찾아냈다. 다음 해 영국에서 월드컵이 개최되었을 때 그는 검사관으로 참여해 소변 시료에서 자극제를 찾아내는 검사를 시행했다. 1967년 IOC는 의무분과위원회를 창설하면서 도핑 검사와 관련해 이름이 알려지기 시작한 그를 위원으로 위촉했다.

베켓 교수는 선수의 소변 시료에서 약물을 찾기 위해 기체 크로마토그래피gas chromatography, GC를 사용했다.[36] 기체 크로마토그래피는 혼합물을 용매에 녹이고 물질이 용매를 따라 이동하는 속도의 차이를 이용해서 각 성분 물질을 분리하는 방법이다. 초등학교 과학 시간에 분필에 검정 사인펜으로 점을 찍은 뒤 물에 살짝 담그면 여러 색으로 다르게 번져 나가는 모습을 관찰했던 실험을 떠올리면 쉽게 이해가 갈 것이다. 뒤에서 자세히 소개할 만프레드 도니케Manfred Donike는 여기에 물질의 이온 존재량을 전류값으로 나타내 어떤 물질인지 검출하고 양을 측정하는 질량분석법mass spectrometry, MS을 추가해 'GC-MS'를 개발했다. 시료를 분석하면 어떤 물질인지, 어디에서 왔는지 금세 찾아내는 드라마 속 과학수사대의 연구실 스크린과 달리 GC-MS의 결과는 수천 개의 스파이크spike로 이뤄진 그래프로 나타난다. 복잡한 결과물에서 특정 물질을 곧바로 찾아내는 것은 거의 불가능하다. 그래서 검사실은 먼저 금지 약물의 표준화된 견본을 구비해둔다. 금지 약물의 정체를 파악하려면 견본 약물을 미리 확보하고 있어야 했던 것이다. 본즈가 사용한 AAS는 바로 이 부분을 파고든 것으로, 2000년대 중반 미국 스포츠계를 발칵 뒤흔든 발코BALCO 스캔들의 핵심 약물이었다.

빅터 콘테Victor Conte는 젊은 시절 밴드에서 베이스를 연주했지만, 결혼 뒤 두 명의 딸을 낳고 생계를 유지할 방법을 강구했다. 그는 1984년 발코라는 이름의 건강보조식품을 판매하는 회사를 창업했다. 콘테는 영양학이나 생화학에 문외한이었지만 사업을 키우고 싶은 열망으로 가득 차 있었다. 전면에 내세운 무기는 트럭 크기의 산업용 기계였다. 그는 고강도 운동을 마친 선수의 모발, 소변, 혈액을 첨단 기계로 분석해 부족한 필수 미네랄 성분을 안성맞춤으로 보충하겠다고 주장했다. 물론 과학과는 거리가 먼 이야기였고, 그저 건강보조식품을 건네는 것에 불과했다. 하지만 탁월한 수완 덕분에 유명 선수들이 점차 그의 고객이 되었다. 이들과 교제하면서 그는 근육을 더하고, 활력을 북돋우며, 회복을 돕는 AAS에 대한 지식을 쌓아 나갔고 은밀한 사업을 시작했다. 바로 도핑 검사에 걸리지 않는 AAS였다.

콘테는 일명 '디자이너 스테로이드designer steroid'를 생산하던 아널드 패트릭Arnold Patrick과 접촉했다. 패트릭은 1960년대에 출간된 약물학 서적을 꼼꼼히 훑어보며 연구를 거듭해 자신만의 스테로이드를 개발한 화학자였다. 30년 전의 책 속에서는 가능성이 보였지만 이런저런 이유로 시장에 출시되지 않는 AAS가 꽤 있었다. 그중 하나가 노르볼레톤norboletone이었다. 1995년 패트릭은 인터넷에 단백동화 효과는 크지만, 남성화 효과는 작은 스테로이드를 갖고 있다는 글을 올렸다. 콘테가 패트릭에게 메시지를 보내면서 둘의 사업 관계가 시작되었다. 그리고 콘테는 주변의 육체미운동 선수들에게 새로운 약물을 소개했다. 그들 중 한 명인 그레그 앤더슨Greg Anderson은 1998년 시즌이 끝난 뒤 홈런을 치기 위한 몸을 갖기 원했던 배리 본즈의 개인 트레이너가 되었다. 그는 겨우내 본즈의 근력 훈련을 세심하게 지도했다. AAS인 윈스트롤과 함께.

다음 해 자이언츠의 스프링캠프가 시작되었을 때 팀 동료들은 본즈를 보고 깜짝 놀랐다. 100여 일 만에 근육량이 7킬로그램이나 늘어난 그의 어깨는 넓었고, 가슴은 거대했으며, 팔은 우람했다. 팀 동료는 농담 삼아 그를 만화영화 주인공인 '인크레더블 헐크Incredible Hulk'로 불렀다.[37] 1999년 시즌 그는 부상 때문에 102경기에만 출전하며 타율 0.262와 홈런 34개를 기록했다. 홈런당 타수 비율은 10.4타수로, 가장 좋은 개인 기록이었다. 시즌이 끝난 뒤 앤더슨은 AAS를 데카두라볼린으로 교체하고, 성장 호르몬 투여를 시작했다. 더욱 좋아진 몸 덕분일까? 2000년 본즈는 타율 0.306, 장타율 0.688, 106타점, 49홈런을 기록했다. 장타율과 홈런은 개인 최고 기록이었고, 특히 홈런 수는 새미소사에 이어 리그 2위였다. 특히 그는 새로운 홈구장에서 스플래시 히트를 여섯 개나 치며 관중의 눈을 즐겁게 만들었다.

2001년은 본즈의, 아니 미국 프로야구의 역사적인 한 해였다. 그는 홈런 73개, 볼넷 177개, 장타율 0.863, 100타석당 홈런 비율 15.34개, 홈런당 타수 비율 6.52타수라는 기록을 세우며 단일 시즌 신기록을 무려 다섯 개 기록했다. 특히 73개의 홈런은 1998년 마크 맥과이어의 70개를 경신한 기록이었다. 최초로 400홈런-400도루를 기록하고도 홈런 타자 맥과이어에게 밀려 조명을 받지 못했던 그에게 단일 시즌 최다 홈런이라는 명예는 충분한 보상이 되었다. 괴력의 비결을 묻는 기자들에게 "신에게 전화해서 물어보세요. 이건, 와우, 나도 이해를 못하겠네요"[38]라고 대답했지만 사실 답은 명확했다. 바로 패트릭이 만들고, 콘테가 중개해서, 앤더슨이 건네준 AAS였다. 표준화된 견본이 존재하지 않아 도핑 검사실에서 발각될 일이 없던 '깨끗한' 약물은 이들 사이에서 '클리어The Clear'로 불렸다.

2001년 패트릭은 테트라하이드로게스트리논tetrahydrogestrinone, THG 성분의 클리어를 생산하기 시작했다. 도핑 검사실에서 기존에 사용하던 노르볼레톤을 면밀히 조사한다는 소식 때문이었다. 새로운 클리어 역시 검사실에 견본이 없어 검사관이 찾으려고 해도 찾을 수 없는 AAS였다. 본즈 외에도 야구 선수 제이슨 지암비, 시드니 올림픽 육상 3관왕 매리언 존스, 영국의 육상 선수 드웨인 챔버스, 미식축구 선수 빌 로마노브스키 등에게 클리어를 건네며 약진하던 발코의 은밀하지만 대범한 행보는 예상보다 오래 가지 못했다. 2003년 6월 미국반도핑기구USADA에 종이 타월로 감싼 작은 주사기가 배달되었다. 미국의 육상 코치 트레버 그레이엄Trevor Graham이 발각되지 않는 물질로 도핑을 하는 선수가 있다며 클리어가 남아있는 주사기를 증거물로 보낸 것이었다. 캘리포니아주립대학 올림픽연구소를 이끌던 돈 캐틀린Don Catlin은 몇 방울의 잔여물을 바탕으로 한 달 뒤 THG의 정체를 완전히 파악했고, 다음 달에는 THG를 찾아낼 수 있는 검사 방법까지 온전히 갖추는 데에 성공했다.[39] 이제 클리어는 이름과 달리 더 이상 깨끗할 수 없게 되었다.

## 바르기만 해도 안 걸리는 크림

마라톤은 올림픽의 꽃으로 불린다. 1992년 스페인 바르셀로나에서 열린 올림픽의 대미는 우리나라의 황영조가 장식했다. 당시 40킬로미터까지 일본의 모리시타 고이치와 치열한 접전을 펼치다가 몬주익Montjuic 언덕 내리막길에서 스퍼트를 내며 격차를 벌린 끝에 1위를 차지했다. 우리나라 선수로서는 1936년 손기정의 베를린 올림픽 마라톤 제패 이후 56년 만에 달성하는 위업이었다. 신기하게도 손기정과 황영조의 경기 날짜는 8월 9일로 일치했다. 일제 치하에서 민족의 자긍심을 높인 손기정처럼, 서울 올림픽의 열기가 아직 식지 않았던 우리나라에서 황영조 역시 일약 국가적인 영웅으로 떠올랐다.

하지만 한 달 전 그는 바르셀로나행 비행기를 아예 타지 못할 뻔한 상황에 잠깐 놓였었다. 국내에서 시행한 도핑 검사에서 테스토스테론/에피테스토스테론 비율T/E ratio이 6.3으로 측정되며 기준치를 넘었기 때문이다.[40] 다행히 2차 검사에서 결과가 기준치 이하로 나오면서 그는 도핑 혐의를 벗을 수 있었다. 하마터면 '몬주익 영웅'의 탄생 자체를 막을 뻔했던 T/E 비율은 무엇일까? T/E 비율은 배리 본즈처럼 발코의 경기력 향상 약물을 사용했던 선수들이 도핑 검사를 빠져나간 비법과도 연관성이 있다. T/E 비율에 대해 알아보기 위해 평생을 도핑 사냥꾼으로 헌신한 독일의 화학자 만프레드 도니케를 먼저 만나보도록 하자.

도니케 교수는 젊을 적 나름 잘 나가는 프로 사이클 선수였다. 1960년과 1961년에 투르 드 프랑스에 참가하기도 했던 그는 이후 대학에서 화학을 전공했다. 스포츠와 화학이라는 배경을 가진 그는 1966년 독일의 쾰른대학에 부임하면서 도핑 연구에 매진하기 시작했다. 1969년 도핑 전문가들의 정보 교환과 공조를 위해 국제스포츠의학연맹FIMS의 주관으로 처음 열린 국제 학회에 참석하면서 그는 세계 무대에 처음으로 등장했다. 1972년 독일 뮌헨에서 올림픽이 열렸을 때는 2079개의 소변 시료와 65개의 혈액 시료를 분석하며 도핑 검사를 진두지휘했다. 검사의 양과 질에서 4년 전 멕시코 올림픽을 훌쩍 뛰어넘는 성과를 거둔 것은 그가 처음으로 도입한 검사 방법인 기체 크로마토그래피-질량분석법GC-MS 덕분이었다. 기체 크로다토그래피로 시료를 선별screening한 뒤에 질량분석법으로 의심스러운 물질의 정체를 파악하는 GC-MS는 이후 도핑 검사의 기본이 되었다.

1980년 그는 일본의 연구자들이 발표한 논문 한 편에 주목했다. 외부에서 테스토스테론을 주입해도 에피테스토스테론 수치는 증가하지 않는다는 내용이었다.[41] 테스토스테론으로 귀결되는 AAS의 검출이 어려운 이유는 기본적으로 테스토스테론이 원래 몸에서 생산되는 물질이고, 사람마다 측정치가 다양하기 때문이다. 검사에서 수치가 높게 나온다 하더라도 원래 몸에서 나온 내인성內在性인지 약으로 섭취한 외인성外在性인지 알기 어려운 것이다. 에피테스토스테론은 테스토스테론의 17번 탄소 위치의 수산기hydroxyl group[*] 배열이 다른 이성질체로, 체내에서 생성된다. 일반적으로 체내에서 테스토스테론과 에피테스토스테론은 1 대 1의 비율을 유지하지만, 외부에서 테스토스테론이 들어오면 T/E 비율은 상승하게 된다. 테스토스테론이 이성질체인 에

* 한 개의 수소와 한 개의 산소로 이루어진 작용기.

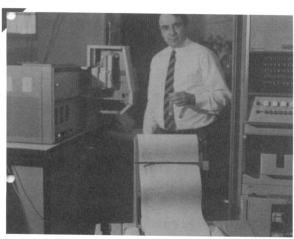

**1972년 뮌헨 올림픽 도핑 검사를 진두지휘한 도니케 박사.**
**프로 사이클 선수였던 도니케는 도핑 전문가가 되어 도핑 검사 방법에서 혁신적 성과를 냈다.**

탄탄한 근육

피테스토스테론으로 변형되지 않기 때문이다.

　도니케 교수는 T/E 비율이 6을 넘으면 AAS 도핑으로 추측할 수 있다고 주장했다. 1980년 모스크바에서 올림픽이 열렸을 때 소련은 약물에 양성 반응을 보인 선수가 단 한 명도 없는 '청정 올림픽'이라고 으스댔다. 하지만 검사실에서 시범 삼아 측정한 T/E 비율 결과는 충격적이었다. 시료의 20퍼센트가 6을 넘는 양성 반응이었고, 그중에는 금메달리스트 16명의 시료도 포함되어 있었다.[42] 소련 내부자의 고백대로 모스크바 올림픽은 깨끗한 대회가 아니라 '화학자의 대회Chemist's Games'였다. 이러한 결과를 바탕으로 1982년 IOC는 T/E 비율을 공식적으로 도입했고, 도니케 교수의 제안대로 T/E 비율을 측정해서 6을 넘으면 AAS 양성 반응으로 판단해 선수를 실격시키기로 결정했다.[*]

　그렇다면 1992년 바르셀로나 올림픽을 앞두고 황영조에게 나타났던 T/E 비율은 어떻게 해석해야 할까? 당시 한국과학기술연구원 도핑컨트롤센터는 "검사 과정이 정확했고 검사 결과에는 하자가 없었음을 자신한다"는 확고한 입장을 밝혔다.[43] 며칠 뒤 대한올림픽위원회의 김건열 의무분과위원은 그해 5월 개정된 IOC의 규칙을 소개했다. 이전에는 T/E 비율이 6 이상이면 무조건 양성 판정을 받고 자격 정지 처분을 받았지만, 새로운 규정에 따르면 6에서 10 사이는 생리학적 혹은 병리학적 오류에 따른 결과일 수 있어 재검사 후 최종 판정을 내리는 것으로 바뀌었다. 3일 동안 지속되었던 도핑 소동은 검사만 전담하는 도핑컨트롤센터 측이 IOC의 규칙이 바뀐 것을 인지하지 못한 채 AAS

---

[*] 2005년부터는 T/E 비율이 4로 조정되었다.

양성 반응이라는 소식을 언론에 흘렸기 때문에 일어난 일이었다. 당시 황영조뿐 아니라 역도 선수 전병관 역시 1차 검사에서 T/E 비율이 7로 측정되면서 곤란한 지경에 처했었다. 다행히 두 선수는 컨디션 조절에 집중해야 할 시기에 터진 악재를 잘 극복하고 마라톤과 역도에서 금메달을 획득하는 쾌거를 거두었다.

2002년 본즈는 투수들이 정면 대결을 피하는 바람에 홈런을 46개밖에(?) 치지 못했지만 0.370의 타율로 개인 최고 기록을 갱신했다. 출루율은 0.582로 테드 윌리엄스의 기록을 61년 만에 깨뜨렸고, 출루율과 장타율을 합한 오피에스OPS는 1.381로 베이브 루스의 기록을 82년 만에 경신했다. 엄청난 기록을 가능하게 한 엄청난 육체는 역시 약물의 도움 덕분에 만들어진 것이었다. 그는 이틀에 한 번씩 성장 호르몬 주사를 맞고, 주사 사이에는 '클리어'와 '크림The Cream'을 사용했다. 3주의 사이클이 끝날 때에는 산부인과에서 배란유도제로 사용되는 클로미펜clomiphene을 복용했다. AAS 사용에 따라 억제된 체내의 테스토스테론 생성 능력을 회복시키기 위해서였다. 그리고 일주일을 쉰 뒤 다시 3주의 사이클을 진행하는 과정을 반복했다.

비교적 익숙한 약물들 이름 사이로 특이한 이름이 하나 있다. 바로 '크림'이다. 이름 그대로 본즈가 몸에 바르던 또 하나의 디자이너 스테로이드였다. 크림의 주성분은 테스토스테론과 에피테스토스테론이었다. 에피테스토스테론을 인위적으로 투여해 AAS가 체내에 들어간 뒤 나타나는 T/E 비율의 상승을 막아 기준치 6을 넘지 않으려는 의도였다. 동시에 크림은 테스토스테론의 측정치가 너무 떨어지지 않도록 방지하는 도움을 줬다. 보통 선수가 AAS를 사용하면 몸에서는 굳이 테스토스테론을 만들 필요를 느끼지 못하기에 생산량이 감소한다. 테스토스테론이 0에 가까워지면 역설적으로 평소 AAS를 사용한 증거가 될 수 있기에 크림은 일정량의 테스토스테론을 공급해 검사관이 의심하지 않도록 도왔다. 물론 크림 역시 발코 스캔들의 전모가 수면 위로 드러나면서 무용지물이 되었다.

## 별표가 찍힌 역사적인 홈런 공

미국 프로야구 사상 최초로 통산 500홈런-500도루를 달성한 2003년 시즌이 끝난 12월 4일, 배리 본즈는 연방대배심 청문회에 출석했다. 디자이너 스테로이드를 조사하던 미국반도핑기구와 1년 전부터 관련 수사를 진행 중이던 미국국세청의 공조로 발코 스캔들에 관련된 인물들의 증언을 듣는 자리였다. 본즈는 청문회 내내 부정과 부인으로 일관했다. 두 개의 디자이너 스테로이드에 대해서도 클리어가 담겨 있던 병은 본 적이 없고, 몸에 바르던 크림은 관절염 치료제로 알고 있었다고 답했다. 2004년 그는 약물 논란과는 별도로 야구장에서 활약을 이어나갔다. 모든 투수가 정면 승부를 피하는 통에 역대 최다인 232개의 볼넷을 기록했고, 출루율은 0.609를 기록하며 메이저리그 최초로 6할대 출루율 선수가 되었다. 그해 10월 트레이너 그레그 앤더슨은 한 인터뷰에서 본즈가 AAS를 사용해온 사실을 밝혔다. 2005년 그의 약물 복용 이야기를 자세하게 밝힌 책 《그림자 게임Game of Shadow》이 공개되었고 부상으로 시즌을 거의 날렸지만, 그는 2006년,

2007년에도 나쁘지 않은 활약을 해나갔다. 이후에도 계속 뛰고 싶었지만 발코 스캔들과 연관해 위증 및 재판 방해 혐의로 피소된 그를 원하는 팀은 없었다. 결국 2007년을 마지막으로 그는 은퇴했다. 통산 홈런 기록 762개와 함께.

2011년 샌프란시스코 지방법원은 본즈에게 제기된 네 가지 혐의 중 재판 방해에 대해서만 유죄 판결을 내렸다. 그나마도 30일 동안의 가택 구금, 사회봉사 250시간, 벌금 4000달러, 보호 관찰 2년의 솜방망이 판결이었다. 그리고 2015년에는 재판 방해 혐의에 대해서도 무죄 판결이 내려졌다. 증거 자료의 불법 취득 측면을 집요하게 파고든 본즈 변호인 측의 공격이 결국 성공한 것이었다. 하지만 사법기관에서 무죄를 받았다고 해서 이미 떠나버린 야구계의 마음을 되돌릴 수는 없었다. 미국 프로야구에서는 최소 10년 이상 뛴 선수가 은퇴 후 5년이 지나면 추천을 받아 미국 야구 명예의 전당 후보가 될 수 있다. 내셔널 리그 최우수선수MVP만 7회 차지한 그는 당연히(?) 2013년부터 후보가 되었다. 선수 생활 동안 그가 남긴 족적만 놓고 보면 당장에라도 명예의 전당에 입성해야 했지만 투표 결과는 그렇지 못했다. 2020년까지 총 8수를 하고 있는 상황이고, 앞으로 기회는 두 번밖에 남지 않았다. 경기력 향상을 위해 약물을 사용하며 스포츠 정신을 망각한 선수에 대한 야구계의 반감이 얼마나 큰지 보여주는 부분이다.

하지만 본즈의 과過 보다 공功에 무게를 더 두는 움직임도 존재한다. 2015년 무죄 판결을 내린 재판은 사실 그의 약물 복용이 아니라 발코의 약물 제조 및 유통을 다룬 것이었지만 결과적으로 그에게 면죄부가 되었다. 업적을 재평가한다는 미명 아래 2018년 샌프란시스코 자이언츠는 그의 등번호 25번을 영구 결번했다. 또한 명예의 전당 득표율도 첫 3년 동안은 30퍼센트대에 머물렀지만 이후 점차 상승해 2020년에는 60.7퍼센트의 득표율을 기록했다. 앞으로 2년 안에 어떻게든 결론이 나겠지만, 그가 명예의 전당에 입성할지 여부는 우리가 살면서 자주 부딪히는 갈등을 대변하는 것 같다. 인생에서 중요한 것은 과정일까, 결과일까? 한국 야구계의 유명한 문구처럼, 정말 비난은 순간이고 기록은 영원할까?

2018년 국내 프로야구에서도 두산 베어스의 김재환이 MVP로 선정되었을 때 큰 논란이 있었다. 2011년 그가 AAS인 1-테스토스테론의 대사체에 양성 반응을 보여 한국야구위원회KBO로부터 10경기 출장 정지라는 징계를 받은 적이 있었기 때문이다. 한쪽에서는 선수의 만개한 기량을 7년 전 도핑으로 옭아매지 말라 주장했고, 반대쪽에서는 프로 선수라면 그에 걸맞은 스포츠 정신과 도덕성을 지녀야 한다고 반박했다. 도핑 이후 "실력으로 속죄하겠다"[44]며 훈련에 매진한 선수의 노력을 일방적으로 폄하하거나, 멀쩡한 이름 대신 '약재환'으로 부르며 인신공격을 하는 것은 바람직하지 않다. 하지만 그가 기록과 연봉 외에 명예까지 가져가는 것은 너무 과한 일이 아닐까? 밝디밝은 결과만 낸다면 어두운 과거는 그냥 덮어도 되는 것일까?

2007년 8월 8일 본즈는 756번째 홈런을 치며 행크 아론이 갖고 있던 기존의 통산 홈런 기록을 넘어섰다. 21세의 대학생이 잡은 역사적인 공은 이내 경매에 나왔고, 패션 디자이너 마크 에코에게 75만 2647달러에 낙찰되었다. 그는 공의 향방을 두고 인터넷에서 세 항목으로 투표를 진행했다. 그대로 명예의 전당에 기증할지, 본즈의 도핑 사실을 참

고하라는 의미로 공에 별표를 찍을지, 로켓에 실어 우주로 보낼지를 놓고 다수의 누리꾼은 공에 별표를 남기는 항목을 골랐다. 1년 뒤 별표가 붙은 공은 명예의 전당에 입성했다. 기록은 기록대로 인정하되 약물 복용이라는 부끄러운 과거를 같이 기억하는 것이 진정 스포츠의 가치를 지키는 명예로운 방법일 것이다.

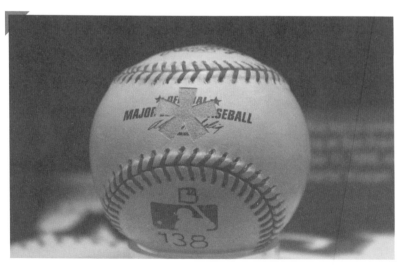

명예의 전당에 전시된 배리 본즈의 756번째 홈런 공.
선명하게 별 표시가 찍혀 있다.

탄탄한 근육

# 실력도 키처럼 자랄 수 있을까?

## 성장 호르몬

미스터 게임오버의 몰락

2003년 로스앤젤레스 다저스의 홈구장 다저 스타디움에 록 그룹 '건즈 앤 로지스Guns N'Roses'의 〈웰컴 투 더 정글Welcome to the Jungle〉이 울려 퍼지면 관중은 안도의 환호성을 질렀다. 살얼음을 밟듯 아무리 아슬아슬한 경기여도 확실하게 뒷문을 걸어 잠그는 마무리 투수 에릭 가니에Éric Gagné의 등장을 알리는 주제곡이었기 때문이다. 1995년부터 다저스에서 공을 던지던 그는 2001년까지 그런저런 선발 투수였다. 하지만 2002년 마무리 투수로 보직을 바꾼 뒤 승승장구하기 시작했다. 2003년에는 방어율 1.20, 세이브 55개의 기록으로 내셔널리 그 사이 영Cy Young 상*을 받았으며, 2002년부터 2004년까지 3년 동안

* 매해 리그의 가장 뛰어난 투수에게 수여하는 상.

블론 세이브blown save* 없이 연속으로 84개의 세이브를 달성하는 전무후무한 대기록을 세웠다. 그의 별명은 경기를 끝낸다는 의미의 '미스터 게임오버Mr. Gameover'였다.

에릭 가니에가 84 연속 세이브를 세우는 장면. 그는 2002년부터 2004년까지 3년 동안 블론 세이브 없이 연속으로 84개의 세이브를 달성하는 전무후무한 대기록을 세웠다.

하지만 이후 부상으로 기량의 부침을 보이면서 가니에의 명성은 흔들리기 시작했고, 2007년 미첼 보고서Mitchell report가 발표되면서 이름값은 아예 바닥에 떨어졌다. 미국의 전 상원의원 조지 미첼George Mitchell이 약 20개월 동안 프로야구 선수들의 경기력 향상 약물 복용 실태를 조사한 결과물에서 그가 성장 호르몬growth hormone을 사용한 것으로 드러났기 때문이다. 한때 뉴욕 양키스의 '수호신' 마리아노 리베라와 함께 마무리 쌍벽이라 불렸던 그의 불꽃같은 속구와, 타자가 속을 수밖에 없던 환상적인 체인지업이 약발이었다는 사실에 많은 팬들이 실망했다.

결국 가니에는 2008년 밀워키 브루어스에서 선수 생활을 마감했다. 당시 그의 성적은 세이브 10개, 3패, 블론 세이브 7개, 방어율 5.44로 매우 부진했다. 한때 철벽 마무리를 상징했던 별명 '미스터 게임오버'는 "그가 등장했으니 이제 경기에서 확실히 지겠구나"라는 정반대

---

* 마무리 투수가 동점이나 역전을 허용해 세이브 기회를 날리는 것.

탄탄한 근육

의 뜻으로 희화화되었다. 부상으로 인해 팔꿈치, 엉덩이, 어깨 등에 받은 여러 차례의 수술도 기량 하락의 원인이었겠지만, 성장 호르몬의 도움을 더 이상 받지 못했기 때문이라는 의구심을 떨쳐내기가 쉽지 않다. 보통 청소년 시기에 키가 크는 데 필요한 물질 정도로 여겨지는 성장 호르몬은 선수의 몸에서 어떤 마법을 일으키는 것일까?

## 부족하면 부족한 대로, 넘치면 넘치는 대로

세계적인 축구 선수 리오넬 메시Lionel Messi의 키는 170센티미터다. 모국 아르헨티나 남성의 평균치에도 미치지 못하는 작은 키다. 그러나 그는 날쌔고 균형 잡힌 몸놀림, 예측할 수 없는 드리블, 허를 찌르는 패스, 한 박자 빠른 슈팅으로 경기장에서 자신보다 훨씬 더 큰 선수들을 능가하고 있다. 매년 세계에서 가장 훌륭한 활약을 보인 선수에게 FIFA가 수여하는 상인 발롱도르Ballon d'or를 역대 최다인 6회 수상한 그의 압도적인 실력을 보고 있으면, 그가 출연한 아디다스Adidas 광고의 문구 "불가능, 그것은 아무 것도 아니다Impossible is nothing"에 저절로 고개가 끄덕여진다.

메시는 어릴 적부터 축구에 뛰어난 재능을 보였지만, 늘 또래 중에서 제일 작았다. 단신인 이유는 11세에 밝혀졌다. 그가 앓던 '성장 호르몬 결핍증' 때문이었다. 머릿속 뇌하수체pituitary gland에서 분비되는 성장 호르몬은 어린이와 청소년의 뼈와 연골이 자라도록 돕는다. 또한 모든 연령대에서 단백질 생성을 자극하고, 지방의 분해를 촉진하며,

인슐린의 작용을 방해하여 혈중 당분의 수치를 올린다. 일련의 변화는 성장 호르몬이란 이름 그대로 인체 내에서 성장을 도모한다. 아무리 축구 실력이 뛰어나도 키가 자라지 않으면 큰 문제였기에 그는 치료를 시작했다. 문제는 비용이었다. 45일 주기로 성장 호르몬 주사를 맞을 때마다 150만 원이 훌쩍 넘는 돈이 들었다. 2년 뒤 그의 아버지의 회사에서는 더 이상 의료비 보험을 지원할 수 없다고 밝혔다. 부친은 메시가 소속된 유소년 팀에 지원을 부탁했지만 약 50만 원을 세 번 정도 건네며 생색만 낼 뿐이었다.

다행히 그는 13세 때 의료비 지원을 약속한 FC 바르셀로나와 계약을 맺게 되었다. 아르헨티나를 떠나 스페인으로 이주한 뒤에도 고통스러운 성장 호르몬 치료는 지속되었다. "매일 밤 나는 주삿바늘을 다리에 찔러야 했습니다. 밤마다, 일주일 내내, 3년 동안 그랬지요."[45] 호

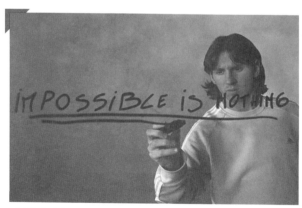

메시가 출연한 광고의 한 장면.
그는 어려서 성장 호르몬 결핍증을 앓았다.

르몬 치료는 성장판이 닫혀가던 15세 때 끝났다. 여전히 평균에 미치지 못하는 작은 키였지만 그 정도면 공을 차고 달리는 데에 지장이 없었다. 사실 그렇게 어린 외국 유소년 선수와 계약한 전례가 없었기 때문에 FC 바르셀로나가 그를 데리고 올 때만 해도 구단 내에는 우려의 목소리가 있었다. 무모해 보이던 결정은 훗날의 역사가 증명하듯 대성공이었다.

메시와는 반대로 몸에서 성장 호르몬이 넘치면 어떻게 될까? 당연히 키가 크게 되는데, 205센티미터로 국내 최장신인 여자 농구 선수 김영희가 극단적인 예이다. 초등학교에 들어갈 때부터 또래보다 머리 하나가 더 컸던 그는 6학년 때 이미 180센티미터를 넘었고, 태극 마크를 달았던 고등학교 2학년 때는 198센티미터에 달했다. 전성기 시절 김영희는 '코끼리 센터'로 불리며 맹활약했다. 1984년 농구 대잔치에서는 5관왕*에 오르는 기염을 토하며 소속팀의 우승을 이끌었다. 국제대회에서도 대들보 역할을 톡톡히 해내며 1982년, 1986년 아시안게임과 1984년 올림픽에서 활약했다.

김영희의 몸에 성장 호르몬이 넘친 이유는 뇌하수체의 종양 때문이었다. 머릿속 종양이 계속 자라며 성장 호르몬을 끊임없이 분비했던 것이다. 그래서 부모님의 키는 각각 165, 163센티미터였지만, 그는 키뿐만 아니라 몸 전체가 자라고 커지는 거인증gigantism을 갖게 되었다. 하지만 성인이 된 뒤에는 성장판이 닫히면서 뼈가 더 이상 자라지 않고 말단 부위만 커지는 말단비대증acromegaly이 발생했다. 점점 손과 발

---

* 득점왕, 리바운드왕, 자유투상, 인기상, 최우수상.

이 굵어지고, 앞이마와 턱이 튀어나오면서 얼굴 모양도 바뀌었다. 한때 씨름계를 평정했던 '테크노 골리앗' 최홍만도 김영희와 비슷하게 뇌하수체 종양을 가지고 있었는데, 그의 얼굴에서도 비슷한 특징을 확인할 수 있다. 또한 성장 호르몬은 혈당을 증가시키고 염분의 배설을 억제하여 당뇨병이나 고혈압과 같은 질환을 유발할 수 있는데, 김영희 역시 젊은 시절부터 당뇨병을 앓았다.

1984년 올림픽이 끝난 뒤부터 김영희의 건강은 빠르게 나빠지기 시작했다. 체중이 120킬로그램까지 늘어나 정상적인 훈련을 받을 수 없었고 몸 여기저기에서 통증과 마비 증상이 발생했다. 소속팀에서는 체중 감량을 요청했고, 그는 물 한 방울조차 마실 수 없었다. 이따금 머리와 팔에서 감각을 느끼지 못하고, 목을 가눌 수 없을 정도로 심한 두통이 와서 훈련 때마다 진통제를 달고 살았다. 그러던 중 1987년, 아침에 일어났더니 눈앞이 캄캄한 채 아무것도 보이지 않는 일이 발생했다. 병원에서 엠알아이MRI를 찍어보니 뇌하수체 종양이 시신경을 누르고 있어 실명 위기란 이야기를 들었다. 급하게 뇌수술이 진행되었고, 남은 종양을 없애기 위해 방사선 치료도 계속했다. 그는 수술 직후 훈련을 재개했지만 다시 쓰러졌다. 결국 은퇴식도 없이 쓸쓸히 선수 생활을 접어야 했다.

메시나 김영희는 선천적으로 성장 호르몬에 문제가 있었기에 빼어난 실력을 선보였다 하더라도 도핑과는 거리가 멀다. 간혹 메시의 실력이 성장 호르몬 덕분이라는 주장이 있지만 선천적으로 부족한 호르몬을 보충하는 것과 경기력의 향상을 꾀하는 것 사이에는 엄연한 차이가 존재한다. 성장 호르몬의 부족은 메시라는 축구 천재의 떡잎을 잇아갈

뻔 했지만, 다행히 적절한 의학적 치료를 통해 그는 될성부른 나무로 자라났다. 김영희의 경우에는 성장 호르몬이 농구라는 종목에 있어 절대적으로 유리한 신장에 도움이 되었지만 인위적으로 의도한 것이 아니기에 역시 도핑과 거리가 멀다. 김영희는 성장 호르몬의 과잉으로 농구장의 아름드리 나무가 되었지만, 안타깝게도 푸르렀던 시간은 길지 못했다.


## 멀리하기에는 치명적인 매력

메시나 김영희와는 다르게 일반 선수들이 경기력을 향상시키기 위해 성장 호르몬을 사용하기 시작한 때는 1980년대로 알려져 있다. '스테로이드 대가'로 불리던 육체미운동 선수 댄 듀세인Dan Duchaine은 자신과 제자들에게 직접 성장 호르몬을 투여하며 효과를 경험한 뒤 주변에 적극적으로 권유했다. "와우, 이거 엄청난 물건인데! 근육을 계속 만드는 데는 최고야."[46] 훗날 육체미운동 선수들의 필독서가 된 18페이지짜리 팸플릿 《언더그라운드 스테로이드 핸드북 Underground Steroid Handbook》에서 그는 성장 호르몬을 10주 사용했을 때 근육이 13~18킬로그램 증가했다고 밝혔다.

성장 호르몬은 운동선수들 사이에서 빠르게 퍼져나갔다. 유명한 선수의 예로 앞서 살펴본 벤 존슨이 있다. 그는 근육을 키우기 위해 AAS와 함께 성장 호르몬도 같이 사용했다. 올림픽이 끝난 뒤 스포츠계의 약물 실태를 조사한 캐나다의 찰스 듀빈Charles Dubin은 AAS와 비슷한 효과가 있는 성장 호르몬의 사용 역시 엄격하게 규제해야 한다고 결론 지었다.[47] 이에 IOC는 1989년 성장 호르몬을 금지 약물 목록에 추가했지만 당시 도핑 검사에서는 성장 호르몬을 검출할 수 없었다. 규제 강화로 AAS 사용이 어려웠기에 선수들은 성장 호르몬으로 갈아타기 시작했다. 너 나 할 것 없이 경기력을 향상시키기 위해 성장 호르몬을 사용했기에 선수들 사이에서 1996년 애틀란타 올림픽은 '성장 호르몬 대회'로 불리기까지 했다.[48]

그런데 과학자들은 성장 호르몬을 애용하는 선수들의 입장에 기본적으로 동의하지 않는다. 성장 호르몬이 실제로 경기력 향상에 도움이 되는지 알아보기 위해 논문 44개를 검토한 연구를 살펴보자.[49] 성장 호르몬 주사를 맞은 303명과 대조군 137명을 비교했더니 20일 뒤 주사를 맞은 사람들의 제지방체중이 평균 2.1킬로그램 증가했다. 와우! 그러나 몸이 보기 좋게 바뀌었을 뿐 실질적인 힘이나 운동 능력의 향상은 나타나지 않았다. 주사를 맞은 사람들은 오히려 체액體液이 늘어나면서 부종과 피곤함을 더 많이 호소했다. 하얀 연구복을 걸친 사람들과 짧은 운동복을 입은 사람들의 입장은 왜 다를까? AAS 관련 연구에서 그랬듯이 연구실이라는 환경은 제한점이 많아 실제 운동장을 그대로 재현하기 어렵다. 과학자는 성장 호르몬의 부작용을 인지하고 있기 때문에 생리적인 농도를 벗어나는 용량으로 연구를 진행할 수가 없다. 반면 선수들은 더욱 많은 용량을 더욱 오랫동안 사용하기에 실질적인 경기력 향상을 경험하는 것일 수 있다.

AAS뿐만 아니라 성장 호르몬도 같이 사용했던 배리 본즈를 다시 떠올려보자. 그가 샌프란시스코 자이언츠에서 뛰는 동안 모자의 둘레는 57센티미터에서 58센티미터로, 신발 크기는 285밀리미터에서 310밀리미터로 커졌다.[50] 머리 둘레가 증가하고, 발 길이가 늘어난 것은 말단비대증의 전형적인 증상이다. 뒤집어 생각하면 부작용이 나타날 정도로 성장 호르몬을 사용해야 비로소 경기력이 향상하는 것으로 추정할 수 있다.

성장 호르몬은 부상 입은 인대나 힘줄의 회복을 돕는 측면에서도 선수들에게 매력적이다. 과학계가 아직 명확한 답변을 내놓지 못하고 있지만, 선수들은 언제나 과학자들을 앞서가지 않았던가. 다른 종목에 비해 미국 프로야구에서 성장 호르몬 파문이 유독 많았던 것을 떠올려 보자. 약 6개월 동안 팀당 160개가 넘는 경기를 치르는 빽빽한 일정 속에서 부상으로부터 회복되는 기간을 줄이는 것은 성적과 직결되기 마련이다. 스포츠에서는 종잇장 같은 실력 차이로도 승패나 등수가 확연하게 나뉘기 때문에 이래저래 선수들은 성장 호르몬의 치명적인 매력에

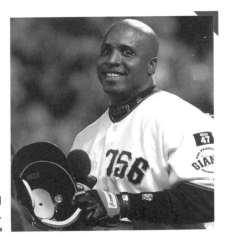

샌프란시스코 자이언츠에 입단할 때와 달리
머리를 밀었는데도 본즈의 모자 크기는 오히려 커졌다.
ⓒ Joelle Wiggins

흔들릴 수밖에 없다. 말단비대증과 같은 부작용이 발생한다고 아무리 경고해도 부나방처럼 달려드는 선수들을 막기에는 역부족이다.


## 끊임없는 인기의 속사정

2000년 10월 이탈리아의 한 잡지는 시드니 올림픽에 참가한 정상급 운동선수 61명의 성장 호르몬 수치가 높았다는 소식을 전했다. 그해 8월 이탈리아 올림픽위원회 주관으로 진행된 '내 건강을 위태롭게 하지 않는다 don't risk my health'라는 캠페인에서 선수들의 혈액 검사가 이뤄졌는데, 일부 결과가 언론에 유출된 것이었다. 금메달리스트 다섯 명도 포함되었다는 소식에 이탈리아뿐만 아니라 전 세계의 관심이 쏠렸다. 정말 성장 호르몬을 사용한 대규모 도핑이 있었던 것일까? 애초에 캠페인은 도핑 검사가 아니어서 보름 전에 미리 통보가 되었기에 선수들이 어리숙하게 양성 반응을 보일 리가 없었다. 그래도 "혹시 모르지" 하는 사람들이 있을지 몰라 진행된 한 연구는 우려를 불식시켰다.[51] 실제 시드니 올림픽에서 금메달을 획득한 32세의 여성 선수가 집에서 연구소까지 사이클로 150킬로미터를 달린 뒤 성장 호르몬 수치를 측정했다. 주행 직후 성장 호르몬은 정상치를 훌쩍 뛰어넘었지만, 시간이 지나자 점점 떨어지더니 편안히 쉴 때 측정치는 정상으로 회복되었다.

몸에서 많이 검출된다고 해서 꼭 도핑이 아닌 이유는 성장 호르몬만이 갖고 있는 두 가지 특징 때문이다. 먼저 성장 호르몬은 뇌하수체에서 일정하게 나오는 것이 아니라 '박동 치듯이 분비pulsatile secretion'된다. 흔히 밤에 많이 분비된다고 알려져 있기에 잠을 늦게 자려는 어린 자녀에게 부모가 흔히 "키 크려면 일찍 자야 한다"며 으름장을 놓곤 한다(자녀가 훗날 생물 수업을 들은 뒤 "밤을 새도 낮에 깊게 자면 성장 호르몬이 나와요"라고 대들 수 있으니 주의해야 한다). 또 다른 특징은 성장 호르몬 분비가 외부의 영향을 많이 받는다는 점이다. 예를 들면 비만인 사람의 수치는 낮은 반면에 음식 먹기를 꺼리는 신경성 거식증 환자의 수치는 높게 측정된다. 또한 앞서 살핀 것처럼 신체 활동을 하면 분비가 증가하며, 젊은 여성의 경우에는 생리 주기에 따라 변동이 나타난다. 이처럼 수치가 널뛰는 특성 때문에 성장 호르몬 도핑을 찾아내는 일은 오랫동안 난항을 겪었다. 선수의 몸에서 수치가 높게 측정되어도 외부에서 들어왔는지 내부에서 분비됐는지 구분할 수 없었기 때문이다. 사용을 금지한 지 무려 15년이 지난 2004년 IOC는 아테네 올림픽에서 처음으로 성장 호르몬 검사를 도입할 수 있었다.

성장 호르몬 검사에서 적발된 첫 선수는 영국의 프로 럭비 선수 테리 뉴턴Terrry Newton이었다. 뛰어난 후커hooker[*]로 영국과 프랑스를 권역으로 하는 프로 럭비 리그인 슈퍼리그에 15년 연속으로 출전한 선수였다. 2019년 11월 양성 반응이 나왔을 때 그는 결백을 주장했지만, 이듬해 2월에 부상의 회복을 위해 사용했다며 2년의 자격 정지 처분을 받아들였다. 그러면서 의미 있는 한 마디를 덧붙였다. "우리 모두 걸

---

[*] 라인 바깥으로 나간 공을 안으로 던지는 스로인throw-in을 하거나 공을 빼앗기 위해 스크럼scrum을 짤 때 맨 앞에 서는 포지션.

리지 않는다고 알았거나 그렇게 생각했죠."[52] 도핑 검사가 본격적으로 도입된 지 이미 5년이나 지났는데도 왜 그는 많은 럭비 선수들이 성장 호르몬 검사에 걸리지 않을 것으로 믿었다는 주장을 했을까? 또 정작 그는 왜 적발되었을까?

뉴턴의 성장 호르몬 도핑을 입증한 방법은 동위체isoform 검사였다. 체내에서 유전자가 단백질을 만들 때 구조가 약간씩 다른 변종이 생겨 나는데, 이를 동위체라 부른다. 191개의 아미노산으로 구성된 단백질 인 성장 호르몬 역시 여러 동위체를 갖고 있다. 그중 가장 주된 것은 22킬로달톤* 동위체이다. 이 외에도 여러 형태의 동위체가 소수 존재

* 달톤Dalton은 분자량의 단위로, 1달톤은 수소원자 1개의 질량을 뜻한다.

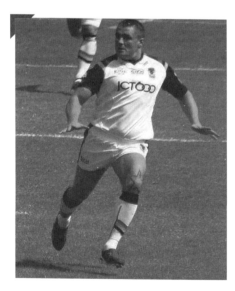

**뛰어난 기량의 후커였지만 성장 호르몬 도핑에 처음 적발된 선수라는 불명예를 얻게 된 영국의 럭비 선수 테리 뉴턴.**
ⓒwikimedia

탄탄한 근육

하지만 몸 바깥에서 들어오는 성장 호르몬은 전부 22킬로달톤 동위체로 이뤄져 있다. 과거에는 죽은 사람의 뇌에서 채취한 성장 호르몬을 사용했지만, 광우병으로 잘 알려져 있는 퇴행성 뇌 질환인 크로이츠펠트-야콥병Creutzfeldt-Jakob disease을 전파하는 통로가 되는 것으로 밝혀지면서 1985년 의료 시장에서 퇴출되었다. 이후 의료 영역에서는 실험실에서 합성한 성장 호르몬만이 사용되고 있다. 인공적으로 만든 이 성장 호르몬은 유전자 재조합 기술로 만들어내기 때문에 딱 한 가지 동위체만 존재한다.

우리 몸에서 성장 호르몬의 분비는 여타 호르몬들처럼 되먹임feedback 기전을 통해 조절된다. 즉 체내에 많아지면 뇌로 신호를 보내 성장 호르몬의 분비가 감소하고, 부족해지면 반대로 분비가 증가한다. 운동선수가 경기력 향상 목적으로 성장 호르몬을 투입하면 22킬로달톤 동위체가 증가하고, 되먹임을 통해 뇌하수체에서 성장 호르몬 분비가 감소한다.[53] 결과적으로 22킬로달톤 동위체를 제외한 다른 동위체는 감소하게 되는데, 이를 측정하는 방법이 바로 동위체 검사이다. 이 방법의 정확성은 높지만 한 가지 아킬레스건을 갖고 있다. 성장 호르몬은 반감기가 짧아 12~24시간이 지나면 원래의 분비 양상으로 돌아가기 때문에 도핑을 입증할 수 있는 기간 역시 짧다. 보통 도핑 검사는 경기가 끝난 뒤에 시행되므로 성장 호르몬을 계속 사용했더라도 경기 며칠 전만 조심하면 검사에 걸리지 않게 된다. 즉 검출 가능 기간이 짧은 동위체 검사의 치명적인 약점을 알고 있다면, 아킬레스건을 튼튼하게 해줄 성장 호르몬 주사를 염려할 이유가 없는 것이다.

동위체 검사의 약점을 알고 있던 세계반도핑기구는 2012년 영국 올림픽과 패럴림픽에 생체지표biomarker 검사를 추가적으로 적용했다. 이 검사는 외부에서 투여한 성장 호르몬의 양에 따라 체내에서 증가하는 인슐린유사성장인자와 PIIINPProcollagen III N-Terminal Propeptide라는 물질을 측정하는 방법이다.[54] 이 검사의 검출 가능 기간은 성장 호르몬 사용을 멈춘 뒤 2주까지여서 동위체 검사의 부족한 측면을 채울 수 있었다. 생체지표 검사는 사실 동위체 검사보다 더 일찍 개발된 방법이다. 그런데도 정식 도입이 늦어지는 까닭은 개인별로 편차가 크고, 검출 수치의 표준화가 이뤄지지 않았기 때문이다. 이런 이유로 영국 패럴림픽에서 러시아 역도 선수 두 명의 성장 호르몬 사용을 적발하고도 생체지표 검사의 도입은 현재 잠정 보류된 상태이다. 성장 호르몬 도핑 잡기, 참 어렵다.


## 람보 하기 힘들어요

실베스터 스탤론Sylvester Stallone은 '록키'와 '람보' 역할을 맡아 1980년대 할리우드 영화계를 주름잡은 액션 배우다. 하지만 세월 앞에 장사 없는 법. 1988년 〈람보 3〉, 1990년 〈록키 5〉를 끝으로 더 이상의 록키와 람보는 없었다. 그가 1946년생인 것을 감안하면 자연스러운 흐름이었다. 그런데 2006년 오랜 공백을 깨고 돌아온 〈록키 발보아〉는 관객과 평단의 호평을 받았다. 그의 몸은 세월을 비껴간 듯 여전히 팽팽했고, 여세를 몰아 〈람보 4: 라스트 블러드〉의 촬영에 들어갔다. 2007년 그는 태국과 미얀마에서의 촬영을 앞두고 〈록키 발보아〉의 홍보를 위해 호주 시드니를 방문했다. 하지만 공항 세관원은 가방에서 성장 호르몬이 담긴 작은 유리병 48개를 발견했고, 적법한 처방전이 없었기 때문에 그를 몇 시간 동안 구금했다. 세관 신고서를 작성할 때 반입이 금지된 물품을 표시하는 칸에 '없음'이라고 표시했던 것이 원인이었다.

석 달 뒤 재판에서 스탤론의 변호사는 유죄를 인정하며 끔찍한 실수를 저질렀다고 유감을 표시했다. 판사는 이에 화답해 그가 가지고 들어온 성장 호르몬이 치료나 미용 이외의 목적으로 사용된 정황이 없다며 비교적 가벼운 1만 3000호주달러(한화 약 1000만 원)의 벌금형만 부과했다. 일련의 상황을 두고 스탤론은 이렇게 소회를 밝혔다. "나이를 먹어감에 따라 뇌하수체가 느려지고, 늙었다고 느껴지고, 뼈가 약해지죠. 성장 호르몬은 힘을 북돋아주고, 젊어 보이게 해요. 젊어졌다고 느끼게 하고요. 람보 하기 힘들어요."[55]

평생 몸을 단련했지만 나이 들어서는 소싯적 모습을 되찾기 위해 결국 성장 호르몬의 도움을 받은 스탤론처럼 최근에는 "청춘을 돌려다오" 하며 노화 방지 클리닉을 찾는 노인들이 많다. 분비량이 스무 살 전후에 최고조에 이른 뒤 10년마다 약 14퍼센트씩 감소하는 특성을 감안하면, 줄어든 성장 호르몬을 다시 공급해서 노화를 방지하는 접근은 이치에 맞아 보인다. 정말 성장 호르몬은 '청춘의 샘'일까?

성장 호르몬을 이용한 항노화anti-aging 치료의 역사를 살펴보면 1990년 미국 위스콘신 의대의 대니얼 러드먼Daniel Rudman이 발표한 소규모 연구 결과가 시발점이라고 할 수 있다.[56] 그의 연구에 따르면 동년배보다 성장 호르몬 수치가 낮은 60세 이상의 노인 10여 명에게 6개월 동안 일주일에 세 번씩 성장 호르몬 주사를 놓았더니 노인들의 제지방 체중이 4.7킬로그램 늘었고, 지방은 3.5킬로그램 줄어든 것으로 나타났다. 결과를 설명하면서 그는 '항노화'라는 단어를 직접적으로 사용하지 않았다. 대신 "근육과 지방의 변화가 10~20년의 노화로 인한 변화와 동일한 규모"라고 설명했다. 세간의 관심은 이 문장에 꽂혔다. 이후 왜소증으로 키가 작아 고민하는 어린이나 후천성면역결핍증AIDS으로 기력이 소진한 환자 등 일부에게만 처방하던 성장 호르몬에 대한 관심이 크게 증가했다. 이러한 흐름은 1993년 미국항노화학회A4M의 탄생으로 이어진다. A4M의 기본 교재 중 하나의 제목이 《성장 호르몬으로 젊어지기: 의학적으로 증명된 놀라운 노화 되돌리기 계획》인 것에서 알 수 있듯이 성장 호르몬은 잃어가는 젊음을 되찾는 묘약으로 떠올랐다.

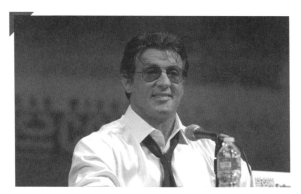

2010년 만화 축제 행사에 참여한 배우 실베스터 스탤론. 소싯적 모습을 되찾기 위해 평생 몸을 단련했던 스탤론은 성장 호르몬의 도움을 받았음을 밝히기도 했다.
ⓒ Gage Skidmore

통신 판매 업자나 배경이 의심스러운 항노화 치료 병원들은 모두 러드먼의 논문을 전면에 내세웠다. 1993년 12명의 회원으로 시작된 A4M은 1994년 850명, 1999년 8600명, 2002년 1만 1000명으로 폭발적으로 증가했다. 하지만 러드먼 본인은 1994년 사망할 때까지 자신의 연구가 오용되는 실태에 경악했다. 2003년 그의 논문을 실었던《뉴잉글랜드의학지NEJM》는 연구 기간이 너무 짧아 부작용을 확인할 수 없었으므로 성장 호르몬 주사를 항노화 목적으로 사용할 근거가 충분하지 않다는 사설을 강한 어조로 발표했다.[57] 하지만 소 잃고 외양간 고치기였다. 시장의 열기는 수그러들지 않았다. 2005년에서 2011년 사이에 미국에서 성장 호르몬의 판매액은 69퍼센트가 증가해 14억 달러에 이르렀다. 람보 하기 힘들어하던 스탤론도 이 흐름에 동참했다.

높은 인기와는 별개로 의학계는 아직까지 성장 호르몬의 노화 방지 효과에 부정적이다.[58] 건강한 노인을 대상으로 하는 성장 호르몬 주사 요법은 얻을 수 있는 효과가 확실하지 않은 반면에 염분 저류에 따른 관절의 통증, 당뇨 발병의 증가, 심장 기능의 약화, 두통 증상 등의 부작용을 유발하기 때문이다. 이런 이유로 다양한 활동과 넘치는 인기와는 별개로 노화 방지 의학은 아직 제도권 의학 안으로 들어오지 못하고 있다. A4M은 미국의학전문위원회ABMS에 독자적인 전문 분과로 인정받지 못하고 있고, 국내에서도 노화 방지 의학을 표방한 여러 단체 중 대한의학회의 회원 학회에 가입한 단체는 하나도 없는 것이 현실이다. 통념과 달리 성장 호르몬은 불로초가 아니다. 늙어가는 것을 막고 싶다면 교과서적이고 뻔한 소리지만 "잘 먹고, 자주 운동하고, 푹 자고, 술 담배 끊으세요"라는 조언에 귀를 기울여야 한다.

# 3

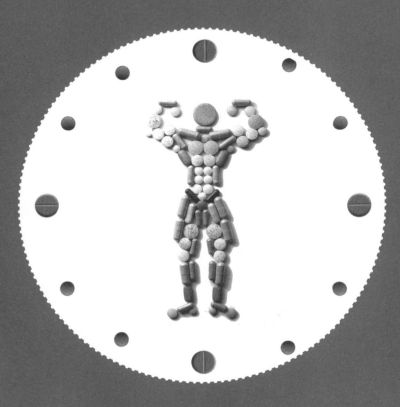

견디는
힘

# 산소가 희박한 고지대의 매력

### 고지대 훈련

마스크를 쓰고 운동장을 돌다

"고국에 계신 동포 여러분 안녕하십니까. 여기는 이역만리 멕시코의 몬테레이입니다."[1] 1983년 6월 12일 오전 8시, 텔레비전에서 흘러나오는 조춘제 아나운서의 목소리에 우리 국민은 일요일 아침 단잠을 기꺼이 포기했다. 세계청소년축구선수권대회[*] 한국과 우루과이의 8강전이 열렸기 때문이다. 개인기가 뛰어난 우루과이를 상대로 한국은 빠른 패스, 쉴 새 없는 기동력, 탄탄한 조직력으로 맞섰다. 첫 골은 후반 10분에 터졌다. 노인우의 패스를 이어받은 신연호가 단독으로 치고 들어가다가 골키퍼 옆으로 공을 가볍게 밀어 넣었다. 하지만 후반 25분 적극 공세로 나온 우루과이는 한국 수비수의 방심을 틈타

---

[*] 현 20세 이하 월드컵.

만회골을 집어넣었다. 일 대 일로 맞선 상황에서 연장 전반 14분 김종부가 우측을 돌파하여 낮은 크로스를 보냈고, 골문 앞의 신연호는 침착하게 오른발로 터닝슛을 성공시켰다. 결승골이었다. FIFA 주관 대회에서 우리나라가 처음으로 4강에 오른 역사적 순간이었다.

준결승전에서 한국은 브라질을 만났다. 당시 브라질 팀에는 훗날 1994년 월드컵의 우승 주역인 둥가, 조르지뉴, 베베토 등이 포진해 있었다. 경기 전에는 브라질 국적의 FIFA 회장 주앙 아벨란제가 경기장에 내려와서는 브라질 선수 및 심판과만 악수를 한 후 한국 선수를 외면하고 본부석으로 돌아가는 일까지 있었다. 하지만 한국은 브라질의 명성이나 차별적인 분위기에 아랑곳하지 않았다. 전반 14분 이현철의 어시스트를 받은 김종부는 페널티 에어리어 좌측에서 공을 멈추지 않

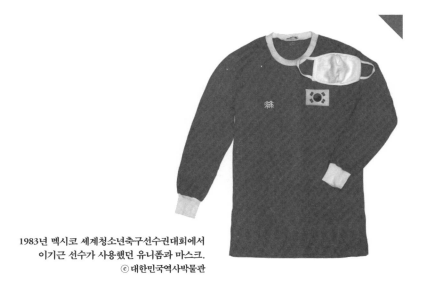

**1983년 멕시코 세계청소년축구선수권대회에서
이기근 선수가 사용했던 유니폼과 마스크.**
ⓒ 대한민국역사박물관

고 바로 대각선 방향으로 슛을 날려 선제골을 넣었다. 지구 반대편에서 출근과 등교를 미룬 채 텔레비전 앞에 모여 응원하던 우리 국민은 환호성을 질렀다. 하지만 브라질은 8분 뒤 동점골을 넣었고, 후반 36분에 다시 한 골을 터뜨리며 경기를 뒤집는 데 성공했다. 비록 결승 진출에는 실패했지만, 한국팀에게는 국내외의 찬사가 이어졌다.

당시 대표팀을 이끌던 박종환 감독의 별명은 '독사'였다. 훈련할 때 선수들을 사정없이 몰아세웠기 때문이다. 국내 대학팀이나 실업팀과 평가 경기를 치른 뒤 승패와 상관없이 실점이 있으면 무조건 기합을 주는 식이었다. 다섯 골을 넣었더라도 한 골을 잃으면 운동장을 10바퀴씩 돌게 했다. 2실점은 20바퀴, 3실점은 30바퀴. 그의 스파르타식 훈련을 가장 잘 보여주는 것은 '마스크 구보'였다. 고지대에서는 산소가 부족해서 뛰면 뛸수록 숨쉬기 힘들기 때문에 그는 선수들에게 마스크를 착용하고 운동장을 뛰도록 명령했다. 다른 종목 선수들이 "화생방 훈련하느냐"면서 비웃었지만 그는 아랑곳하지 않았다.[2] 청소년 대표팀이 홈팀 멕시코와 경기를 펼쳤던 멕시코시티의 고도는 무려 2250미터이다. 남한 최고봉 한라산보다 300여 미터 더 높은 이곳은 운동선수의 고지대 적응 및 경기력에 대한 논란을 촉발시킨 장소이기도 하다. 시작은 멕시코시티가 하계 올림픽 개최지로 결정된 1963년으로 거슬러 올라간다.

## 고지대로 달려간 선수들

1968년 하계 올림픽을 유치하고 싶어 했던 멕시코에게 가장 큰 걸림돌은 개최 예정 도시인 멕시코시티의 높은 고도였다. IOC 집행부는 경기력에 대한 염려가 컸다. 1955년 멕시코시티에서 팬 아메리카 게임이 열렸을 때처럼 선수의 경기력이 떨어지고, 기록도 저조해 올림픽이 흥행에 실패할까 봐 걱정이 많았다. 유치를 놓고 경쟁하던 미국의 디트로이트, 프랑스의 리옹, 아르헨티나의 부에노스아이레스도 자신들이 멕시코시티보다 고도가 낮은 점을 집중적으로 공략했다. 멕시코시티 측은 서둘러 진화에 나섰다. 고지대에서 경기력이 떨어진다는 주장을 뒷받침하는 과학적 근거가 없고, 선수의 의학적 문제가 보고된 적이 없으며, 조금 불편하더라도 며칠 이내에 적응하면서 괜찮아질 것이라고 주장했다. 아울러 고지대에 적응하는 과정 중에 발생하는 비용을 기꺼이 지원하겠다는 의사도 밝혔다. 덕분이었을까? 1963년 IOC 총회에서 멕시코시티는 총 58표 중 30표를 획득하며 경쟁 도시들을 여유 있게 따돌렸다.

그래도 고지대에 대한 걱정은 쉽게 사라지지 않았다. 한 예로 1마일(약 1600미터)을 최초로 4분 안에 달린 육상 선수이자 신경과 의사인 로저 배니스터Roger Banister는 멕시코시티를 개최지로 선정한 것은 어리석은 실수라고 강하게 비난했다.[3] 우려가 지속되자 IOC는 올림픽을 2년 앞두고 25개국, 788명이 참가하는 대규모 연구를 허가했다. 멕시코시티에 모인 엘리트 선수와 과학자들은 고지대에서 나타나는 신체적인 변화를 꼼꼼히 살폈다. 그리고 자료를 바탕으로 온전한 경기력을 위해 최소 3주, 실제적으로는 6주, 길게는 3개월 정도의 적응 기간이 필요하다는 의견이 IOC에 전달되었다.

처음에 IOC는 이 제안을 받아들이지 않았다. 멕시코 올림픽부터 본격적으로 약물 검사와 성별 검사를 도입하며 과학에 열린 태도를 보이던 IOC가 왜 고지대 훈련의 도입은 주저했을까? 당시는 아직 초창기 올림픽 때부터 지키고자 했던 스포츠 정신 중 하나인 아마추어리즘이 신성시되던 때였다. 직업이 아닌 취미로 운동을 하는 아마추어 선수가 본업을 4주 이상 떠나 훈련하는 것은 스포츠의 순수성을 깨뜨리는 위험한 행동으로 여겨졌다. 하지만 많은 국가들이 선수의 건강에 부정적인 영향이 발생할 것을 염려하며 지속적으로 반발했고, 결국 IOC는 마지못해 2주의 추가 기간을 예외적으로 허용했다.

올림픽이 시작되자 예측대로 높은 고도는 경기력에 크게 영향을 끼쳤다. 고지대에서 온 선수들이 멕시코시티의 희박한 공기에 더 잘 적

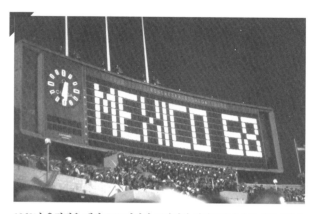

1968년 올림픽은 해발 2250미터의 고지대인 멕시코시티에서 개최되었다.

응하며 저지대에서 온 선수들을 압도했다. 첫 장거리 달리기인 1만 미터 경기에서 금메달은 케냐의 나프탈리 테무에게, 은메달은 에티오피아의 마모 웰데에게, 동메달은 튀니지의 모하메드 가무디에게 돌아갔다. 기록은 상대적으로 저조했다. 테무는 세계 기록보다 1분 48초나 늦게 결승선을 통과했는데도 우승할 수 있었고, 세계 기록 보유자였던 호주의 론 클라크는 경주 막판에 쓰러져 10분 동안이나 의식을 잃었다. 다른 장거리 달리기인 5000미터에서도 아프리카 선수들이 메달을 휩쓸었다. 공기의 밀도가 낮다 보니 던지거나 뛰어오르는 육상 종목에서는 올림픽 신기록과 세계 신기록이 쏟아졌다. 이 중 가장 유명한 기록은 멀리뛰기 선수 밥 비먼이 기록한 8.90미터로 이후 무려 23년 동안 세계 1위의 자리를 지켰다.

　멕시코 올림픽이 끝난 뒤 각국 선수들은 너 나 할 것 없이 훈련을 위해 고지대로 향했다. 아프리카 선수들의 약진으로 효과가 충분히 증명되었기에 고도와 같은 환경 요소까지 포함하는 체계적 훈련이 금세 보편화되기 시작했다. 이런 움직임은 스포츠의 역사에서 아마추어리즘의 이념적 굴레를 벗어던지고 프로 운동선수로 발걸음을 내딛는 큰 역사적 전환점이 되었다. 이후 축적된 자료와 연구 결과를 바탕으로 1978년 미국올림픽위원회는 뉴욕을 떠나 콜로라도스프링스에 새롭게 둥지를 마련했다. 이미 짐작했겠지만 이 도시는 해발 1839미터의 고지대에 자리하고 있고, 현재까지 세계를 주름잡는 미국 스포츠의 산실 역할을 톡톡히 하고 있다.

# 생활은 높은 곳에서, 훈련은 낮은 곳에서

몇 년 전 미국 중부를 횡단 여행할 기회가 있었다. 아침에 캔자스시티를 떠나 양쪽으로 옥수수밭이 끊임없이 펼쳐진 70번 고속도로를 한참 달리자 초록빛 풍경이 점차 사라지면서 본격적으로 길이 가팔라지기 시작했다. 서쪽으로 해가 뉘엿뉘엿 질 무렵 주도州都 덴버에 도착하자 허기가 밀려왔다. 출발할 때 샀던 과자가 생각나 가방을 주섬주섬 뒤지다가 깜짝 놀랐다. 과자 봉지가 터질 듯이 부풀어 있었기 때문이다. 해발 1마일(약 1600미터) 높이에 위치하고 있어서 마일 하이 시티Mile High City로 불리는 곳에 도착했다는 사실을 새삼 느낄 수 있었다.

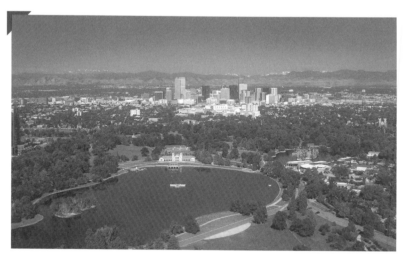

미국 콜로라도의 주도 덴버의 정경. 로키 산맥이 주를 관통하기 때문에 미국의 주요 도시 중 가장 높은 곳에 위치해 있다. 정확히 해발 1마일 고도에 있어 '마일 하이 시티'라는 별명이 붙었다.
© Pixabay

견디는 힘

과자 봉지를 부풀리는 고지대의 낮은 기압은 인체에 어떤 영향을 미칠까? 우리가 숨을 쉴 때 폐로 들어온 산소는 압력의 차이로 폐포肺胞*에서 이름처럼 매우 가는 모세毛細혈관으로 이동한다. 따라서 똑같이 숨을 쉬어도 기압이 낮은 고지대에서는 폐포와 모세혈관 사이 압력 차이가 줄어들어 혈액으로 산소가 덜 들어온다. 이처럼 고지대가 저산소증을 유발하면 체내에서 저산소증 유도인자hypoxia-inducible factor, HIF가 만들어지고, HIF는 신장에서 적혈구생성인자erythropoietin, EPO의 생산을 촉진한다. EPO가 혈액을 타고 골수로 이동해 신호를 전달하면 산소를 운반하는 적혈구가 만들어진다. 고지대에 적응한 운동선수가 저지대에서 경기를 펼칠 때, 늘어난 적혈구만큼 근육에 산소가 더 많이 공급되고 경기력과 지구력의 향상으로 이어지는 것이 바로 멕시코 올림픽 이후 널리 퍼진 고지대 훈련의 핵심이었다.

그런데 시간이 지나자 고지대 훈련이 기대에 미치지 못하는 것으로 드러났다. 역설적이게도 원인 역시 고지대의 낮은 기압이었다. 즉 선수들이 산소를 적게 들이마시다 보니 저지대에서 가능했던 훈련도 고지대에서는 힘들어했다. 훈련 강도가 떨어지면서 근력이 감소하자 지구력 향상에 필요한 체내 자극 역시 감소했다. 스포츠에는 흔히 '연습은 실전처럼, 실전은 연습처럼' 하라는 말이 있는데, 산소가 적은 고지대에서는 실전과 같은 연습이 불가능했다. 고지대에서 향상된 지구력을 꼼꼼히 따져보니 '고지대 거주'로 늘어난 적혈구는 디딤돌이었지만 '고지대 훈련'은 오히려 걸림돌이었다.

* 기관지의 맨 끝부분에 있는 포도송이 모양의 작은 공기 주머니.

1990년대 초 미국의 벤저민 레빈Benjamin Levine 교수는 기존의 고지대 훈련을 개선하는 연구에 착수했다. 그리고 대안으로 '고지대 거주-저지대 훈련living high-training low'을 제안했다. 고지대에서 거주할 때는 적혈구를 늘려 근육에 제공하는 산소를 증가시켜서 지구력을 끌어올리고, 저지대에서 운동할 때는 최대한의 산소를 이용하는 강도 높은 훈련으로 경기력 향상에 필요한 자극을 극대화시키는 것이었다. 그는 1997년 발표한 논문에서 자신의 주장을 확인했다.[4] 대학생 달리기 선수 39명을 고지대 거주-고지대 훈련, 저지대 거주-저지대 훈련, 고지대 거주-저지대 훈련의 세 집단으로 나눴다. 28일 뒤 고지대에서 거주한 두 집단 모두 적혈구가 증가했지만, 경기력 향상은 오직 고지대 거주-저지대 훈련 집단에서만 나타났다. 이들의 경기력은 실험 전보다 약 1.5퍼센트 향상했다. "겨우 1.5퍼센트?"라고 비웃을 수도 있겠지만, 시간으로 따져보면 선수들이 4주 전보다 5000미터를 13.4초나 빨리 뛴 셈이었다.

1999년, 미국 스피드 스케이팅 대표팀은 고지대 거주-저지대 훈련을 도입했다. 선수들은 고지대에서 생활하며 중간 강도로 지상 훈련을 하고, 저지대에서 고강도의 훈련으로 운동을 마치는 수정된 형태로 고지대 거주-저지대 훈련을 수행했다. 3년 뒤 솔트레이크 동계 올림픽에서 이들은 증가한 적혈구와 근육의 산소 이용 능력을 바탕으로 역사상 전례 없는 뛰어난 성과를 거두었다. 3개의 금메달을 포함해 총 6개의 메달을 획득했고, 세계 신기록도 두 개나 달성했다. 물론 경기장의 빙질이나 공기역학적 특성을 미리 파악할 수 있었던 홈그라운드의 이점도 작용했겠지만 이후에도 좋은 성적은 계속되었다. 4년 동안 꾸준히 시행한 고지대 거주-저지대 훈련을 바탕으로 2006년 토리노 동계 올림픽에서도 미국 스피드 스케이팅 대표팀은 금메달 3개, 은메달 3개, 동메달 1개를 획득하는 빼어난 활약을 펼쳤다.

그렇다면 어느 정도 높이의 고지대가 도움이 될까? 호흡마저 힘든 히말라야 산맥까지 올라가야 할까? 국토의 3분의 2가 산으로 이뤄진 우리나라에서도 고지대 거주-저지대 훈련의 효과를 누릴 수 있을까? 여러 연구 결과를 종합해보면, 고지대는 해발 2000~2500미터 사이, 저지대는 1250미터 이하가 가장 효과적이다.[5] 우리나라의 대표적 장소인 태백 선수촌의 고도는 1300미터로 이 결과에 따르면 사실 저지대에 가깝다. 아쉬운 일이지만 외국에서도 고지대 거주-저지대 훈련

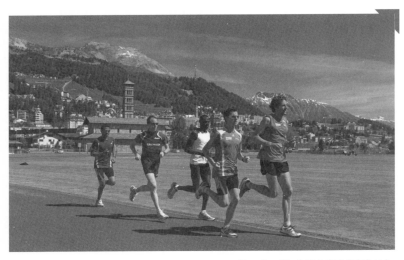

스위스 생모리츠 올림픽 훈련센터의 모습.
알프스 산맥에 자리한 이 훈련센터는 해발 1856미터의 고지대에 위치해 있다.
© Christof Sonderegger|Photoplus.ch

을 할 수 있는 장소는 손꼽을 정도이다. 또한 효과가 있다 하더라도 선수들이 양쪽을 번갈아 오르락내리락하는 것은 번거로운 일이다. 하지만 뜻이 있는 곳에 길이 있는 법. 과학은 높이와 불편을 뛰어넘는 새로운 기술을 제시한다.

## 저지대를 끌어올리거나, 제논 기체를 마시거나

미국에는 고지대 거주–저지대 훈련을 하기에 적합한 장소가 몇 곳 있다. 애리조나주의 플래그스태프(2100미터)와 50킬로미터 떨어진 세도나(1320미터), 캘리포니아주의 맘모스(2400미터)와 68킬로미터 떨어진 비숍(1265미터), 레빈 교수가 연구를 진행한 장소이기도 한 유타주의 파크시티(2135미터)와 48킬로미터 떨어진 솔트레이크시티(1320미터)가 그런 곳들이다. 그런데 정작 올림픽훈련센터가 자리잡고 있는 콜로라도스프링스는 고원高原*이어서 훈련을 위해 저지대로 이동하려면 시간이 많이 걸리는 단점이 있었다.

올림픽훈련센터는 발상의 전환을 통해 문제 해결에 접근했다. 저지대로 내려가기 힘들다면 저지대를 끌어올리면 되지 않을까? 그래서 과학기술을 이용해 건물 안에 저지대에 있는 것처럼 산소를 들이마실수 있는 환경을 조성했다. 선수들은 산소가 많이 공급되는 밀폐 공간에 들어가 트레드밀에서 달리거나 휴대용 산소통을 메고 여분의 산소

---

* 평원이 고지대에 넓게 나타나는 지형.

를 흡입하며 얼음을 지쳤다. 실제로 연구를 진행한 결과 추가적으로 산소를 공급받으며 훈련한 사이클 선수들이 3주 뒤 높은 강도로 진행된 검사에서 평균 기록을 15초 앞당긴 것으로 나타났다.[6] 반면 평소처럼 훈련한 선수들의 기록은 불과 2초 향상되는 데 그쳤다.

과학기술로 저지대 환경을 구현할 수 있다면 반대로 고지대 환경을 재현하는 것도 가능하지 않을까? 경희대학교의 선우섭 교수는 저산소 발생장치를 이용해 사실상 저지대인 태백 선수촌에서 고지대 환경을 조성해 고지대 거주-저지대 훈련을 시행한 바 있다.[7] 연구에 참가한 육상 중·장거리 선수들은 4주 동안 저산소 발생 장치를 이용해 고도 3000미터 환경이 조성된 아파트에서 하루 16시간 이상 생활했고, 훈련은 다른 선수들과 함께 태백 선수촌에서 진행했다. 저지대를 끌어올린 콜로라도스프링스와는 반대로 고지대를 끌어내린 결과, 저산소 환경에서 거주한 선수들의 심폐 기능과 근육의 산소 이용 능력이 증가한 것으로 나타났다.

근래에는 간헐적으로 저산소 환경에 노출시키거나 간헐적인 저산소 훈련을 병행하는 저지대 거주-고지대 훈련도 종종 시행된다.[8] 이 경우에도 경기력을 부분적으로 향상시키거나 고지대에 미리 적응하는 데에 유용한 측면이 있다. 그런데 가만, 인위적으로 경기력을 끌어 올리는 것은 도핑 아니었던가? 2000년대 중반 기압과 산소를 조절하는 소위 '고도 방altitude room'을 둘러싸고 세계반도핑기구에서 광범위한 논의가 진행되었다. 처음에는 경기력 향상 효과와 스포츠 정신 위배를 근거로 고도 방을 금지 목록에 포함시키려 했으나, 이후 여러 과학적 근거를 바탕으로 훈련 시 추가적으로 산소를 흡입하는 방법은 2010년부터 허용되고 있다. 관련된 내용은 수혈輸血과 EPO 도핑을 살펴본 뒤 자세히 다루도록 하겠다.

반면 적혈구 생성과 관련해 2014년 세계반도핑기구는 제논 기체 xenon gas를 금지 목록에 추가했다. 제논은 대기의 0.000009퍼센트에 지나지 않는 극소량의 물질이지만, 러시아 선수촌에서는 경기력 향상을 위해 다수의 선수들이 들이마신 물질이었다. 러시아 정부 주도 아래 선수들은 제논과 산소가 50 대 50으로 섞인 기체를 수면 전에 몇 분 동안 흡입했다. 경기 전에는 피곤함을 떨쳐내고, 경기 후에는 신체의 회복을 돕는 목적이었다. 제논은 체내에서 저산소증 유도인자의 생성을 촉진한다. 제논을 흡입하면 굳이 고지대에 올라가지 않아도 적혈구를 늘리는 효과를 얻을 수 있었던 것이다. 의료용 제논을 생산하던 회사가 정부로부터 상을 받은 기록으로 짐작해보면 러시아 선수들은 2004년 하계 올림픽 때부터 제논을 흡입하면서 경기력 향상을 꾀했던 것으로 보인다.

제논을 흡입해 경기력을 향상시킨다는 의혹이 제기된 때는 러시아 소치에서 동계 올림픽이 열렸던 2014년이다. 당시 러시아는 메달 29개를 획득하며 종합 1위의 성적을 거뒀다. 우승의 비결은 제논이었을까? 물론 러시아 정부는 제논 사용 여부를 긍정도 부정도 하지 않았다. 아울러 설령 사용했다 하더라도 불법이 아니고, 의학용으로 사용되는 물질이므로 문제될 것이 없다고 밝혔다. 눈보라가 몰아치는 시베리아의 잿빛 하늘과도 같은 회색 지대에 놓여 합법과 불법을 구분 짓기 어려운 경기력 향상 약물의 특성을 재차 확인하는 씁쓸한 순간이었다.

견디는 힘

## 이제는 버려야 할 옛 습관

2019년 8월 20세 이하 월드컵에서 우리나라 남자 축구대표 팀이 준우승을 거두며 1983년 멕시코에서의 선배들을 뛰어넘는 성과를 거뒀다. 활약의 밑바탕에는 유소년 때부터 체계적으로 교육받으며 성장한 선수들의 뛰어난 경기력, 수평적인 리더십으로 선수들과 긴밀하게 소통하며 팀을 이끈 정정용 감독의 지도력과 함께 과학적으로 제공된 체계적인 지원이 있었다. 대회 시작 전부터 선수들은 3단계로 구성된 프로그램을 통해 체력을 다졌으며, 대회 중에는 전반전이 끝나면 얼음 찜질을 받으면서 고탄수화물 성분의 음료를 마셨고, 경기가 끝나면 근육통을 줄이는 체리 음료를 마셨다.[9] 고지대 전지훈련 대신 마스크를 쓰고 운동장을 달렸던 시절과 대비되는 모습이다. 36년 전에는 박종환 감독이 직접 장을 봐서 호텔 식당 구석에서 직접 요리를 해 선수들의 식사를 챙겨야 했을 정도로 지원이 부족했다.

말이 나온 김에 짚고 넘어가자. 기압이 낮은 환경에 미리 적응하는 목적으로 사용했던 '고지대 훈련 마스크'는 실제로 효과가 있었을까? 코로나19로 마스크 착용이 일상화된 상황에서 쉽게 경험하듯이 마스크를 쓰고 운동을 하면 금세 숨이 차므로 마치 고지대에서 훈련하는 것처럼 느낄 수 있다. 하지만 이때 호흡이 가빠지는 이유는 고지대에서 겪는 호흡 곤란과 성격이 전혀 다르다. 고지대에서는 산소가 희박하기 때문이지만 마스크는 단지 산소가 드나드는 길이 좁은 것이기 때문이다. 입을 다물고 빨대로 숨을 쉬면 힘든 것과 같은 이치다. 아울러 마스크는 지구력의 핵심인 적혈구 생성에는 별다른 영향을 끼치지 못한다. 일각에는 마스크 때문에 숨을 쉬기 힘들어지면서 호흡 근육이 강화된다는 주장도 있다. 그럴 수 있다. 힘들게 역기를 들면 팔 근육이 발달하는 것처럼 말이다. 문제는 발달한 호흡 근육이 경기력의 향상을 도모하는지 여부는 아직 명확하지 않은 점이다. 또한 연습을 실전처럼 해야 하는 선수들이 마스크를 쓰고 훈련하면, 팔다리로 열심히 흘러가야 할 피가 호흡 기관으로 이동하면서 전력을 다해 훈련에 임하기 어렵게 된다.

고지대 훈련은 고지대 거주-고지대 훈련에서 고지대 거주-저지대 훈련으로 진화했고, 과학기술의 발달로 다양하게 분화했다. 이런 시대에 무작정 "하면 된다"를 외치며 마스크를 쓰고 운동하면 글쎄, SNS에서 '좋아요'는 많이 받을지는 몰라도 그 외에는 특별한 장점이 없어 보인다. 물론 스포츠에서 정신력은 매우 중요하다. 하지만 정신력 또한 과학적인 분석과 체계적인 관리를 통해 다뤄져야 할 영역이지 별다른 고민 없이 투지와 투혼만 부르짖는 것은 구습舊習일 수 있다. 어쩌면 도핑 또한 목적을 이루기 위해서라면 과정은 개의치 않는 스포츠의 구습으로 볼 수 있지 않을까?

# 피로 더럽혀진 승리의 비밀
## 혈액 도핑

## 에디 비의 비상과 몰락

1970년대에 사이클은 미국에서 비인기 종목이었다. 70년 전만 해도 '6일 경주six-day racing'[*] 등 사이클의 인기가 높았지만 시간이 지나면서 점차 시들어갔다. 1960년대부터 미국의 많은 어린이들이 스윈Schwinn사의 자전거 스팅레이Stingray를 타고 동네를 누비기 시작했지만 성장해서 전문적인 선수가 되는 경우는 극히 드물었다. 풍부한 인구학적 잠재력을 방치한다는 비난을 받던 미국자전거연맹은 소극적인 모습에서 벗어나 1978년 처음으로 대표팀을 창설했다. 그리고 초대 감독으로는 폴란드 출신의 에디 보리세비치Eddie Borysewicz가 선정되었다. 선수들은 보리세비치라는 성을 제대로 발음하기 어려워 그를

[*] 6일 동안 쉬지 않고 자전거를 타며 극한의 지구력을 시험하던 경기.

짧게 '에디 비Eddie B'라고 불렀다.

　보리세비치는 청소년 시절 전도유망한 선수였다. 그러나 20세 때 대표팀에서 훈련하던 중 흉부 엑스레이X-ray 판독이 제대로 되지 않아 결핵으로 잘못 진단을 받았다. 먹지 않아도 될 결핵약을 6개월 동안 복용하면서 몸 상태는 나빠졌다. 치료받기 전후의 상태를 그는 동물에 비유했다. "(기운찬) 수탉 같은 기분으로 들어가서 (유약한) 비둘기 같은 기분으로 빠져나왔죠."[10] 대표팀에 복귀한 후에도 예전의 기량은 돌아오지 않았다. 그는 최정상의 자리에 오르지 못하게 되었다고 좌절하는 대신 인생의 목표를 새롭게 정했다. 선수 생활 동안의 많은 경험을 바탕으로 좋은 지도자가 되어 최정상의 자리에 오를 선수를 만들어내는 꿈이었다. 체육대학원에서 석사 학위를 취득하고, 지도자 자격증을 획득하며 차근차근 준비한 끝에 그는 30세부터 지도자 생활을 시작했다.

　1980년 미국이 모스크바 올림픽에 불참하면서 보리세비치는 4년 뒤 열릴 로스앤젤레스 올림픽을 정조준했다. 당시 사이클 대표팀은 1912년 이후 올림픽에서 단 한 개의 메달도 거두지 못하는 기나긴 가뭄에 시달리고 있었다. 그는 유럽에서 선수와 지도자로서 겪었던 경험과 지식을 바탕으로 선수들을 지도했다. 또 영국의 유명 회사 라레이Raleigh가 제작한 자전거와 공기역학 바퀴의 선구자 스티브 헤드Steve Hed가 개발한 휠wheel을 사용하면서 하드웨어에도 많은 신경을 썼다. 자전거의 타이어는 가벼운 헬륨 기체로 채우고, 자전거의 바퀴살인 스포크spoke도 면도날처럼 가늘게 제작하는 등 세밀한 부분까지 챙겼다. 1984년 올림픽에서 그가 지도한 대표팀은 소련 및 동구권 국가의 불참과 홈그라운드라는 이점까지 누리면서 금메달 4개를 포함해 총 9개의 메달을 거두며 오랜 가뭄을 해갈하는 단비 같은 활약을 펼쳤다. 올림픽이 끝난 뒤 그는 지도력을 인정받아 미국자전거연맹이 선정한 '올해의 인물'로 선정되는 영예를 얻었다. 선수 시절부터 품어온 꿈이 응답받는 감격의 순간이었다.

그러나 다음 해 1월, 한 지역 신문은 사이클 대표팀 주치의와의 인터뷰를 통해 선수들의 수혈 문제 때문에 미국자전거연맹의 총재가 서둘러 사임했다는 소식을 전했다. 관련 취재가 잇달았고, 2월에는 많은 사람들이 읽는 음악 월간지 《롤링 스톤Rolling Stone》에 사이클 대표팀

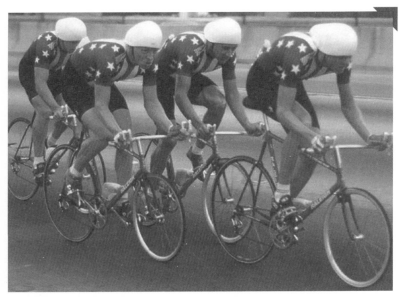

1984년 로스엔젤레스 올림픽에 출전한
미국 단체시간경주 팀의 사진.

이 수혈로 경기력을 끌어올렸다는 기사가 나오면서 소식은 널리 퍼져 나갔다. 메달을 딴 네 명을 포함해 총 일곱 명의 선수가 미리 뽑아 놓은 자신의 혈액 혹은 다른 사람의 혈액을 몸에 주입해 지구력을 향상시켰다는 기사는 큰 반향을 일으켰다. 은빛 바퀴를 힘차게 돌리며 결승선을 통과하던 감동적인 장면이 한 기사의 제목처럼 '피로 더럽혀진 승리triumph tainted with blood'[11]였다는 사실에 많은 사람들이 분노했다.


## 수혈을 통한 혈액 도핑의 비밀


멕시코 올림픽이 열렸던 1968년으로 돌아가보자. 고지대에서 온 선수들이 저지대에서 온 선수들을 압도한 결과는 경기력 향상을 위한 고지대 훈련을 탄생시켰다. 이후 진화한 형태인 고지대 거주–저지대 훈련의 핵심은 모두 산소를 근육에 전달하는 적혈구였다. 산발적으로 진행되던 관련 연구에 불이 붙기 시작했고, 1972년 스웨덴의 비에른 에크블롬Björn Ekblom 교수는 큰 진전을 이루었다.[12] 참가자의 혈액을 뽑고 4주 뒤에 800~1200밀리리터의 혈액을 다시 주입했더니 지구력이 약 16~25퍼센트 상승한 것으로 나타났다. 혈액 내의 적혈구 수가 증가했기 때문이다.

운동선수들이 언제부터 수혈을 통해 혈액 도핑blood doping을 시작했는지는 분명하지 않다. 하지만 혈액 도핑의 초기 역사에서 빠지지 않고 꼭 언급되는 선수가 한 명 있다. 바로 1972년 뮌헨 올림픽과 1976년 몬트리올 올림픽에서 5000미터와 1만 미터 달리기를 2연패한 핀란드의 라세 비렌Lasse Viren이다. 영국의 모 파라가 2012년 런던 올림픽과 2016년 리우데자이네루 올림픽에서 두 종목 2연패를 하기 전까지는 40년 동안 비렌이 유일한 해당 기록 보유자였다.

비렌이 도핑을 했다고 의심을 받은 가장 큰 이유는 올림픽을 제외하고는 성적이 좋지 않았기 때문이다. 더욱이 평상시에 그는 경찰관으로 일했다. 올림픽 때만 되면 정상에 오르는 실력에 대한 궁금증은 자연스럽게 도핑 의혹으로 이어졌다. 혈액과 경기력의 관계를 살피던 초기 연구가 스웨덴에서 시작했으니 옆 동네인 핀란드에서 온 선수도 혈액 도핑을 했을 것이라는 추측은 일견 말이 되는 듯 보였다. 그의 짧고 냉소적인 해명도 의심을 증폭시켰다. 1976년 기자 회견에서 그만의 비밀

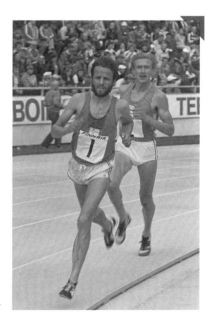

1980년 모스크바 올림픽 1만 미터
달리기 경기에 참가한 라세 비렌의 모습.
ⓒ핀란드 헬싱키 박물관

무기를 묻는 질문에 이렇게 답했다. "순록 우유를 많이 마셔요."[13] 이 듬해 한 잡지는 그가 올림픽에서 거둔 성공의 비결은 일주일에 240킬 로미터를 달리는 훈련, 선천적으로 높은 적혈구의 양, 고지대 훈련 등 으로 경기력의 극대화를 도운 지도자라고 소개했다.[14] 하지만 1981년 은퇴 후 종교에 귀의한 팀 동료 카를로 마닌카Kaarlo Maaninka가 모스크 바 올림픽 때 혈액 도핑을 했다고 고백한 것을 고려하면 비렌에게서 의혹의 눈초리를 거두기 쉽지 않다.

각국 선수들 사이에서도 혈액 도핑을 둘러싸고 우려와 비난이 있었 지만 IOC는 별다른 조치를 취하지 않았다. IOC가 팔짱만 끼고 있었 던 이유 중 하나는, 혈액은 약물이 아니어서 도핑의 기준에 해당하지 않았기 때문이다. 설령 도핑의 기준을 새로 정립해 수혈을 포함시키려 고 해도 당시에는 외부에서 주입한 혈액을 검출할 수 있는 방법이 존 재하지 않았다. 검출 방법이 없을 경우 금지하지 않는 것이 IOC의 기 본 기조였다. AAS 같은 경우에도 1960년대 후반에 이미 선수들 사이 에서 광범위하게 펴졌지만 IOC는 1976년 검출 방법이 개발되기까지 AAS 도핑을 규제의 대상으로 삼지 않았다. 이런 이유로 1976년부터 1985년까지 IOC 연례 회의의 어떤 기록에도 혈액 도핑은 등장하지 않았다.[15]

1983년 사이클 대표팀을 지도하던 보리세비치는 미국자전거연맹 의 생리학자로부터 편지 한 통을 받았다. 편지에는 혈액을 주입해 선 수들의 지구력을 끌어올리자는 제안이 담겨 있었다. 그의 머릿속에는 10여 년 전 유럽에 있을 때 저녁 식사를 같이 한 쟈크 앙크틸Jacques Anquetil이 들려준 이야기가 스쳐 지나갔다. 최초로 투르 드 프랑스에서 5연승을 달성한 앙크틸은 넘치는 활력의 비결로 일 년에 두 번 자신의 신선한 혈액을 주입하는 비법을 털어놓았다. 사실 앙크틸의 방법은 뽑아낸 혈액을 오존으로 처리해 혈액 속 산소량을 늘린다는 일명 '슈퍼-오존 치료super-ozone therapy'에 기반을 둔 것이었다. 하지만 의학적 진실은 따로 있었다. 핵심은 오존이 아니라 혈액 그 자체였다.

보리세비치는 오래전 기억을 구체화하기 앞서 미국올림픽위원회에 수혈을 해도 되는지 문의했다. 위원회는 국제사이클연맹 UCI가 정하는 범위 내에서는 사용이 가능하다고 답했다. 하지만 UCI에는 수혈에 관한 구체적인 규칙 자체가 존재하지 않았다. 보리세비치와 미국자전거연맹은 혈액 도핑이 비록 스포츠 정신에는 어긋날지 몰라도 공식적으로는 불법이 아닌 상황을 십분 활용했다. 그는 선수들의 마음에 의심의 씨앗을 뿌렸다. "수혈을 하지 않으면 메달을 따지 못할 것이다. 다른 선수들이 다 하니까 너도 해야 한다."[16] 수혈에 동의한 선수들은 경주를 며칠 앞두고 훈련장이 아닌 라마다 인 호텔로 향했다. 호텔 방에는 아이오와 대학에서 온 심장내과 교수가 혈액 주머니를 들고 기다리고 있었다. 선수들은 방에 누워 빨간 피가 천천히 자신의 혈관으로 들어가는 것을 바라봤다. 조금 으스스한 장면이지만, 뭐 어떤가. 좋은 성적을 거둘 수만 있다면 감내할 만했다.

물론 수혈은 엄연한 의료 행위이므로 부작용이 발생할 수 있다. 다른 사람의 혈액이 몸에 들어오면 혈장성분이나 백혈구에 대해 열이나 알레르기 반응이 동반될 수 있다. 또한 드물지만 급성 폐손상과 같은 심각한 부작용이 나타날 수도 있다. 미국 사이클 대표팀에서 혈액 도핑을 한 일곱 명 중 세 명은 시간이 촉박해 주변 사람의 혈액을 사용했다. 그중 가족의 혈액을 주입받은 마크 화이트헤드는 이틀 동안 39도가 넘는 고열에 시달렸고, 몸무게가 약 5킬로그램이나 빠졌다. 당연히 그는 평소의 기량을 발휘하지 못했고 결승전 진출에 실패했다. 하지만 미리 자신의 혈액을 뽑아 놓은 뒤 경기를 앞두고 다시 주입하는 이른바 자가 수혈autologous transfusion을 시행하면 부작용을 많이 줄일 수 있기 때문에 선수들은 신체적 부담을 덜 수 있었다. 더욱이 자가 수혈은 애초에 자신의 혈액을 사용하는 것이기에 도핑 여부를 밝히는 것 자체가 불가능했다. 심리적 부담까지 덜 수 있으니 금상첨화였다.

## 여권을 하나 더 챙기세요

혈액 도핑의 첫 호시절(?)은 그리 오래 가지 않았다. IOC가 이전보다 선제적으로 대응한 것도 이유였지만, 근본적으로는 보다 손쉽게 적혈구 생성을 유도하는 적혈구생성인자 EPO가 약물로 등장한 것이 더 컸다. 수혈을 하려고 주사 바늘을 꽂은 채 몇 시간씩 누워 있는 대신 정기적으로 EPO 주사를 맞는 쪽이 훨씬 편했다. 그러나 2000년 시드니 올림픽부터 EPO 검사가 도입되자 상황이 다시 바뀌었다. 선수들이 수혈로 돌아가면서 혈액 도핑은 르네상스 시대를 맞이했다. 적혈구를 천천히 증가시키는 EPO에 비해 수혈은 적혈구를 곧바로 늘리기 때문에 경기력 향상 효과도 즉시 나타났다. 미국의 사이클 선수 타일러 해밀턴Tyler Hamilton은 자신과 동료 선수들의 공공연한 도핑 실태를 고발한 책《비밀의 경주The Secret Race》에서 수혈의 즉각적인 효과를 이렇게 묘사했다. "이전에 수천 번 부딪혀 넘어졌던 내 한계의 벽을 넘어섰고, 갑자기 그 수준을 유지할 수 있게 되었습니다."[17]

해밀턴이 소개한 자가 수혈의 과정은 복잡하고 정교했다. 주머니에 보관된 혈액은 4주 이상 보관이 어려웠기 때문이다. 단기 대회야 혈액 주머니 하나로 해결할 수 있었지만 투르 드 프랑스처럼 3주에 걸쳐 진행되는 대회에서는 혈액 주머니가 일주일에 한 개씩 필요했다. 그렇다고 대회 한 달 전에 혈액을 너무 많이 뽑아 놓을 수는 없었다. 혈액의 손실은 훈련량의 저하로 이어졌기 때문이다. 그는 대회 10주 전 주머니 하나에 해당하는 혈액을 뽑아서 저장하는 것으로 혈액 도핑 준비를 시작했다. 6주 전에는 주머니 두 개만큼의 혈액을 뽑고, 한 개를 수혈했다. 2주 전에는 세 개를 만들고, 두 개를 수혈했다. 두 달 동안 번거롭게 혈액 빼기와 넣기를 반복한 이유는 신선한 혈액을 확보하기 위해

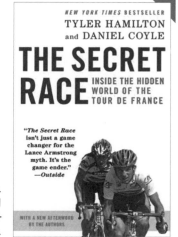

타일러 해밀턴이 사이클 선수들의 도핑을 고발한 책 《비밀의 경주》.
그는 당시 랜스 암스트롱을 비롯한 사이클 선수들이
도핑으로 승리뿐만 아니라 신체의 부작용과
정신적인 문제를 얻었다고 고백했다.

서였다. 이렇게 적혈구가 풍성하게 담긴 세 개의 혈액 주머니를 대회 중 주마다 하나씩 수혈하는 방법으로 혈액 도핑이 이뤄졌다.[18]

2004년 아테네 올림픽 개인 시간경주time trial에서 해밀턴은 금메달을 획득했다. 하지만 얼마 뒤 수혈을 했다는 정황이 포착되었다. 여러 종류의 항혈청을 이용해 다른 사람의 혈액을 주입한 흔적을 찾아내는 유세포분석법flow cytometry에 양성 반응을 보인 것이었다.[19] 가만, 다른 사람의 혈액? 주로 선수 자신의 혈액을 사용한다고 하지 않았던가? 당시 그의 수혈 일체를 담당하던 스페인의 의사 에우페미아노 푸엔테스Eufemiano Fuentes에게는 비슷한 목적으로 도움을 받던 다른 고객들도 있었다. 여러 선수들의 혈액을 다루는 중에 분류가 잘못되었거나 혈액끼리 섞이는 바람에 해밀턴이 도핑 검사에 걸린 것으로 훗날 추정되었다. 여하튼 해밀턴은 재수가 없었을 뿐이고, 이후에도 사이클 선수들의 수혈 사랑은 계속되었다. 자가 수혈을 직접 확인하는 방법은 여전히 존재하지 않았기 때문이다.

2006년 5월 스페인 경찰이 '오피라시온 푸에르토Operación Puerto'라는 암호명으로 푸엔테스를 중심으로 하는 도핑 연결망에 대한 대규모 수사를 시행했다. 급습한 푸엔테스의 사무실에서는 AAS, 성장 호르몬, EPO와 함께 100개의 혈액 주머니가 발견되었다. 관련 서류에는 사이클 선수 51명의 이름이 언급되어 있었다. 1990년대 후반부터 이어진 도핑 파동으로 사이클의 인기는 바닥에 떨어졌다. 부정적인 상황을 타개하고자 UCI는 세계반도핑기구와 손을 잡고 2008년 선수생체여권athlete biological passport을 전격 도입했다.

초반에 사이클 선수들은 생체여권을 반기지 않았다. 자신들의 정보가 차곡차곡 쌓이는 것을 사생활 침해로 여겼기 때문이다. 그러나 UCI 와 세계반도핑기구는 굽히지 않고 대회가 열릴 때 및 대회 전후로 각 선수마다 혈액 시료 10개, 소변 시료 4개를 채취하는 계획을 밀고 나갔다. 2009년 시즌이 끝날 때까지 848명의 선수들로부터 약 2만 개의 시료가 수집되었고, 이 생체 정보는 혈액 도핑을 적발하기 위한 기초 자료가 되었다. 과거에는 혈액 도핑을 막기 위해 혈액 검사의 특정 지표를 개별적으로 이용했다. 예를 들면 UCI는 1997년 적혈구용적률hematocrit* 수치를 50퍼센트 이하로, 망상적혈구reticulocyte** 수를 2.4 이하로 유지하도록 규정했다. 그러나 생체여권을 사용하면서부터 여러 지표에 대해 특정 시점에서의 절댓값이 아닌 상대적인 변동치를 연속적으로 살펴서 수혈이나 EPO 사용 여부를 판단하도록 바뀌었다.[20]

생체여권 도입은 도핑 검사 패러다임의 이동을 의미했다. 이전에는 '양성 반응'이란 선수의 시료에서 불법으로 규정된 약물이 실제로 검출되는 것을 뜻했다. 그러나 이제는 여러 결과의 복잡한 통계 처리를 통해, 구체적인 내용이나 방식은 모르지만 불법적인 무엇인가를 했을 가능성이 매우 높다는 뜻으로 바뀌었다. 도핑과의 싸움에서 번번이 패했던 직접 검사를 구원하기 위해 등판한 간접 검사는 세이브를 추가할 수 있을까? 아니면 블론 세이브를 기록하게 될까? 도핑을 둘러싼 오랜 싸움의 새로운 관전 포인트이다.

---

* 전체 혈액 중 적혈구가 차지하는 비율.
** 완전히 성숙되지 않은 적혈구.

## 혈액 도핑을 잡아라

1985년 미국 사이클 대표팀의 혈액 도핑이 온 천하에 드러
나자 의학계는 우려의 목소리를 높였다. 한 예로 미국국립보건원에서
수혈 의학을 담당하는 하비 클레인Harvey Klein은 심각하고 불필요한
동종 수혈의 위험에 일반인을 노출시키는 것이 의학적으로 정당화될
수 없다고 비난했다.[21] 강력한 주장의 배경에는 수혈 자체의 부작용뿐
만 아니라 당시 막 위세를 떨치기 시작한 후천성면역결핍증후군, 즉
에이즈에 대한 우려가 있었다. 선수들의 혈액 도핑을 허용하면 운동을
즐겨 하는 일반인 사이에서도 수혈이 본격화되어 수혈이 인간면역결
핍바이러스HIV의 전파 통로가 되는 상황을 가속시킬까 두려워했던 것
이다. 의학계는 수혈이 도덕적으로 문제될 것 없으니 괜찮다는 입장에
서 벗어나, 스포츠 정신에 어긋나는 행위인 혈액 도핑은 사용되면 안
되는 기술이라고 주장하기 시작했다.

스포츠 기구의 입장도 대폭적으로 바뀌었다. 먼저 IOC는 도핑의
정의를 체내에 들어오는 '약물drug'에서 '물질substance'로 변경하면서
근본적인 개념을 확장시켰다. 또한 검출 방법이 없어도 일단 금지 목
록에 포함시키는 '선금지 후검사ban first, test later' 정책을 시행했다.
EPO나 성장 호르몬처럼 여전히 검출 방법이 없는 물질도 일단 금지
하기 시작하면서 도핑의 대상 역시 확장되었다. 그래도 혈액 도핑이
지속되자 2008년 선수생체여권이 도입되었고, 직접 검출하지 않고도
도핑 여부를 판단하는 간접 검사가 본격화되면서 반도핑 운동의 새로
운 물꼬가 트이게 되었다. 나아가 AAS나 성장 호르몬도 선수생체여권

의 대상으로 포함시키려는 연구도 진행 중이나 아직 공식적으로 도입되지는 않고 있다.

2019년 3월 오스트리아 경찰은 자국에서 노르딕 월드 스키 챔피언십이 열릴 때 크로스컨트리 선수인 막스 하우케Max Hauke의 숙소를 급습했다. 그해 초 수혈을 이용해 혈액 도핑이 조직적으로 이뤄지고 있다는 정보를 바탕으로 독일과 오스트리아 경찰은 합동으로 수사를 진행 중이었다. 조사의 암호명은 '오퍼라치온 아델라스Operation Aderlass'로, 우리말로 표현하면 '사혈瀉血* 작전'이었다. 압수 수색 당시 하우케는 사혈의 반대, 그러니까 혈액을 빼내는 것이 아니라 뽑은 혈액을 다시 몸 속으로 넣고 있었다. 한 경관을 통해 유출된 동영상을 보면 그는 왼쪽 팔에 반쯤 비어 있는 혈액 주머니가 연결된 줄을 꽂은 채 망연자실한 표정으로 소파에 앉아 있었다. 혈액 도핑의 인기가 시대와 종목을 가리지 않고 여전히 높음을 보여주는 씁쓸한 장면이었다.

* 병의 치료를 목적으로 환자의 혈액을 체외로 뽑아내는 일.

**2019년 막스 하우케가 혈액 도핑을 발각당한 순간의 영상.
그의 불안한 표정에서 여전히 도핑이 만연한
스포츠계의 씁쓸한 현실이 엿보인다.**

# 신세계와 심장마비 사이를 달리다
## EPO

몇 달 작정했던 것이 평생의 연구 주제로

1955년 미국 시카고대학에 재학 중이던 유진 골드와서 Eugene Goldwasser는 지도 교수에게서 새로운 과제를 부여받았다. 방사선에 노출된 뒤 발생하는 빈혈의 회복 과정에 대한 것이었다. 2차 세계대전에서 일본의 히로시마와 나가사키에 원자 폭탄이 투하된 지 얼마 지나지 않은 시대상이 반영된 주제였다. 그는 몇 달 정도 연구하면 적혈구 생성을 촉진하는 물질을 찾고 기존 연구에 복귀할 수 있으리라 생각했다. 약 30년 전 캐나다 토론토대학에서도 3개월 정도의 연구 기간을 통해 인슐린insulin을 정제하는 데 성공했기 때문이다. 하지만 예상은 보기 좋게 빗나갔다. 무려 22년이 지나서야 그는 EPO 발견에 성공했고, EPO는 그의 평생의 연구 주제가 되었다.

당시는 신체 어느 기관에서 EPO를 생성하는지조차 알려지지 않은

186

견디는 힘

때였다. 골드와서는 실험용 쥐의 내분비기관을 하나하나 제거하면서 적혈구 생성 여부를 살펴봤다. 반복되는 지루한 실험 끝에 신장을 제거한 쥐에게서 빈혈이 교정되지 않는 사실을 알게 되었다. 신장이 적혈구를 생성하는 물질을 만들거나, 다른 곳에서 만들어진 호르몬을 활성화시키는 곳이라는 뜻이었다. 이런 발견은 만성 신장 질환 환자들이 흔히 빈혈을 겪고 있는 의료 현장의 상황과도 맞아 떨어졌다. 다음 차례는 그 물질을 찾아 정제하는 것이었다. 그는 200개가 넘는 단백질을 후보로 올렸다. 하지만 EPO는 매우 소량이었고, 정제 과정 중 쉽게 분해되는 어려움이 있었다. 시료를 대량으로 얻을 필요가 있었기에 매년 시카고 인근의 도살장을 돌아다니면서 축산물로써 가치가 없는 양을 구했다. 양의 혈관에 적혈구를 파괴하는 약물을 주입하여 빈혈을 유발시킨 뒤에 EPO가 분비된 혈액을 차곡차곡 모았다. 1971년 마침내 양의 혈장血漿* 470리터에서 200마이크로그램의 EPO를 정제하는 데 성공했다. 하지만 양이 적을 뿐만 아니라 순도마저 낮아 추가 연구를 진행하기에는 무리였다.

동물의 EPO를 미량 얻는 데 그친 골드와서는 소변으로 눈을 돌렸다. EPO는 신장에서 생성되기 때문에 혈액보다 오히려 소변에서 EPO를 얻기 쉬웠다. 하지만 소변의 여러 효소가 EPO를 비활성화시키는 문제가 있었다. 연구가 막힌 상태이던 1973년 그는 일본의 과학자 다카지 미야케로부터 편지 한 통을 받는다.[22] 자신이 연구 중인 재생불량성 빈혈 환자들로부터 소변을 확보해 EPO 관련 연구를 함께하

* 혈액에서 적혈구, 백혈구, 혈소판을 제외한 액체 성분.

고 싶다는 내용이었다. 골드와서는 제의를 받아들였고 미국국립보건원에 연구비를 신청했다. 미야케는 2년 동안 2550리터의 소변을 모았고 불순물을 걸러낸 뒤 동결건조기로 수분을 증발시켜 가루로 만들었다. 1975년 연구비 승인이 떨어졌고, 이에 맞춰 미야케는 미국으로 건너왔다. 12월 25일, 둘은 시카고에 위치한 팔머하우스 호텔의 우아한 로비에서 처음으로 만났다. 미야케는 비단 보자기로 정성스럽게 포장한 상자를 골드와서에게 건넸다. 내용물은 바로 재생불량성 빈혈 환자들의 소변을 동결건조시킨 가루였다. 로비의 화려한 성탄절 트리와는 어울리지 않지만 골드와서에게는 최고의 크리스마스 선물이었다.

골드와서는 다시 연구에 박차를 가했다. 18개월 뒤 마침내 결실이 맺혔다. 이온 교환 크로마토그래피, 에탄올 침전법, 겔 여과법, 흡착 크로마토그래피 등 7단계의 과정을 거쳐 인간의 EPO 8밀리그램을 정제하는 데 성공했다.[23] 비록 작은 시험관 하나를 겨우 채울 정도였지만 이전에 빈혈을 유발시킨 양에게서 얻은 EPO의 40배에 달하는 분량이어서 단백질의 특성 연구나 임상 실험을 진행하기에 충분했다. 그는 연구 결과를 바탕으로 약물 개발을 위해 암젠Amgen이라는 신생 회사와 손을 잡았다. 암젠의 연구원 후쿠엔 린은 골드와서로부터 건네받은 시료의 아미노산 서열을 바탕으로 EPO 유전자를 찾아내 복제하는 데 성공했다. 이어서 햄스터의 난소 세포에 유전자를 삽입하는 방식으로 EPO의 대량 생산이 가능해졌다. 암젠은 임상 시험을 거친 뒤 1987년 이포젠EPOgen이라는 상품명으로 유전자 재조합 EPO 시판을 시작했다. 골드와서의 오랜 연구가 빛을 발하는 순간이었다.

EPO는 투석을 받는 만성 신장 질환이나 암 환자들에게 큰 도움이 되었다. 이들은 신장에서 충분한 EPO를 생성하지 못하거나, 항암 치료의 후유증으로 만성적인 빈혈에 시달렸다. 정기적으로 수혈을 통해 혈액을 보충했지만 잦은 수혈로 인해 환자들은 염증성 질환이나 체내 장기에 철이 축적되는 등 위험에 노출되고 있었다. 적혈구 생성을 돕는 EPO는 기존의 문제를 모두 해결할 뿐만 아니라 환자들의 삶의 질도 현격하게 향상시켰다. 절차가 번거롭고 시간이 많이 걸리는 수혈에 비해 EPO는 간단하게 주사 한 방을 맞으면 되었기 때문이다. 비록 처음 예상보다 시간이 오래 걸리긴 했지만 골드와서의 마음은 뿌듯하기만 했다. "EPO가 투석 환자의 빈혈을 고치는 데 얼마나 효과적인지, 그리고 반복적인 수혈을 어떻게 피하게 했는지 보고 있노라면 여전히 만족스럽습니다."[24]

하지만 병원 밖에서는 골드와서가 예상하지 못한 일이 발생하기 시작했다. 운동선수들은 경기력 향상 약물로 EPO를 사용했다. 그들은 적혈구를 늘려 지구력을 증가시키기 위해 번거롭고 복잡한 수혈 대신 EPO 주사로 빠르게 갈아탔다. 선수들 사이에서 EPO는 금세 영약靈藥이 되었다. 투르 드 프랑스는 어느새 경기력이 아닌 EPO의 각축장이 되었다. 1998년 대회 때 페스티나Festina 팀의 도우미가 EPO를 포함한 여러 약물과 주사기를 차로 옮기다가 발각된 뒤 많은 선수들의 도핑 적발로 이어진 일명 '페스티나 사건'은 감추고 싶은 민낯을 보인 대표적인 사례였다. 하지만 이후에도 EPO 도핑은 은밀히 계속되었다. 그 정점에 있는 선수가 바로 악명 높은 랜스 암스트롱Lance Armstrong이었다.

# 사이클의 전설에서 위대한 사기꾼으로

**오프라 윈프리**  동의해요. 제한 없이 가 보도록 하죠. 전 세계 모두가 당신이 대답하기를 기다려온 질문으로 시작할게요. 지금부터는 '네' 혹은 '아니오'로 대답하는 게 좋겠어요, 괜찮죠?

**랜스 암스트롱**  네.

**윈프리**  시간은 많아요. 자세한 내용은 이야기 나누면서 다루도록 하죠. 일단은 '네', '아니오'로 대답해주세요. 자전거 타는 기량을 향상시키기 위해 금지된 물질을 사용한 적이 있나요?

**암스트롱**  네.

**윈프리**  기량 향상을 위해 혈액 도핑이나 수혈을 한 적이 있나요?

**암스트롱**  네.

**윈프리**  테스토스테론, 코르티손, 성장 호르몬 같은 금지 물질을 사용한 적이 있나요?

**암스트롱**  네.

**윈프리**  투르 드 프랑스에서 우승을 일곱 번 했는데, 금지 약물을 사용하거나 혈액 도핑을 한 적이 있나요?

**암스트롱**  네.

**윈프리**  당신 생각에는 도핑을 하지 않고 투르 드 프랑스를 연속으로 일곱 번 우승하는 것이 인간적으로 가능한가요?

**암스트롱**  내 생각에는 불가능해요.

**윈프리**　　　그렇다면 당신은 언제 도핑을 시작했죠?

**암스트롱**　　'네, 아니오'는 끝난 거예요?[25]

벨기에에서는 매년 4월 '라 플레쉬 왈론La Flèche Wallone'이라는 도로 사이클 경주 대회가 열린다. 이 대회의 마지막 구간인 '뮤어 데 위 Mur de Huy'는 '위의 벽壁'이라는 이름답게 평균 9.3퍼센트, 최대 26퍼센트에 이르는 높은 경사도로 유명하다. 1994년 대회에서는 이탈리아의 게비스-발란Gewiss-Ballan 팀의 선수 세 명이 1~3위를 휩쓸었다. 당시 이들이 선보인 경기력은 너무 압도적이어서 나머지 선수들이 쫓아갈 엄두조차 내지 못할 정도였다. 그나마 추격했던 선수는 1분 14초 뒤에 결승점을 통과했다. 한 팀이 유례없는 성적을 거두자 도핑 의혹이 불거져 나왔다. 특히 관심은 팀 닥터인 미켈레 페라리Michele Ferrari에게 쏠렸다. 그가 근래에 개발된 EPO를 열성적으로 지지한다는 소문이 있었기 때문이다. 한 기자의 질문에 그는 EPO를 처방하지는 않지만 남용을 막기 위해 전문적인 관리가 필요하다고 언급했다. "EPO는 위험하지 않습니다. 위험한 건 남용이죠. 오렌지 주스를 10리터 마시면 위험한 것과 마찬가지입니다."[26]

대중의 정서를 고려하지 않은 발언은 그의 발목을 잡았다. 페라리는 팀 닥터를 그만둬야 했다. 하지만 경기력을 향상시킨 명성은 천천히 퍼져나갔다. 다음 해 그는 유명 사이클 선수들을 개인적으로 돕는 일을 시작했다. 페라리의 고객 중 한 명은 1994년 라 플레쉬 왈론에서 선두보다 2분 32초나 늦게 들어온 암스트롱이었다. 훗날 그는 1995년 봄부터 도핑을 시작했다고 밝힌 바 있는데, 이는 페라리의 도움을 받기 시작한 시기와 겹친다. 다른 약물과 함께 EPO의 도움을 받으면서 그의 성적은 상승하기 시작했고, 암스트롱은 1996년 라 플레쉬 왈론에서 처음으로 우승을 거둔 미국인이 되었다. 하지만 그는 그해 가을에 고환암을 진단받으면서 질주를 멈춰야 했다. 의료진의 전망은 비관적이었지만 그는 수술과 14개월의 항암 치료를 마치고 오뚝이처럼 다시 일어섰다. 그리고 1999년부터 7년 동안 투르 드 프랑스를 석권하며 '인간 승리의 표상'으로 칭송을 받았다. 물론 이제는 '도핑의 화신'으로 불리고 있지만.

골수에서 적혈구 생산을 증가시키는 EPO는 출시 직후부터 운동 생리학 연구자들의 많은 관심을 받았다. 앞서 소개했던 지구력을 향상시키는 수혈의 효과를 처음 규명한 스웨덴의 비에른 에크블롬 교수도 그중 하나였다. 그는 15명의 남성에게 EPO를 주입하면서 이들의 최대산

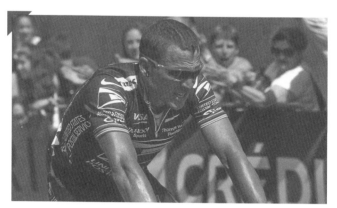

2002년 프랑스의 사이클 대회 그랑프리 뒤 미디 리브레에 참가한 랜스 암스트롱.
투르 드 프랑스 7연패라는 기록을 수립한 그의 도핑 사실은
전 세계를 충격에 빠뜨렸다.

소섭취량VO2max$^*$을 살펴봤다.[27] 몇 주 뒤 이들의 최대산소섭취량은 약 10퍼센트 상승했다. 그는 1990년 한 인터뷰에서 참가자들에게 나타난 운동 능력의 변화를 이렇게 표현했다. "이건 마치 100미터 달리기 경주에 참가할 때 10미터 앞에서 출발하는 것과 같습니다."[28]

1990년 IOC는 EPO를 금지 약물 목록에 올렸다. 하지만 검출 방법이 없어도 일단 금지하는 선금지 후검사 조치였기 때문에 실효성이 없었다. 그 사이 사이클 선수들은 속속 EPO 행렬에 동참했고, 각종 기록은 크게 요동치기 시작했다. 한 예로 1980~1990년 사이 투르 드 프랑스에서 선수들의 평균 속도는 시속 37.5킬로미터였지만, 1995~2005년 사이에는 시속 41.6킬로미터로 빨라졌다.[29] 이런 경향은 평균 경사도 8.1퍼센트의 가파른 오르막길을 13.8킬로미터 달려야 하는 것으로 유명한 알프 듀에즈Alpe d'huez 구간에서도 확인된다. 1994~2008년 사이의 최고 기록 평균은 1977~1993년 사이의 최고 기록 평균보다 무려 4분 30초 이상 단축되었다.

암스트롱은 도핑으로 전례 없는 투르 드 프랑스 7연패를 기록했다. 이렇게 긴 시간 동안 그는 어떻게 도핑 검사를 피할 수 있었을까? 2012년 미국반도핑위원회가 발표한 보고서를 살펴보면 그가 얼마나 용의주도했는지 알 수 있다.[30] 일단 대회 전후에는 검사관이 집에 올 때 없는 척하거나 근처 호텔에 머무르면서 검사를 가능한 최대로 피했다. 또 대회 기간 중 검사가 불가피할 때는 미리 식염수를 주입해 혈액의 적혈구 비

---

* 운동할 때 시간당 신체가 섭취하는 산소의 최대량으로, 유산소 운동 능력을 나타내는 지표로 흔히 사용된다.

율을 낮췄다. 미켈레 페라리의 의학적 도움도 컸다. 1999년 투르 드 프랑스에서 우승할 때는 아직 검출 방법이 없던 EPO를 선택했지만, 이듬해 검사가 도입된다는 소문이 돌자 발각될 가능성이 낮은 자가 수혈로 복귀하는 민첩성을 보였다. 또한 소량의 EPO를 피부 밑 대신 정맥 속으로 투여하면 검사에 걸리지 않는다는 것을 파악해 적극 활용했다. AAS인 테스토스테론의 경우 검사의 민감도가 높지 않았기에 검사 시점을 피해 소량을 사용하는 기지(?)까지 발휘했다.

　암스트롱은 이 외에도 같은 팀 선수들을 조직적인 도핑에 가담시켜 공범을 만들고, 자신에게 반대하거나 도핑 혐의를 제기하는 사람들에게는 협박과 고소를 일삼으면서 압박을 가했다. 일종의 침묵의 카르텔을 조성했던 것이다. 또한 도핑 검사에 걸렸을 때는 서류를 조작해 치료목적사용면책을 사후에 얻거나 상급 기관에 뇌물을 제공하며 무마하려 했다. 그러나 결국 꼬리가 잡히면서 그가 세운 기록 중 1998년 8월 이후의 기록은 모두 지워졌으며, 영구적으로 선수 자격 정지라는 강력

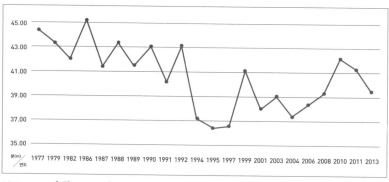

1977～2013년 투르 드 프랑스의 알프 듀에즈 구간에서 13.8킬로미터를 주파하는 데 걸리는 최고 기록의 변화 양상. 1994～2008년 사이 급격한 기록의 단축을 확인할 수 있다.

견디는 힘

한 철퇴를 맞았다. 스포츠 역사상 가장 광범위하고 정교한 방식으로 도핑의 정수를 선보였던 선수의 불명예스러운 결말이었다.

한 가지 흥미로운 사실은 EPO와 연관해서 가장 많이 언급되는 유진 골드와서와 랜스 암스트롱의 엇갈린 운명이다. 골드와서 교수는 EPO를 최초로 정제하는 데는 성공했지만, 학교의 무관심으로 특허를 등록하지 못했다. 결과적으로 EPO를 시판한 암젠은 천문학적인 돈을 벌어들였지만 약물 개발 과정에 고문으로 참여했던 그는 금전적인 혜택을 거의 얻지 못했다. 오죽했으면 훗날 "EPO 연간 수익의 1퍼센트의 1퍼센트만 있었어도 연구실에는 아주 큰 도움이 되었겠죠"라고 말하며 아쉬워했겠는가.[31] 암스트롱은 도핑 사실이 드러난 뒤 명예뿐만 아니라 재산도 크게 잃었다. 후원사의 경제적 지원이 끊겼고, 각종 손해 배상 소송에 2500만 달러가 넘는 돈을 지출했다. 하지만 2009년 개인적 친분이 있던 사업가에게 투자한 10만 달러가 그를 경제적 나락에서 건져냈다. 해당 자금은 차량 공유 업체 우버Uber에 투자되었는데, 이후 우버의 급성장으로 투자 가치는 약 2000만 달러가 되었다. 돈이 인생의 전부는 아니겠지만, 우직했던 골드와서와 부정직했던 암스트롱이 정반대의 삶을 살게 된 것은 왠지 씁쓸한 장면이다.

## EPO는 안전한가

1991년 5월 미국 《뉴욕 타임스New York Times》에는 '원기를 북돋는 약물이 운동선수들의 죽음과 관련이 있다'라는 제목의 기사가 실렸다.[32] 해당 약물은 시장에 출시된 지 4년밖에 안 된 EPO였다. 사이클 선수들 사이에서 빠르게 퍼져나가던 EPO의 질주에 브레이크를 거는 기사였다. EPO가 최근 유럽의 프로 사이클 선수 18명의 죽음과 관련되었을 수 있다는 소식은 큰 반향을 일으켰다. 소개된 선수들 중 한 명은 1990년 2월에 27세로 숨을 거둔 네덜란드의 요하네스 드레이저Johannes Draaijer였다. 직전 해 투르 드 프랑스에서 20위에 오르기도 했던 그는 이탈리아에서 경주를 마치고 며칠 뒤 수면 중에 심장마비로 급사했다. 몇 달 뒤 드레이저의 아내는 남편이 EPO를 사용했다며 그의 죽음이 다른 선수들에게 경종을 울리기를 바란다고 밝혔다.

시계를 최근으로 돌려보자. 2018년 파리-루베Paris-Roubax 대회에서 벨기에의 미카엘 홀라츠Michael Goolaerts가 돌이 깔린 도로로 이뤄진 험난한 구간에서 쓰러진 채 발견되었다. 당시 그는 이미 호흡이 멈춘 상태였다. 치료진은 응급조치를 시행한 뒤 서둘러 그를 병원으로 이송했다. 하지만 그날 저녁 그는 23세의 젊은 나이로 유명을 달리했다. 낙차로 인한 사고인지 심정지로 인한 사고인지 살피기 위해 시행된 부검에서는 쓰러지기 전에 이미 심장마비가 발생한 것으로 드러났다. 예전이나 지금이나 젊은 선수가 갑작스럽게 목숨을 잃을 때 종종 EPO는 유력한 범인으로 몰리곤 한다. EPO 도핑 소식이 끊이지 않고 있고, 일

**2018년 파리-루베 대회에서 벨기에의 미카엘 홀라츠가 낙차하는 순간을 포착한 영상. 사이클 종목은 특히 젊은 선수의 심장마비 사망 사고가 잦아 EPO 도핑에 대한 우려가 종종 제기된다.**

견디는 힘

반인보다 훨씬 튼튼한 선수들의 몸에서 특별한 사망 원인을 찾기가 매우 어렵기 때문이다.

EPO 관련 뉴스를 보면 '적혈구용적률'이라는 용어가 자주 나온다. 적혈구용적률은 전체 혈액 중에서 적혈구가 차지하는 비율로, 혈액 농축의 지표가 된다. EPO를 사용하면 적혈구의 수가 늘어나므로 적혈구용적률이 오르고, 선수들이 땀을 흘리며 운동하면 탈수로 인해 더욱 상승한다. 혈액의 점성이 증가하면, 쉽게 말해 끈적끈적해지면 혈전血栓* 이 생성될 수 있다. 혈전이 심장에 혈액을 공급하는 혈관, 즉 관상동맥을 막을 때 심장마비가 발생한다. EPO의 효과가 널리 퍼졌지만 아직 검출 방법이 존재하지 않았던 1990년대는 EPO 도핑의 황금기였다. 선수들은 EPO를 사용해 경기력을 한껏 끌어올렸지만, 마음 한 켠에는 혹시 수면 중에 심장마비를 겪지 않을까 하는 걱정이 가득했다. 일부 선수는 계속 움직여서 혈전 생성을 막겠다며 대회 기간 중에도 잠을 청하는 대신 밤새 호텔 복도를 돌아다니는 촌극을 펼치기도 했다.[33] EPO에 대한 염려와 부정적 소식은 한 논문 제목처럼 투석 환자의 빈혈을 교정한 '구원자 약물'의 위상을 운동선수의 목숨을 앗아가는 '대량 살상 약물'로 변화시켰다.

하지만 EPO가 위험하다고 결론짓는 것은 성급하다. 당장 논란의 시작이 된 《뉴욕 타임스》 기사만 해도 일주일이 지난 뒤 "부검에서는 원인이 밝혀지지 않았고, 요하네스 드레이저의 약물 복용 여부는 확실하지 않다"고 내용이 수정되었다. EPO가 사이클 선수들의 죽음과 연

---

* 혈관 속에서 피가 굳어진 덩어리.

관되어 있다는 논문과 기사 61개를 분석한 결과에 따르면, 서로가 서로의 근거가 되며 논란을 재생산했을 뿐 위험성을 입증할 실질적 증거나 자료는 턱없이 부족한 것으로 나타났다.[34] 또한 은밀하게 시행되는 도핑의 특성상 실제 선수들의 EPO 복용 여부나 정확한 용량을 파악할 수 없는 한계 역시 고려할 필요가 있다.

최근에는 직접적인 위험성보다 EPO가 심혈관계에 간접적으로 미치는 영향이 관심을 받고 있다. EPO는 적혈구를 증가시켜 근육에 보다 많은 산소를 보내기 때문에, 운동선수의 훈련량은 증가하고 회복 속도는 빨라진다. 따라서 EPO를 사용하면 심혈관계의 변화가 통상적인 훈련을 통해 이를 수 있는 범위를 넘어설 수 있다. 한 예로 1995년과 1999년 투르 드 프랑스에 참가한 선수들의 심장을 비교한 연구를 살펴보자. 각종 기록을 살펴보면 이 기간 중에 선수들의 EPO 사용이 증가한 것으로 여겨지고 있다.[35] 5년 사이 선수들 심장의 크기는 커지고, 혈액을 뿜어내는 능력은 감소하는 방향으로 적응이 일어났다. 격렬하게 훈련하면 선수들의 몸이 탄탄하게 바뀌듯 심장에도 변화가 일어나는 것은 당연하다. 다른 연구에서는 지구력 종목 선수들의 심장이 과도한 수축과 이완을 반복하면서 심장 근육의 섬유화fibrosis나 관상 동맥의 석회화calcification가 발생한다고 보고했다.[36] 이를 바탕으로, 강도 높은 운동과 EPO 복용으로 심장의 구조적인 변화가 촉진되면서 심장마비가 발생할 수 있다는 주장이 대두되고 있다.

그러나 앞서 언급한 것처럼 이런 주장에는 동일한 한계점이 존재한다. 선수들의 EPO 복용 여부나 정확한 용량을 알 수 없기에 간접적인 영향 역시 제대로 평가하기 어려운 것이다. 또한 운동과 EPO가 유발

견디는 힘

한 심장의 구조적 변화가 실제 심장마비와 연관이 되는지도 아직은 전문가들 사이에서 의견이 엇갈리고 있다.[37] 정확한 결론이 나지 않았으므로 현 시점에서는 EPO를 위험한 약물로 몰아가거나 반대로 안전하다고 섣불리 면죄부를 주지 않는 중립적인 시각이 필요하다. 객관적인 자세를 유지할 때 치료 목적으로 EPO를 사용하는 많은 환자들 또한 불필요한 걱정과 염려에 휩싸이지 않을 것이다.


## EPO는 윤리적인가


　　도핑은 기본적으로 의학의 영역이다. 하지만 종종 과정을 중시하는 스포츠 정신 때문에 종종 윤리적 문제로 비화되곤 한다. 한 예시로 우리나라의 수영 선수 박태환을 들 수 있다. 2015년 1월 그의 도핑 검사 결과에서 테스토스테론 양성 반응이 나왔다. 그는 남성 호르몬 수치가 낮아서 의사의 권유로 네비도Nebido라는 주사를 맞았을 뿐이라고 주장했다. 하지만 고의성이 없었더라도 무관용의 원칙에 따라 처벌은 피할 수 없었다. 국제수영연맹FINA은 18개월의 자격 정지 처분을 내렸다. 그는 처분을 받아들였지만 문제는 따로 있었다. 대한체육회 규정상 도핑을 한 선수는 3년 동안 국가대표가 될 수 없었기 때문이다. 2016년 리우데자네이루 올림픽 출전을 놓고 국내에서는 갑론을박이 이어졌다. 특히 대한체육회가 규정을 바꿔가면서까지 그에게 태극마크를 주려 하자 공정성에 대한 논란이 크게 일었다. 이비인후과에서 처방받은 감기약에 들어있는 클렌부테롤을 복용했다가 비슷하게 자격 정지를 받은 수영 선수 김지현에게는 그런 배려가 없었기 때문이다. 메달을 딸 수 있는 선수에게는 예외를 허락하고, 그렇지 못한 선수에게는 엄격하게 대응하는 대한체육회의 이중성이 문제가 되었다. 법원에서 시시비비가 가려지면서 박태환은 결국 올림픽에 출전했다. 실력만 놓고 보면 국가대표가 되기에 충분한 기량을 갖고 있었지만 그에 걸맞는 윤리적 대표성을 지녔는지에 대해서는 물음표가 제기되었다.

지금까지 지구력을 끌어올리기 위한 고지대 거주-저지대 훈련, 고도 방, 수혈, EPO 등을 살펴봤다. 모두 체내에 산소를 많이 전달하기 위해 적혈구 수를 늘리는 것을 목표로 하는 방법들이다. 하지만 현재 세계반도핑기구는 고지대 환경을 재현하는 고도 방은 허용하는 반면에 수혈과 EPO 사용은 금지하고 있다. 이상하지 않은가? 모두 인위적으로 경기력을 향상시키는 방법이므로 전부 금지하는 것이 윤리적으로 맞지 않을까? 한때 우리나라에 정의 열풍을 불러일으킨 마이클 샌델Michael Sandel 교수가 저서 《완벽에 대한 반론》에서 이렇게 지적한 바 있다. "바로 이 지점에 윤리적인 난제가 존재한다. 만일 EPO 주사와 유전학적 교정을 반대해야 한다면, 왜 나이키의 '고도 조절 숙소'는 반대하면 안 되는가?"[38]

하지만 윤리성만 따져 모든 방법을 하나의 잣대로 평가하는 것은 단편적 접근일 수 있다. 과학적으로 각 방법의 기전과 효과를 꼼꼼히 따져보면 엄연히 차이가 존재하기 때문이다. 예를 들면 적혈구를 직접 제공하는 수혈의 경우 즉시 극적인 효과를 확인할 수 있다. 앞서 언급했듯이 사이클 선수 타일러 해밀턴은 이를 새로운 세계를 경험하는 것으로 표현했다. EPO는 골수에서 적혈구의 생성을 유도하므로 시간이 걸리고, 연구에 따라 다르지만 일반적으로 지구력을 약 7퍼센트 이상 향상시키는 것으로 알려져 있다.[39] 반면에 고지대 거주-저지대 훈련에 바탕을 두고 있는 고도 방의 효과는 수혈이나 EPO에 비해 두드러지지 않는다. 고도 방의 경기력 향상 효과는 1퍼센트 정도로 알려져 있으며, 그나마도 개인차가 크다.[40] 또한 이미 적혈구 수치가 최고점에 근접한 선수들은 고도 방에 둔하게 반응하는 모습을 보인다. 고도 방을 수혈이나 EPO와 동일한 선상에 놓기 어려움을 보여주는 측면이다.

무엇보다 고도 방, 즉 '고지대 거주'의 효과를 얻기 위해서는 '저지대 훈련'이 반드시 병행되어야 한다. 즉 부단한 훈련이 전제된 상태에서 심폐기능이 발달하고 지구력이라는 열매를 거두게 되는 것이다. 이와 달리 수혈이나 EPO는 훈련을 통해 나타나는 일련의 과정을 거치지 않고 경기력 향상이라는 목표에 바로 도달한다. 결과보다 과정에 방점을 두는 스포츠 정신에 입각하면 생리적 지름길을 취하는 수혈이나 EPO는 도핑으로 귀결된다. 반면 최선을 다해 훈련한 뒤에 사용하는 고도 방은 운동 후에 받는 마사지나 꼼꼼하게 조절하는 식이 요법과 비슷한 성격을 지니기에 허용되는 것이다.

도핑을 둘러싼 논란에서 도핑을 찬성하는 사람들은 검사량 대비 적발 건수가 매우 낮은 상황을 지적하며 차라리 도핑을 허용하고 잘 관리하자고 주장한다. 이들이 자주 언급하는 약물은 EPO이다. 원래 체내에 존재하는 물질이어서 적발이 쉽지 않고, 미켈레 페라리가 말했듯이 관리 하에 사용하면 어느 정도 안정성을 확보할 수 있기 때문이다. 체내에서 적혈구를 증가시키는 기전이 같기에 EPO와 고도 방 사이에 별다른 차이가 없어 보이기에 얼핏 생각하면 일리 있어 보일 수 있다. 하지만 EPO를 사용하는 것은 운동선수가 고된 훈련으로 도착할 수 있는 목적지에 지름길로 손쉽게 도달하는 것과 같으므로, 공정한 경쟁을 중요한 가치로 여기는 스포츠 정신을 위배하는 것이다. 따라서 단편적인 시각으로 EPO를, 나아가 경기력 향상 약물을 옹호하지 않도록 주의해야 한다. 잘 따져보자. 그놈이 그놈 아니다.

# 4

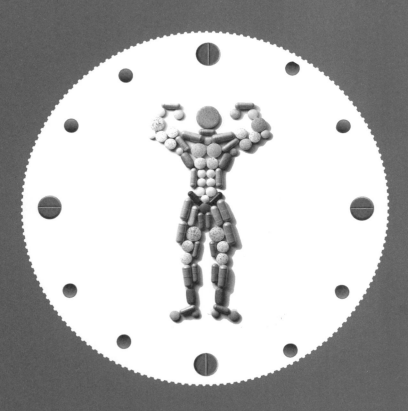

# 유용한
# 도구

# 수영복은 복장일까, 도구일까?
## 수영복과 기술 도핑

## 아시아의 인어가 입은 수영복

수영 선수 최윤희의 별명은 '아시아의 인어'였다. 1982년 뉴델리 아시안게임 여자 배영 100미터와 200미터, 개인혼영 200미터에서 아시아 신기록을 세우면서 우승을 거둔 뒤 얻은 별명이었다. 당시 같은 종목에서 은메달을 세 개 획득한 언니 최윤정과 함께 분홍색 한복을 입고 시상대에 선 장면은 많은 이들의 시선을 사로잡았다. 수영 종목에서 일본의 독주를 막은 빼어난 실력과 아름다운 미모를 갖춘 그는 일약 전 국민의 스타로 떠올랐다. 불과 15세에 아시안게임 3관왕에 오른 그에 대한 주변의 기대는 매우 높았고 전폭적인 지원이 이어졌다. 1984년 로스앤젤레스 올림픽을 앞두고는 대한수영연맹 최초로 미국 전지훈련을 실시할 정도였다. 하지만 세계 무대의 벽은 높았다. 그는 결선 진출 탈락이라는 초라한 성적표를 받고 돌아왔다.

1986년 서울에서 아시안게임이 개최되자 다시 한 번 최윤희에게 많은 관심이 쏠렸다. 하지만 성장세는 기대에 미치지 못했고, 4년 전의 패배를 설욕하기 위해 일본이 내세운 오노 가오루의 기량이 만만치 않았다. 부담스러운 상황이었지만 최윤희는 배영 100미터에서 오노를 0.49초 차이로 따돌리며 금메달을 획득했다. 그리고 여세를 몰아 배영 200미터에서도 금빛 물살을 헤쳤다. 비록 개인혼영 200미터에서는 동메달에 그쳤지만 수영 2개 종목 2연패를 달성한 것만으로도 아시아의 인어라 불리기에 충분했다. 당시 금메달 못지않게 세간의 화제가 된 것은 수영복이었다. 태극기 문양을 재해석해 하얀 바탕 위로 빨강, 파랑, 검정 줄무늬를 사선으로 넣은 디자인은 국기를 신성하게 여기던 시절에 보기 드문 파격적인 시도였다. 디자인보다 더 말이 많았던 것은 수영복의 재질이었다. 너무 얇아 몸매가 확 드러나고 심지어 신체 부위가 비쳤기 때문이다.

　　수영은 0.01초 차이로 순위가 결정되는 종목이다. 선수들이 머리를 밀거나 전신 제모를 하는 것도 물의 저항을 줄이기 위해서이다. 수영복 역시 멋있게 보이려는 패션의 관점이 아니라 속력을 높이기 위한 기록의 관점에서 다뤄진다. 수영의 역사에서 수영복의 재질이나 디자인에는 많은 변화가 있었다. 양모나 면 같은 천연 섬유를 사용하기도 했고, 반대로 나일론nylon이나 스판덱스spandex 같은 합성 섬유를 쓰기도 했다. 최윤희가 입었던 몸이 드러나는 얇은 수영복이 대세인 적도 있었고, 반대로 온몸을 덮은 수영복이 인기를 구가한 적도 있었다. 이런 수영복은 복용하거나 주사하는 약물이 아닌데도 도핑 논란을 불러일으켰다.

## 더 가볍게, 더 얇게, 더 늘어나게

1896년 그리스 아테네에서 첫 근대 올림픽이 열렸을 때 수영 종목에서는 100미터, 500미터, 1200미터 자유형과 그리스 해군 선원들만 출전 가능한 100미터 자유형 경기가 펼쳐졌다. 당시 수영 경기는 지금처럼 수영장이 아닌 바다에서 열렸고 오스트리아, 그리스, 헝가리, 미국에서 온 19명의 선수들이 출전했다. 제아만灣의 차가운 바닷물과 거센 파도를 물리치고 100미터와 1200미터에서 우승을 거둔 선수는 헝가리의 허요시 알프레드Hajós Alfréd였다. 쉬는 시간만 충분했다면

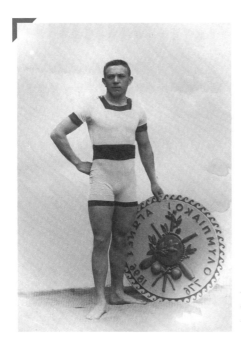

1회 올림픽에서
수영 2관왕에 오른 허요시 알프레드.
수영복의 디자인이 요즘 수영복의 모양새와
큰 차이를 보이지 않는다.

유용한 도구

100미터에 이어서 바로 펼쳐진 500미터에서도 1위를 차지했을 압도적인 기량이었다. 활약 덕분에 '헝가리의 돌고래'로 불린 그의 수영복은 팔꿈치부터 무릎까지 몸에 달라붙는 형태였다. 품위와 고상함을 강조하던 당시 체육계의 분위기를 고려하면 꽤 파격적인 복장이었다.

'비실용적이고, 재미없고, 아름답지 않고, 옳지 않다'는 이유로 배제되던 여자 수영 경기는 1912년 5회 스톡홀름 올림픽부터 열렸다. 100미터 자유형과 400미터 계주 경기가 열렸는데, 계주에서는 영국 팀이 우승을 거뒀다. 여성 선수들이 힘들까 봐 두 경기만 치르도록 배려(?)하던 보수적인 시대에, 영국 선수들은 몸에 달라붙고 허벅지 중간까지 내려오는 수영복을 입었다. 당시의 기념사진을 보면 선수들은 코치로 보이는 여성과 함께 자세를 취하고 있다. 가느다란 세로 줄무늬가 들어간 짙은 색깔의 긴 드레스에 하얀색 레이스 옷깃을 걸친 코치의 얼굴은 심각하기 짝이 없다. 마치 선수들의 복장은 경기 때문에 지극히 예외적일 뿐 무릇 여성은 이렇게 정숙하게 입어야 한다는 무언의 시위를 하는 것처럼 보인다.

수영이 본격적인 스포츠가 되었을 때부터 선수들은 헐렁하고 무거운 수영복을 피했다. 그러나 양모나 면으로 만든 당시의 수영복은 물에 들어가자마자 흠뻑 젖어 원활한 수영을 방해했다. 물을 헤칠 때마다 늘어진 채 팔에 감기는 수영복을 입고 수영을 하기란 여간 어려운 일이 아니었다. 이런 점을 간파한 호주의 알렉산더 매크레이Alexander MacRae는 물꺼림성* 소재인 견사silk를 사용한 레이서백racer-back 수영

---

* 물과 친화력이 적은 성질. 소수성疏水性이라고도 한다.

복을 출시했다. 선수들은 몸에 딱 들어맞고, 이름 그대로 팔과 어깨와 등의 넓은 부위를 드러낸 레이서백 수영복을 환영했다. 1928년 암스테르담 올림픽 자유형 1500미터에서 스웨덴의 아르네 보리Arne Borg가 신기록을 수립하며 우승할 때에도 레이서백 수영복을 입고 있었다.

선수들 사이에서 인기가 높아지자 1929년 매크레이는 회사 이름을 스피도Speedo로 바꾸면서 기존에 운영 중이던 속옷 사업을 정리하고 수영복 사업에 매진했다. 1930년대 초반 레이서백 수영복은 선수들 사이에서 대세가 되었다. 경기력이 향상되는데 누군들 마다하지 않겠는가? 하지만 대중의 시각은 달랐다. 1932년 로스앤젤레스 올림픽 200미터 여자 평형 경기에서 호주의 16세 수영 신동 클레어 데니스Clare Dennis가 우승했을 때 견갑골을 지나치게 드러내는 부적절한 수영복을 입었다는 이유로 잠깐이지만 실격 처리를 당했다. 노출에 관해서는 남자 선수도 별반 다르지 않았다. 1936년 베를린 올림픽에 상반신을 드러낸 수영복이 처음으로 등장했을 때에도 논란이 발생했다. 해변에서 팬티 형태의 수영복을 볼 수 없던 시대였기 때문이다.

❶
5회 올림픽에 참가한 영국의 여성 수영 선수들의 짧은 수영복과
코치가 입고 있는 긴 드레스가 묘한 대조를 보이고 있다.

❷
1928년 올림픽에서 라이벌 보이 찰튼(왼쪽)과
어깨동무를 하고 있는 아르네 보리(오른쪽). 둘 다 레이서백 형태의 수영복을 입었다.

유용한 도구

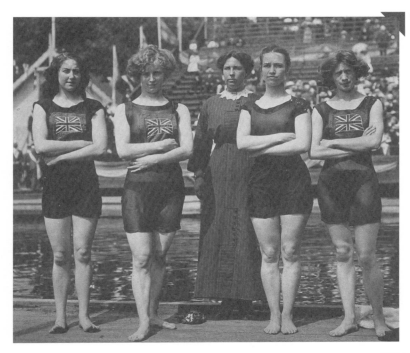

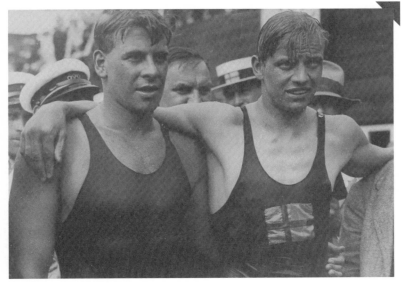

시간이 지나면서 수영복의 재질은 합성 섬유로 대체되었다. 1956년 스피도는 듀폰Dupont에서 개발한 나일론으로 만든 수영복을 선보였다. 당시의 광고 문구 "거미줄보다 가늘고 강철처럼 강하다"처럼 나일론으로 만든 수영복은 매끄럽고, 부드럽고, 물꺼림성이 높아 인기가 많았다. 1972년에는 또 다른 합성 섬유인 스판덱스를 사용한 수영복이 등장했다. 수영복 제작사들은 첨단 과학기술의 산물을 받아들이는 데 주저함이 없었다. 뮌헨 올림픽 수영 경기에서 수립된 22개의 세계 기록 중 21개가 신축성이 뛰어난 스피도의 스판덱스 수영복을 입은 선수

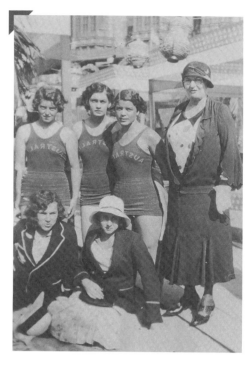

1932년 로스앤젤레스 올림픽에 참가한
호주의 클레어 데니스(뒷줄 가운데)와 동료들.
20년 전의 수영복보다 더 몸에 달라붙고
신체 노출이 많아졌다.

들에 의해 달성됐다. 7관왕에 오른 원조 수영 황제 마크 스피츠Mark Spitz가 입었던 짧은 삼각 수영복도 스피도의 제품이었다.

하지만 뮌헨 올림픽에서 더 큰 화제를 모은 것은 동독 선수들이 입은 매우 얇고 몸에 착 달라붙는 수영복이었다. 고서머gossamer*로 만든 수영복은 물에 젖으면 몸이 거의 다 비쳐 일명 '스킨수트skinsuit'로 불렸다. 이듬해 베오그라드에서 열린 세계수영선수권대회에서 동독 여자 선수들은 스판덱스로 만든 스킨수트를 입고 14경기 중 10경기에서 우승했고, 7개의 세계 신기록을 작성하는 기염을 토했다(물론 앞서 언급했듯이 AAS의 도움이 더 컸을 것이다). 이후 스킨수트는 대세가 되었다. 오죽하면 미래의 수영복은 선수의 몸에 고무 코팅을 뿌리는 스프레이 형태일지 모른다는 말까지 나왔겠는가.[1] 1986년 서울 아시안게임에서 최윤희가 입었던 수영복도 바로 스킨수트였다. 속력을 위해 민망함도 불사한 선택이었다.


## 인간의 피부를 상어의 피부처럼

1990년대가 되면서 수영복은 새로운 방향으로 발전하기 시작했다. 연구실에서 컴퓨터를 이용한 유체역학fluid dynamics이나 경계

---

* 면, 견, 양모 같은 가벼운 섬유에 고무 화합물을 얇게 도포하여 방수 가공을 한 투명한 천, 신부가 쓰는 베일이나 장식용으로 많이 사용된다.

층제어boundary layer control 같은 분석 방법을 통해 항력抗力*을 살피기 시작했다. 연구가 거듭되면서 체형, 크기, 피부 등을 포함한 선수의 몸 자체가 앞으로 나아가는 헤엄의 효율성을 떨어뜨리는 주된 요인으로 드러났다. 이후 수영복의 진화는 선수의 몸 자체를 보다 물에서 역동적hydrodynamic으로 움직일 수 있게 변화시키는 방향으로 진행되었다. 1996년 애틀랜타 올림픽에서 스피도는 아쿠아블레이드Aquablade를 선보였다. 반짝이는 부분과 흐릿한 부분이 반복되는 세로 줄무늬의 수영복이었다. 육안으로는 기존의 수영복과 별다른 차이가 없어 보였지만 반짝이는 부분은 부드러운 재질로, 흐릿한 부분은 거친 재질로 구성되어 있었다. 재질에 따라 물의 흐름에 차이가 나면서 소용돌이가 생성되었고, 이로 인해 빠르게 헤엄칠 때 물이 수영복 표면을 더 밀접하게 감쌌다. 일본의 연구진은 여자 선수들의 경우 기존 수영복을 입을 때보다 9퍼센트의 이득을 볼 수 있다고 보고했다.[2]

스피도의 경쟁사 아디다스는 1998년 전신을 덮는 수영복인 제트콘셉트Jetconcept를 출시했다. 신체 형태에 의해 형성되는 형상 항력form drag이 신체 표면에 의해 형성되는 마찰 항력friction drag보다 7배 높다는 자체 연구를 바탕으로 한 제품이었다.[3] 형상 항력을 줄이기 위해 제트컨셉트의 표면은 리블렛riblet**으로 덮었다. 리블렛은 헤엄칠 때 발생하는 와류渦流***를 흘려보내는 통로 역할을 해 선수의 등에 얹어지

---

* 물체가 유체 내에서 운동할 때 받는 저항력.
  ** 갈비뼈 모양의 미세한 돌기.
*** 유체의 회전운동에 의하여 강하게 소용돌이치는 흐름.

는 물의 양을 감소시켰다. 호주의 수영 스타 이언 소프Ian Thorpe는 제트컨셉트를 입고 각종 대회에서 눈부신 활약을 펼쳤다. 본사를 호주에 두고 있는 스피도의 입장에서는 자국의 대표 선수가 경쟁사의 수영복을 착용하고 수영계를 호령한 것이기에 배가 아플 수밖에 없었다.

　이처럼 수영복 회사들은 수영 선수 몸의 형태를 변형시켜 항력을 줄이는 것에 심혈을 기울였다. 매끈한 골프공보다 표면이 울퉁불퉁한 골프공이 더 멀리 날아가는 원리를 밝힌 항공학aeronautics 기술이 수영복 제작에 본격적으로 도입되었다. 선수의 몸을 비행기의 날개처럼 제어할 수 있다면 물속에서 보다 높은 곳에서 헤엄을 치면서 보다 빠르게 나아갈 것으로 예상했다. 이를 위해 선수의 몸을 압박해 더욱 이상적인 형태로 변화시키면서도 팔과 다리의 자유로운 움직임을 지원하는 전신 수영복과 함께 매끄럽지 않은 까끌까끌한 소재가 보편화되기 시작했다. 2000년 시드니 올림픽을 앞두고 스피도는 상어의 피부를 모방한 리블렛을 적용한 전신 수영복 패스트스킨Fastskin을 개발했고, 또 다른 수영복 회사 아레나Arena는 파워스킨Powerskin을 제작했다. 첨단 과학이 스포츠에 자연스럽게 스며든 결과물이었다. 자국에서 열린 올림픽에서 이언 소프는 제트콘셉트를 입고 금메달 3개와 은메달 2개를 거머쥐었다. 또한 스피도의 패스트스킨을 착용한 선수들은 세계 기록 15개 중 13개를 달성했고, 수영에 걸린 메달의 83퍼센트를 휩쓸었다.

　까만 상어 같은 수영복을 입은 선수들의 등장은 다른 종목보다 비교적 규칙이 단순한 수영 경기에도 최신 과학기술이 파고들었음을 상징적으로 보여주는 장면이었다. 그러나 일각에는 첨단 수영복이 스포츠의 윤리성과 진실성, 순수성에 미칠 부정적 영향에 대한 염려도 존재했다. 2000년 4월 미국의 브렌트 러셀Brent Russel 교수는 국제스포츠 중재재판소에 보낸 문서에서 우려를 이렇게 표명했다. "과거에는 선수의 기량만이 경기를 결정지었지만, 이제는 기량과 도구가 좌지우지할 수 있다. (…) 연습을 많이 한 가장 뛰어난 선수가 아니라 경기력을 최고로 향상시키는 수영복을 입은 선수에게 금메달이 돌아갈지도 모른다."[4] 전통적으로 수영복은 복장이었다. 비록 소재를 바꾸고, 디자인을 개선하는 노력이 지속적으로 있었지만 경기력 논란으로 이어지지는 않았다. 하지만 전신 수영복은 달랐다. 물속에서 필연적으로 발생하는 항력을 줄여 경기력을 향상시키는 도구가 되었던 것이다.

수영복 회사들은 수영복이 복장에서 도구로 탈바꿈한 상황을 마다할 이유가 없었다. 자사 제품을 입은 선수들이 좋은 성적을 거두면 판매량에 도움이 되었기 때문이다. 그런데 규칙을 제정하는 국제수영연맹 FINA 역시 전신 수영복에 대해 뒷짐만 지고 있었다. FINA는 내심

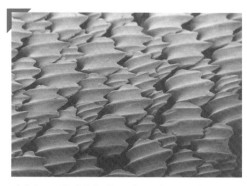

현미경으로 본 상어의 비늘 모습. 스피도는 상어의 피부를 모방한 재질의 수영복 패스트스킨을 개발해 물속에서 발생하는 항력을 줄였다.

유용한 도구

첨단 수영복으로 무장한 선수들이 올림픽에서 좋은 기록을 내면 수영의 인기와 위상이 높아지리라 기대하고 있었다. "경기 중 선수의 속력, 부력 또는 지구력을 돕기 위한 어떤 장치도 사용 또는 착용할 수 없다"는 경기 규정과 관련해서도 항력을 감소시키는 전신 수영복을 추진력에 도움이 되는 적극적인 수단으로 해석하지 않았다. 수영장에서 인간끼리 펼치는 경쟁의 소중한 가치가 사라지고, 선수들은 과학기술의 산물에 몸을 욱여넣은 실험실의 쥐와 같은 존재로 전락할지 모른다는 우려가 있었지만 결국 전신 수영복은 도입되었다.

## 로켓이 된 수영 선수

2004년 아테네 올림픽에서 주요 수영복 회사들은 저마다의 첨단 수영복을 내세웠다. 아디다스는 새로운 제트콘셉트를, 아레나는 파워스킨 익스트림을, 스피도는 2세대 패스트스킨을 선보였다. 스피도의 수영복을 살펴보면 가슴팍에는 고무 요철을 덧대어 압력 항력 pressure drag을 줄이고, 팔 안쪽에는 티타늄-실리콘으로 만든 비늘을 붙여 선수가 팔을 아래로 저을 때 물을 더 잘 챌 수 있도록 제작되었다. 수영복의 재질도 개선되어서 나일론과 테플론teflon*으로 코팅한 스판덱스로 이뤄져 있었다. 물꺼림성이 높은 섬유를 사용해 수영복에 물이 고이지 않고 흘러가도록 했지만 문제는 솔기였다. 천이 짜인 형

---

* 안정성이 뛰어난 화학 물질로 프라이팬 코팅이나 고어텍스(방수가공품)로 사용된다.

태에 따라 물방울이 불규칙하게 튀면서 고질적으로 헤엄을 방해하는 항력이 발생했다.

아테네 올림픽에서 2세대 패스트스킨을 입은 마이클 펠프스Michael Phelps가 6관왕에 올랐지만 스피도는 만족하지 않았다. 2006년 1월 스피도의 차세대 수영복 제작을 진두지휘하던 연구소 아쿠아랩Aqualab은 호주스포츠협회에서 여러 분야의 전문가를 소집한 회의를 열었다. 스포츠 과학자, 생체 역학 전문가, 공학자들의 틈바구니 속에 특이하게 미국항공우주국NASA 소속의 공학자 스티브 윌킨슨Steve Wilkinson이 껴 있었다. 윌킨슨은 로켓의 표면에 흐르는 공기가 마찰을 일으키며 속력에 영향을 주는 경계층boundary layer을 오랫동안 연구한 전문가였다. 그에게 부여된 과제는 수영복의 항력을 줄이는 재질과 솔기 형태를 찾는 것이었다. 작은 풍동風洞*에서 60여 개의 후보 재료를 실험한 결과 테플론을 폴리우레탄polyurethane으로 대신하면 항력이 더 감소하는 것으로 나타났다. 솔기의 경우에는 초음파 접합sonic welding 기술을 사용해 각 부위를 마치 금속 조각처럼 연결하는 방법이 고안되었다.

2008년 2월 스피도는 신제품 레이저 레이서LZR racer를 공개했다. 마이클 펠프스를 포함한 미국의 수영 선수 일곱 명이 어깨부터 발목까지 덮는 까만 수영복을 입고 기자들 앞에서 슈퍼 히어로 같은 자세를 취했다. 새 수영복은 선수들을 영웅으로 만들기에 부족함이 없었다. 물꺼림성이 높은 재질은 물을 튕겨낼 뿐만 아니라 추가적인 부력을 제공했고, 디자인은 몸 전체를 압박해 선수의 체형을 물에서 좀 더 역동

---

* 인공으로 바람을 일으켜 공기의 흐름이 물체에 미치는 작용을 실험하는 터널형의 장치.

유용한 도구

적인 형태로 바꿔 항력을 떨어뜨렸다. 자체 연구 결과에서는 이전 세대 수영복보다 항력이 24퍼센트 감소하고, 헤엄의 효율성이 5퍼센트 증가한 것으로 나타났다.[5] 펠프스의 착용 소감은 짧지만 강렬했다. "물에 닿는 순간 마치 로켓이 된 것 같아요."[6]

레이저 레이서는 수영복의 정체성에 대한 논란을 다시 일으켰다. 이탈리아 수영 대표팀 감독인 알베르토 카스타그네티Alberto Castagnetti는 우려의 목소리를 크게 낸 사람 중 하나였다. "수영은 항상 선수들의 능력에 기반을 둬왔지만 이제 다른 요인이 생겼다. 이건 기술 도핑 technological doping과 같다. 스포츠 정신은 사라졌다."[7] 강력한 반발의 배경에는 이탈리아 대표팀이 입던 아레나의 수영복이 스피도의 디자인에 미치지 못한 측면도 있었지만, 복장에서 도구로 진화한 수영복이 이제는 경기력 향상 약물과 대등한 위치까지 이르렀음을 보여주는 상

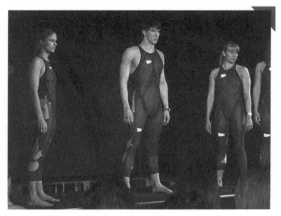

2008년 2월 출시 기념 기자 간담회에서 레이저 레이서를 입고 등장한 미국의 수영 선수 아만다 비어드(왼쪽), 마이클 펠프스(가운데), 나탈리 코플린(오른쪽).

징적인 발언이었다. 경쟁사들도 스피도가 명백히 규정을 무시했는데도 FINA가 레이저 레이서를 승인했다며 볼멘소리를 늘어놓았다. "규칙을 존중하지 않으면 혁신자innovator가 되는 것 같다. 그런데 윤리는 어디 간 걸까?"[8]

2008년 4월 FINA는 논란을 뒤로 하고 레이저 레이서를 최종적으로 승인했다. 선수들은 앞다투어 첨단 수영복을 착용하기 시작했다. 미국 국가대표 선발전은 레이저 레이서의 성능을 확인하는 자리가 되었다. 선수들의 3분의 2가 레이저 레이서를 입고 출전했으며, 최종적으로 선발된 선수의 78퍼센트가 착용하기로 결정했다. 다른 나라에서도 비슷한 흐름이 이어졌다. 자국 스포츠 용품 회사의 후원을 받던 일본의 기타지마 고스케도 기록을 위해 기존 수영복을 내려놓고 레이저 레이서의 대열에 합류했다. 우리나라의 박태환도 도전해봤지만 어깨 부분이 조이고 걸려 결국 포기하고 하체만 덮는 반신 수영복으로 대신했다.

레이저 레이서에도 단점은 있었다. 착용감이었다. 지나칠 정도로 신체를 압박하는 특성 때문에 입으려면 20분 정도가 걸렸다. 일부 선수들은 마찰을 줄이려고 발에 비닐봉지를 씌우고 낑낑대며 수영복에 몸을 집어넣었다. 직접 입어본 한 리포터가 자신을 껍질을 도로 벗으려고 애쓰는 바닷가재에 비유할 정도였다.[9] 몸을 겨우 쑤셔넣어도 옷이 아니라 마치 종이처럼 느껴지던 레이저 레이서는 경기에 몇 번 참가하면 찢어지거나 늘어나서 사용할 수 없게 되었다. 한 벌의 가격이 최대 60만 원에 이르렀으니 스피도의 후원을 받지 못하는 선수에게는 경제적으로 큰 부담이었다.

2008년 베이징 올림픽의 수영 스타는 단연 미국의 마이클 펠프스였

유용한 도구

다. 특히 8월 17일 열린 남자 400미터 혼영 계주[*] 결승전에는 전 세계의 이목이 집중되었다. 그가 우승하면 1972년 뮌헨 올림픽에서 7관왕에 오른 마크 스피츠를 뛰어넘어 8관왕이라는 전인미답의 영역으로 헤엄쳐 들어가는 것이었다. 과정은 쉽지 않았다. 미국 대표팀은 배영에서 간발의 차이로 가장 먼저 들어왔지만 평영에서 일본 대표팀에 선두를 내줬다. 평영 100미터와 200미터에서 2관왕에 오른 기타지마 고스케의 힘찬 헤엄 덕분이었다. 그러나 세 번째 주자로 나선 펠프스가 경기를 다시 뒤집었다. 주 종목인 접영에서 100미터를 50초 15로 끊으며 마지막 자유형 주자에게 선두 자리를 건네주었다. 미국 대표팀은 3분 29초 34의 세계 기록을 작성하며 우승했고, 펠프스는 여덟 번째 메달 획득에 성공했다. 우승할 때마다 포효하던 그의 수영복에는 스피도의 마크가 선명하게 그려져 있었다.

2008년 베이징 올림픽 수영의 진정한 스타는 사실 레이저 레이서라고 해도 과언이 아니었다. 94퍼센트의 경기에서 승리를 견인했고, 획득한 메달의 84퍼센트에 관여하는 놀라운 성적을 거뒀기 때문이다. 심지어 남자 경기에서는 1위 선수 모두가 레이저 레이서를 입은 선수들이었다. 이들이 세운 기록 역시 압도적이어서 총 25개의 세계 신기록이 달성되었다. 선수들의 부단한 노력을 폄하하는 것은 결코 아니지만, 레이저 레이서를 착용한 선수들은 정말 로켓처럼 수영장을 휩쓸었다.

---

[*] 배영–평영–접영–자유형의 구성으로 이뤄진 경기.

## 짧았던 수영복 기술 도핑의 시대

베이징 올림픽이 끝나자 스피도의 경쟁사들도 발 빠르게 움직였다. 선두 주자는 아레나와 제이키드Jaked였다. 이들이 선보인 '엑스—글라이드X–Glide'와 '제이오원J01'은 오직 폴리우레탄으로만 제작된 수영복이었다. 물꺼림성과 항력 감소 효과가 탁월한 폴리우레탄은 레이저 레이서에도 적용된 재질이었다. 하지만 폴리우레탄이 많아질수록 수영복이 쉽게 찢어졌기 때문에 스피도는 일정 비율 이상으로 폴리우레탄 사용량을 끌어올리지 못했다. 두 회사는 폴리우레탄 조각을 열로 접합시키는 기술을 개발해 한계를 극복했다. 아예 솔기가 없고, 폴리우레탄을 100퍼센트 사용한 제품은 말 그대로 수영복 진화의 종착역이었다. 수영복 '끝판왕'의 등장에 맞춰 기록 갱신 주기가 지나치게 빨라지자 FINA를 향한 불평이 쌓여갔다. 2009년 2월 마침내 FINA는 16개 수영복 회사 대표와 모임을 갖고 수영복의 디자인과 재질에 관한 규정을 발표했다. 애초 FINA는 348개의 수영복 중 202개를 승인했으나, 여러 회사들이 기간이나 절차에 이의를 제기하면서 오히려 186개가 추가로 통과되었다. 결과적으로 총 388개의 수영복이 2009년 말까지 한시적으로 허용되었다.

이런 배경 속에서 2009년 여름 로마에서 열린 세계수영선수권대회는 '기술 도핑'이 구현된 대회였다. 새로운 수영복은 불과 1년 전 첨단 수영복으로 위세를 떨쳤던 레이저 레이서를 구닥다리로 만들었다. 엑스—글라이드를 입고 출전한 독일의 폴 비더만Paul Biedermann이 대표적인 예였다. 대회 첫날 남자 400미터 자유형에서 3분 40초 07의 기록으로 우승하며 '인간 어뢰' 이안 소프가 7년 동안 보유했던 세계 기록을 갱신하더니, 이틀 뒤 200미터 자유형에서 1분 42초로 세계 기록을 세우며 '수영 황제' 마이클 펠프스를 따돌리고 우승했다. 1년 전 베이징 올림픽에서 펠프스가 1분 42초 96의 기록으로 자유형 200미터에서 우승했을 때 비더만은 1분 46초를 기록하며 5위에 그쳤다. 하지만 비더만은 11개월 만에 무려 4초를 단축하는 엄청난 기량을 선보였다. 펠프스가 개인 기록을 4초 앞당기는 데 5년이나 걸린 것을 고려하면, 비더만이 거둔 성과가 첨단 수영복 덕분이라는 생각을 지우기가 쉽지 않다. 첨단 수영복의 도움을 받았던 펠프스조차 직접적으로 불만을 토했다. "그것(100퍼센트 폴리우레탄 수영복)은 스포츠를 완전히 바꿨습니다. 이건 수영이 아니에요. 신문의 헤드라인은 늘 누가 어떤 수영복을 입는가입

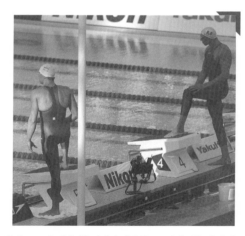

**로마에서 열린 2009년 세계선수권대회 자유형 100미터 결승에 앞서 첨단 기술이 적용된 전신 수영복을 입고 있는 브라질 수영선수 세자르 시엘로(왼쪽)와 프랑스 알랭 베르나르(오른쪽).**

니다."[10]

　세계 신기록 경신 뉴스가 심드렁하게 들리는 상황이 되자 FINA는 2009년 초 만들었던 규정을 더욱 엄격하게 손봤다. 수영복의 재질로 폴리우레탄 같은 물꺼림성 소재를 금지하고, 물이 스며들 수 있는 직물만 허용했다. 또한 두께는 0.8밀리미터 이하, 부력은 0.5뉴턴 이하, 침투성은 재질을 여러 방향으로 25퍼센트 잡아당긴 상태에서 1제곱미터당 80리터 이하 등 구체적인 기준을 정했다. 디자인의 경우 남자는 허리부터 무릎까지, 여자는 어깨부터 무릎까지로 제한했으며 지퍼처럼 몸을 조이는 결합 장치도 금지했다.[11]

　FINA의 조치는 수영의 개념을 새롭게 정의한 결정이었다. 사실 수영이 오락 혹은 관람거리에서 본격적인 스포츠로 전환되었을 때부터 수영복은 신기술의 결정체였다. 최신 과학기술이 수영복에 도입될 때마다 너무 짧아서, 너무 달라붙어서, 너무 얇아서 논란이 되었지만 진화가 멈췄던 적은 없었다. 경기에서 가장 중요한 것은 속력이었기 때문이다. 물꺼림성 소재로 제작된 전신 수영복을 제한하는 조치는 이제까지의 진화를 거부하고 시곗바늘을 뒤로 돌리는 것이었다. 얼핏 생각하면 첨단 기술의 도입을 거부한 FINA의 결정은 마치 산업혁명 시대에 기계를 부수며 변화를 거부한 '러다이트 운동'처럼 보일 수 있다. 하지만 이는 누가 빨리 헤엄치는지 가리는 종목에서 선수가 아닌 수영복이 부각되는 것을 막기 위한 불가피한 조치였다. 승부가 어떤 수영복을 입는지에 따라 결정된다면 수영은 성능 좋은 자동차가 부각되는 자동차 경주와 별다른 차이가 없게 된다. 더욱이 선수들은 동시대의 선수들과 순위를 다투기도 하지만 앞선 시대 선수들의 기록과도 경쟁을 한다. 시대를 반영한 과학기술을 품으면서도 시대를 건너뛰어 공정하게 자웅을 겨루는 것이 진정한 스포츠 정신을 구현하는 길이었다.

한편 수영복 회사들은 많은 제약이 생긴 이후에도 나름의 기술 발전을 꾀했다. 아레나는 탄력성이 높은 소재를 사용해 다리 근육을 압박하고, 불필요한 움직임을 방지해 에너지를 비축하는 방법에 집중했다. 스피도는 수영복 외에 수영모나 물안경에도 관심을 돌려 조금이라도 항력을 줄이려 노력했다. 하지만 기록 갱신의 광풍은 멈췄고, 선수들이 어떤 수영복을 입는지는 대중의 관심에서 멀어졌다. 2016년 리우데자네이루 올림픽이 열리기 전 스피도는 '패스트스킨 레이저 레이서 엑스Fastskin LZR Racer X'를 공개했지만 글쎄, 굳이 외우기에는 너무 긴 이름이었다.

# 과학기술이 만들어낸 불공정
## 자전거와 기계 도핑

### '식인종'이 세운 불멸의 기록

벨기에의 에디 메르크스Eddy Merckx는 사이클 역사에서 전설적인 선수이다. 1965년 프로 선수로 전향한 그는 각종 대회에서 차곡차곡 우승을 거둬나갔다. 1969년 그는 처음 출전한 투르 드 프랑스에서 1965년 우승자 펠리체 지몬디, 1967년 우승자 호제 펭종과 같은 유력한 선수들을 압도하는 기량을 선보이며 1위를 차지했다. 이때 그는 종합 우승자에게 주는 노란색 상의, 스프린트* 점수를 가장 많이 획득한 선수에게 주는 초록색 상의, 산악 구간을 가장 잘 달린 선수에게 주는 빨간 물방울 무늬 상의를 모두 차지했다. 영원한 2인자 레몽 풀리도Raymond Poulidor의 절망적인 패전 소감은 이랬다. "메르크스는 매일

---

* 평지, 중간 난이도, 고난이도 등 구간별 코스의 난이도에 따라 선수에게 주어지는 점수.

유용한 도구

선수들의 머리를 단두대의 칼날 아래에 밀어넣었다."[12] 그의 팀 동료 크리스티앙 레이먼드Christian Raymond가 메르크스의 활약을 딸에게 이야기하자, 딸이 의미심장하게 남긴 말에서 유명한 별명 '식인종The Cannibal'이 탄생했다. "그 벨기에 아저씨는 아빠에게 부스러기 하나도 안 남겼네요. 그 아저씨는 식인종이에요."[13]

이후에도 각종 대회에서 우승을 독식하던 그는 1972년 가을, 한 시간 동안 가장 멀리 타기에 도전했다. 흔히 뛰어난 사이클 선수임을 입증하는 세 가지 지표로 3대 도로 일주 대회 중 하나 우승하기, 월드 챔피언십 우승하기, 한 시간 동안 가장 멀리 타기 신기록 세우기가 언급된다. 그는 이미 1971년 말까지 지로 디탈리아 우승 2회, 투르 드 프랑스 우승 3회, 월드 챔피언십 우승 2회란 걸출한 기록을 거뒀다. 이제 선수로서 한 단계 더 오르기 위해서는 한 시간 동안 멀리 타는 기록, 일명 '아워 레코드hour record'에 도전해야 했다. 무리 지어 경주할 때는

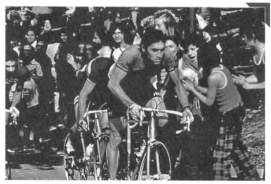

1974년 에디 메르크스가 UCI 로드 월드 챔피언십에서 역주를 펼치고 있다.
그는 이 대회에서 우승하면서 도로 자전거 경주 역사상 처음으로 한 해 3관왕을 달성했다.
© Ken Johnson

돌발 상황이 발생하거나 앞뒤 선수들의 영향을 받을 수밖에 없지만 통제되고 표준화된 전용 경기장에서 한 시간 동안 혼자서 자전거를 타는 것은 오롯이 선수의 체력, 지구력, 능력을 평가할 수 있는 경주로 여겨졌기 때문이다.

**1972년 에디 메르크스가 한 시간 동안 가장 멀리 타기에 도전하는 영상.
그가 탄 자전거는 경량화에 초점을 맞춰 특별 제작된 것이었다.**

　1972년 11월 25일 토스트와 햄, 커피와 치즈로 아침 식사를 마친 뒤 그는 60분의 대장정에 나섰다. 벨기에의 레오폴드 국왕을 포함한 2천 명의 관중들이 들어찬 객석에서 쏟아지는 환호 속에, 8시 46분 그는 역사적인 도전에 나섰다. 한 시간 뒤 그는 49.431킬로미터를 기록하며 팬과 기자들을 실망시키지 않았다. 기존 최고 기록 보유자 덴마크의 올레 리터Ole Ritter보다 778미터나 더 멀리 탄 기록이었다. 경주를 마친 직후 그는 너무 힘들었다면서 이보다 더 멀리 달리는 것은 불가능하고, 다시는 도전하지 않을 것이라고 대답했다. 그의 말처럼 이후 아워 레코드는 한동안 깨지지 않았고, 49.431킬로미터는 자연스럽게 인간 신체 능력의 한계치로 여겨졌다. 그럴 만도 했다. 다름 아닌 '식인종'이 세운 기록이었으니까.

## 연달아 갱신된 아워 레코드

영원할 것 같던 에디 메르크스의 아워 레코드는 12년이 지난 1984년 1월 19일 이탈리아 출신 선수 프란체스코 모서Francesco Moser에 의해 깨졌다. 그의 기록은 메르크스보다 1720미터나 더 멀리 탄 51.151킬로미터였다. 난공불락으로 보이던 기록을 깼을 때 그의 나이는 사이클 선수로서는 적지 않은 32세였다. 하지만 그는 첨단 과학기술을 이용해 생물학적 불리함을 뛰어넘었다. 모서의 자전거는 한마디로 공기역학 자체였다. 자전거의 바퀴살인 스포크를 렌즈 모양의 탄소 섬유 원반으로 덮은 일명 디스크 휠disc wheel은 무게가 4.6킬로그램이나 나갔지만, 회전 속도를 고르게 하면서 안정감을 주는 역할을 했다. 자전거의 디자인도 남달랐다. 시트 튜브seat tube*가 둥근 호弧를 이루면서 뒷바퀴가 거의 안장 아래쪽에 위치한 반면에 앞바퀴는 상대적으로 작아서 헤드 튜브head tube**는 짧았다. 또한 소뿔 모양의 작은 손잡이bullhorn bar가 사용되면서 자전거에 오른 그의 자세는 자연스럽게 웅크리는 모습이 되어 공기 저항을 줄일 수 있었다.[14]

공기역학 자전거는 소재도 특별했다. 바퀴는 무거웠지만 타이어의 뼈대carcass는 100그램의 순수한 견사를 사용해 매우 가볍고 폭이 좁게 만들어졌다. 또한 발판, 크랭크, 허브, 체인 링과 같은 부품은 티타늄

---

\* 자전거 프레임 앞쪽 삼각형의 뒷부분.

\*\* 자전거 프레임 앞쪽 삼각형에서 윗부분인 탑 튜브top tube와 아랫부분인 다운 튜브down tube가 만나는 꼭짓점 부분

과 마그네슘으로 매끄럽게 제작되어 공기 저항을 덜 받도록 도왔다. 실낱같은 공기 저항까지 줄이기 위해 그는 몸에 달라붙는 스판덱스로 제작한 스킨수트를 입었고, 끈이 없는 특수 제작 신발을 아예 발판에 붙여 불필요한 다리 힘의 손실을 차단했다. 새로운 영웅의 등장에 사람들은 환호했지만 12년 동안 기록을 보유했던 메르크스는 탐탁지 않았다. 자전거 경기의 여러 돌발 변수를 배제하고, 오롯이 선수의 신체 능력으로만 결정되는 아워 레코드의 가치가 손상되었다고 느꼈다. 현역 시절 모서를 만날 때마다 승리했던 메르크스에게 있어 새로운 아워 레코드는 첨단 소재와 혁신 기술의 도움을 받은 불공정의 산물이었다. "한 시간 동안 가장 멀리 타기 역사상 처음으로 약한 사람이 강한 사람을 이겼네요."[15]

추가적으로 짚고 넘어가면 모서의 아워 레코드 갱신에는 또 다른 비결이 숨어 있었다. 바로 수혈이었다. 이탈리아 페라라대학 생체역학 교실의 연구진이 조력자였다. 연구진을 이끌던 프란체스코 콘코니 Francesco Conconi 교수와 두 명의 조수*는 나이 든 모서의 근육이 감당할 수 있는 양보다 더 많은 젖산lactic acid이 생산되는 것을 막기 위한 방편으로 수혈을 선택했다. 모서의 혈액 도핑은 앞서 언급했던 1998년 페스티나 사건 때 비로소 세상에 드러났다.

한 시간 동안 가장 멀리 타기는 이후에도 메르크스의 투덜거림과 정반대의 방향으로 흘러갔다. 특히 1990년대 중반 그레이엄 오브리 Graeme Obree와 크리스 보드만Chris Boardman을 필두로 하는 선수들이

---

* 그중 한 명은 훗날 랜스 암스트롱의 도핑을 도운 미켈레 페라리였다.

더욱 공기역학적인 자전거와 전통에 얽매이지 않는 특이한 자세를 무기 삼아 도전에 나서면서 아워 레코드는 크게 요동쳤다. 그레이엄 오브리가 먼저 포문을 열었다. 무명의 아마추어 선수였던 그는 직접 제작한 '오래된 믿음직한 친구Old Faithful'를 타고 도전에 나섰다. 드럼 세탁기의 고속 회전에서 영감을 얻은 실드 베어링shield bearing과 산악자전거에서만 사용되던 일자형 손잡이flat bar를 도로 경주용 자전거에 최초로 도입한 과감성 못지않게 자전거를 타는 자세 역시 파격적이었다. 손을 가슴에 붙이고 팔꿈치는 안으로 바짝 집어넣으며 몸을 둥글게 웅크렸던 그의 자세에 '계란' 혹은 '기도하는 사마귀'란 별명이 붙었다. 1993년 7월 17일 그는 공기 저항을 줄이는 물방울 모양의 유선형 헬멧까지 쓰고 새로운 기록 51.596킬로미터를 질주하는 데 성공했다.

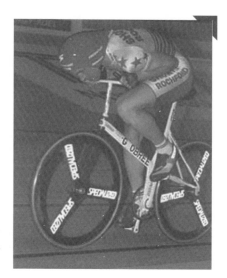

**극단적으로 몸을 웅크린 채 직접 제작한 자전거를 타고 있는 그레이엄 오브리의 모습.**

하지만 오브리의 기록은 불과 6일 만에 깨졌다. 1992년 바르셀로나 올림픽 금메달리스트 크리스 보드만이 주인공이었다. 그가 기록 경신에 사용한 무기는 바르셀로나에서 탔던 첨단 자전거 '로터스Lotus 108'을 도로용으로 개량한 '로터스 110'이었다. 자전거의 프레임은 탄소 섬유 모노코크monocoque*여서 매우 가벼웠고, 공기역학적 장점이 두드러졌다. 그는 1996년 9월 16일 오브리가 처음 시작한 하늘을 나는 것처럼 두 팔을 앞으로 쭉 펴서 공기 저항을 줄이는 자세, 일명 '슈

* 갑각류의 단단한 껍질처럼 한 덩어리로 제작된 형태.

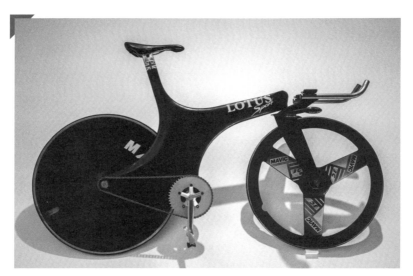

**첨단 자전거 로터스 108.**
**모노코크 차체 외에도 바퀴는 공기 저항을 줄이는 디스크 휠과,**
**측면 바람에 취약한 디스크 휠의 약점을 보완한 트리-스포크tri-spoke 휠로 이루어져 있다.**

유용한 도구

퍼맨 자세'로 56.375킬로미터를 타며 새로운 기록을 갱신했다. 24년 전 에디 메르크스보다 무려 7킬로미터 가까이 늘어난 기록이었다. 오브리와 보드만 외에도 이들과 첨단 과학기술의 산물을 공유한 미구엘 인두라인, 토니 로밍거 등의 선수가 앞서거니 뒤서거니 하며 아워 레코드를 연달아 갱신했다.

## 복잡하게 나뉜 아워 레코드 기록

아워 레코드가 연달아 갱신될 때 UCI의 표정은 밝지 않았다. 선수의 신체 능력을 순수하게 평가하는 한 시간 동안 가장 멀리 타기가 첨단 과학기술의 장으로 변질된 상황이 불편했기 때문이다. 부정적인 분위기는 1996년 10월 UCI 운영위원회가 '루가노 헌장Lugano Charter'을 발표하는 것으로 이어졌다. 루가노 헌장은 당시 자전거의 진화를 못마땅하게 여기는 문장으로 시작했다. "자전거의 기술적인 측면을 통제하지 못하면서 나타난 잠재적인 위협과 문제를 인식했기에 여러 조치를 취할 것이며, 이를 통해 선수들이 대등한 위치에서 경쟁하면서 신체적으로 누가 뛰어난지 가리는 자전거 경기의 진정한 의미를 상기할 수 있기를 바랍니다."[16] 루가노 헌장에 발맞춰 UCI는 1999년 6월 자전거의 최소 중량을 6.8킬로그램으로 제한하기로 결정했다. 프레임 소재의 발달로 등장한 초경량 자전거로 인해 선수들이 공정한 기회를 얻지 못하고, 나아가 기계에 대한 인간의 우월함이 위협당하고 있다고 여겼기 때문이다.

과학기술을 신체의 가치를 격하시키는 걸림돌로 여기던 UCI는 2000년 9월 순수한 신체 능력과 동일시되던 아워 레코드를 새롭게 정의하는 조치를 단행했다. 1972년 에디 메르크스가 세운 49.431킬로미터를 '국제사이클연맹 기록UCI record'으로 명명하고, 이후 작성된 기록은 모두 '인간 최고의 노력 기록 best human effort record'으로 정의했다. 결과적으로 그의 기록과 이후 첨단 자전거를 타고 세운 기록 사이에 명확한 선이 그어졌다. 그의 기록에 UCI의 이름을 붙인 것은 UCI 공식 기록이라는 의미가 부여되었고, 여기에 도전하기 위해서는 그가 탄 것과 유사한 자전거만 사용해야 한다는 조건이 붙었다. 이러한 결정을 통해 메르크스는 과학기술에 빛이 바래지 않고 온전하게 신체 능력을 십분 발휘한 표상으로 자리매김했다. 스포츠에서 도구나 기계가 아무리 발전해도 중요한 것은 인간이라는 전통적인 믿음을 다시 세우려는 UCI의 노력이 반영된 결과였다.

하지만 아워 레코드를 작성할 때 메르크스가 탔던 것은 평범한 자전거가 아니었다. 이탈리아의 유명한 자전거 제작자 에르네스토 콜나고Ernesto Colnago가 심혈을 기울여 제작한 특별한 자전거였다. 그는 경량화에 초점을 맞추고, 메르크스를 싣고 한 시간 동안 겨우 버틸 수 있는 수준까지 자전거의 무게를 줄였다. 각종 부품에 구멍을 최대한 뚫고 앞바퀴에는 90그램, 뒷바퀴에는 110그램의 초경량 타이어를 장착한 자전거의 최종 무게는 5.5킬로그램이었다. 당시 일반적인 도로 경주용 자전거의 무게인 11킬로그램의 반절에 불과했다. 그렇다고 콜나고가 무작정 경량화만 추구했던 것은 아니다. 당시로서는 첨단 기술인 티타늄 용접이 이탈리아에서 가능하지 않자 미국까지 건너가 작업을

진행하며 내구성을 강화했다. 또한 공기의 저항을 줄이기 위해 도전의
장소로 공기 밀도가 낮은 고지대 멕시코시티를 선택하는 치밀함도 보
였다. 그가 세운 계획 중 유일하게 실패한 것은 도전 당일 타이어를 공
기보다 가벼운 헬륨으로 채우지 못한 것이었다.

아워 레코드가 재정립되면서 메르크스는 '순수한 신체 능력의 화
신'으로 호명되었지만, 사실 그는 신체 단련 못지않게 자전거 제작에
도 관심이 많았다. 자전거 제작이 예술이나 전통, 수공업에서 아직 벗
어나지 못했던 1960년대에 그는 과학기술과 공학을 받아들이는 데에
적극적이었다. 그가 1970년 11월부터 새로운 디자인, 재료, 기술을 적
용한 콜나고의 실험적인 자전거를 타기 시작한 것은 자연스러운 흐름

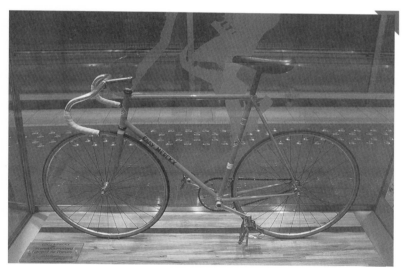

1972년 에디 메르크스가 아워 레코드를 세웠을 때 탄 자전거.
전통적인 디자인을 따르고 있지만 경량화를 위한 첨단 과학기술이 사용되었다.

이었다. 당시 첨단 기술은 자전거의 경량화에 주로 적용되었다. 콜나고가 지지대의 돌출부를 줄로 다듬어 몇 그램 정도를 줄일 수 있다고 하자 신이 나서 "그렇게 하세요!" 하고 외칠 정도로 그는 과학기술의 신봉자였다.[17] 이런 그를 UCI가 정반대의 모습으로 포장한 속내는 따로 있었다. 1990년대 후반 여러 불법 약물 파동으로 곤두박질친 사이클의 인기와 권위를 동시에 만회하는 것이었다. UCI는 평범한 자전거와 비범한 신체를 전면에 내세우면서 사이클이 약물이나 기계보다 인간을 더 중요시하고 우선하는 가치로 두고 있다는 사실을 널리 알리고 싶어 했다.

2014년 UCI는 한 시간 동안 가장 멀리 타기 규칙을 다시 개정했다. UCI 기록과 인간 최고의 노력 기록을 하나로 합쳐 '통합 기록unified record'을 만들었고, 탈 수 있는 자전거에 대한 제한 항목도 대폭 줄였다. UCI는 규칙의 단순화와 현대화를 통해 아워 레코드, 나아가 사이클 전반에 대한 인기가 회복되길 기대했다. 그해 9월 독일의 옌스 보이트Jens Voigt가 한 시간 동안 51.110킬로미터를 타며 첫 통합 기록을 세웠다. 이후 몇 차례 기록이 갱신되었고, 2019년 4월 벨기에의 빅터 캄페르나츠Victor Campenaerts는 55.089킬로미터라는 새로운 기록을 달성했다. 당시 풍동 실험을 통해 헬멧에 얼굴 가리개visor를 장착할지 말지 여부를 결정하거나 몸의 열 발산을 돕기 위해 양 손에 굳이 장갑을 끼지 않았던 세심한 준비 과정이 화제가 되었다. UCI의 바람대로 아워 레코드를 향한 새로운 도전은 사람들의 이목을 끄는데 성공했다. 그러나 아직까지 2000년에 왜 굳이 아워 레코드를 복잡하게 나눴는지 별다른 해명 소식은 들리지 않는다. 하긴 스포츠에서는 종종 결과만

좋으면 다이긴 하다.


## 승부의 추는 누가 쥐어야 할까

  2010년 봄은 스위스의 사이클 선수 파비앙 캉셀레라Fabian Cancellara에게 최고의 계절이었다. 프랑스에서 벨기에까지 자전거를 달리는 파리-루베Paris-Roubaix 대회와 벨기에의 플랜더스 지역을 일주하는 투어 오브 플랜더스Tour of Flanders에서 연달아 우승하며 '더블double'을 기록했기 때문이다. 그는 한 시즌에 두 대회를 석권한 열 번째 선수가 되었다. 하지만 대회가 끝난 뒤 폭발적이었던 질주를 두고 갑론을박이 일었다. 이미 도핑 검사를 통과했지만, 그의 자전거에 몰래 설치된 모터가 경기력을 향상시킨 것 아니냐는 풍문이 돌았다. 그해 5월 이탈리아의 국영방송사RAI는 유튜브 영상을 통해 기계 도핑 mechanical doping 의혹을 제기했다. 영상에는 두 대회에서 험준한 경사 구간을 통과할 때나 급격히 속도를 올릴 때 그가 마치 모터 작동을 위해 버튼을 누르는 것처럼 보이는 장면이 소개되었다. 처음에 그는 코웃음을 쳤지만 모터 달린 자전거에 대한 질문이 점차 많아지자 강한 어조로 대응하기 시작했다. "너무 어리석은 질문이어서 할 말이 없네요. 내 자전거에 배터리를 달아본 적이 없단 말입니다."[18]
  캉셀레라의 반응과는 별도로 관련된 뉴스가 이어졌다. 사이클계에서는 호주의 한 회사가 제작한 그루버 어시스트Gruber Assist가 기계 도핑 후보로 거론되었다. 이 장치는 시트 튜브 안에 긴 막대 모양의 모터를 장착해 바텀 브라켓bottom bracket*을 돌리는 방식으로 선수의 부담을 덜어줄 수 있었다. 하지만 공학적으로 그의 자전거에 그루버 어시스트를 설치할 수 없는 것으로 드러났다. 이 장치를 넣기 위해서는 시트 튜브의 지름이 31.6밀리미터가 돼야 했는데, 그가 타던 자전거의 시트 튜브 지름은 27.2밀리미터였다. 소동은 빠르게 일단락되었지만 기계 도핑에 대한 우려는 여전했다. 이에 UCI는 6월 18일 다가오는 투르 드 프랑스부터 자전거 검사를 시행할 것이며 2012년까지 자전거 인증 체계를 구축하겠다고 밝혔다. 하지만 이런 조치가 기계 도핑의 도래를 막지는 못했다. 2016년 세계 사이클로크로스Cyclo-cross** 선수권 대회가 열릴 때 벨기에의 펨케 반 덴 드리슈Femke Van den Driessche의 자전거에서 모터가 발견되었기 때문이다.

**펨케 반 덴 드리슈의 기술 도핑 사례를 바탕으로 자전거에 모터를 다는 방법을 설명하는 영상.**

　과학기술이 빠르게 발전하면서 여러 운동 종목에서 도구나 기계의 발전 속도를 규칙이 따라가지 못하는 일이 종종 발생하고 있다. 2019년 10월 케냐의 마라톤 선수 엘리우드 킵초게Eliud Kipchoge가 비공식 기록이지만 사상 최초로 2시간의 벽을 깼을 때에도 그가 신었던 신발이 논

* 자전거 페달의 크랭크에서 회전축이 되는 부분.
** 비포장 험지에서 펼쳐지는 사이클 종목.

란이 되었다. 나이키가 제작한 베이퍼플라이Vaporfly에는 탄소섬유가 박힌 중창midsole이 있어 마치 용수철처럼 뛰는 힘을 증가시키기 때문에 경기력 향상 약물과 다를 바가 없다는 비판이 제기되었던 것이다. 약물 도핑이 불법이라면 기계 도핑도 당연히 불법이다. 하지만 적법과 불법의 기준은 오히려 기계나 도구에 있어 더 정하기가 어려울 수 있다. 이럴 때일수록 극단에 치우치지 않는 시각을 가질 필요가 있다. 과학기술의 발전을 도외시한 채 인간의 신체 능력만을 강조하면, 아워 레코드를 다루던 UCI의 혼란스러운 전철을 밟을 수 있다. 반면에 첨단만 강조하면서 무분별하게 과학기술을 도입하면 공정한 경쟁이라는 스포츠 정신은 사라지고, 도구와 기계가 승패를 좌우하는 인간미 없는 승부가 펼쳐질 것이다.

# 블레이드 러너의 비상과 추락
### 장애인 선수의 보조기구

## 비장애인과 겨룬 최초의 장애인 선수

2012년 8월 4일 오전 영국 런던의 올림픽 주경기장에서 남자 400미터 달리기 경주가 시작되었다. 4년 동안 구슬땀을 흘려온 건각健脚들 사이로 오스카 피스토리우스Oscar Pistorius라는 선수에게 관중의 이목이 쏠렸다. 까만 보호 안경을 쓰고, 남아프리카공화국 특유의 노란색과 초록색이 어우러진 유니폼을 입고 있던 그는 다른 선수들과 무리 지어 있을 때 특별히 눈에 띄지 않는 평범한 체형을 갖고 있었다. 그러나 출발선에 선 그의 모습은 확연히 달랐다. 낫처럼 생긴 검정색 의족이 양쪽 무릎에 달려 있었다. 그의 올림픽 참석은 역사적인 사건이었다. 근대 올림픽이 시작된 이래 육안으로 식별되는 장애를 갖고 있는 선수가 처음으로 육상 경기에 출전했기 때문이다. 비록 그의 도전은 결승전을 앞두고 끝났지만 장애인과 비장애인이 막상막하의 승부를 펼쳤다는 것 자체만으로 큰 의의가 있었다.

피스토리우스는 비골 무형성증fibular hemimelia이라는 질환을 갖고 태어났다. 종아리를 이루는 두 개의 뼈 중 바깥쪽에 위치하는 비골이 아예 없었기에 한 살 때 양쪽 무릎 아래를 절단하는 수술을 받았다. 기억나지 않는 옛날부터 사용한 의족은 그에게 자연스러운 몸의 일부였다. 그는 성장하면서 럭비, 수구, 테니스, 레슬링과 같은 격렬한 운동을 즐겼다. 하지만 16세 때 럭비 경기에서 부상을 당하면서 재활 치료의 일환으로 달리기를 시작하게 되었다. 여러 운동을 섭렵한 덕분인지 기량은 일취월장했고, 다음 해 패럴림픽 육상 국가대표로 발탁되었다. 2004년 그는 아테네 패럴림픽 100미터 달리기에서 동메달을, 200미터 달리기에서는 21초 97로 세계 기록을 달성하며 금메달을 획득했다.

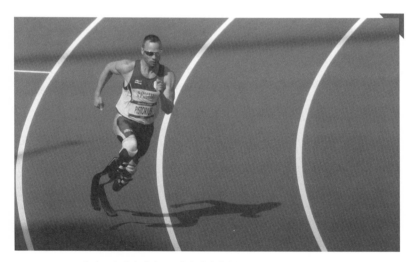

**2012년 영국 올림픽 남자 400미터 달리기에서 오스카 피스토리우스가 역주하는 장면.**

당시 비장애인 선수의 200미터 달리기 세계 기록은 미국의 마이클 존슨Michael Johnson이 갖고 있는 19초 32였다. 2초 65의 간격은 단거리 달리기에서 꽤 큰 차이였지만, 그래도 피스토리우스가 세운 기록은 관심을 받기에 충분했다. 스포츠 잡지에서는 그가 비장애인 선수와 대등하게 겨룰 수 있는지 궁금해하는 기사가 실리기 시작했다. 자연스럽게 세간의 관심은 그가 착용하는 특이한 모양의 의족에도 관심이 쏠렸다. 신체의 모양이나 색깔과 가급적 비슷하게 제작되는 보통의 의족과 달리 그의 의족은 검은색에 칼날 같은 곡선 모양이었다. 그에게는 '블레이드 러너Blade Runner'라는 별명이 생겼다. 인조인간을 뜻하는 레플리칸트Replicant가 등장하는 동명의 SF 영화에서 따온 별명은 날카로운 모양의 의족과 잘 어울렸다. 주인처럼 유명세를 타기 시작한 첨단 의족은 이후 10여 년 동안 경기력부터 장애의 기준에까지 치열한 논쟁을 불러 일으켰다.

## 모양이 아닌 기능에 충실한 의족

1976년 미국의 21세 청년 반 필립스Van Philips는 수상 스키를 타던 중 왼쪽 다리에 심한 부상을 입었다. 결국 왼쪽 무릎 아래를 절단하게 된 그는 퇴원할 때 분홍색 고무와 나무로 만들어진 조악한 의족을 받고 낙담했다. 운동선수였던 그에게 의족은 지옥의 형벌처럼 느껴졌다. 더 나은 의족을 만들겠다는 일념으로 관련 학과에 진학한 필립스는 의족의 모양이 아닌 기능에 주목했다. 당시만 해도 인간의 다리와 최대한 비슷하게 의족을 만드는 것이 시장의 대세였지만, 그렇게 해서는 달리고 뛰어오르는 데 제약이 많았다. 모양만 비슷한 의족은 발에 충분한 힘을 전달하지 못했기 때문이다. 그는 돌고래, 캥거루, 치타 등 여러 동물이 움직일 때 힘줄과 인대의 변화 양상을 관찰하면서 운동에 필요한 힘을 잘 전달하는 소재와 디자인 개발에 몰두했다. '플렉스-풋Flex-Foot'이란 회사를 설립한 그는 1984년 강철보다 강하고 알루미늄보다 가벼운 탄소 섬유를 소재로 알파벳 제이J 모양의 의족을 생산하기 시작했다. 이어서 1980년대 후반에는 엘리트 선수용으로 뒤꿈치가 없는 알파벳 씨C 모양의 의족 치타Cheetah를 개발했다. 잘 달리기 위해서라면 외형은 포기할 가치가 있었다. "치타는 인간의 발보다 이점이 더 많죠."[19]

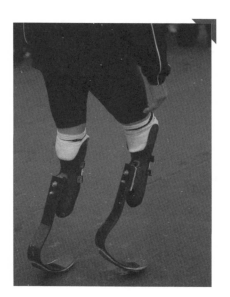

반 필립스가 개발한 운동에 최적화된
의족 플렉스-풋 치타의 모습.

1988년 서울 패럴림픽은 가볍고 튼튼하며 유연한 첨단 의족의 효과를 확인할 수 있는 자리였다. 오른쪽 다리 무릎 아래에 치타를 착용하고 출전한 미국의 데니스 올러Dennis Oehler는 100미터, 200미터, 400미터 달리기에서 금메달을 획득하는 기염을 토했다. 100미터에서 기록한 11초 73은 기존 세계 기록을 무려 1.5초나 앞당긴 것이었다. 비장애인 선수의 100미터 달리기 기록을 살펴보자. IAAF의 첫 공식 기록은 1912년 미국의 도널드 리핀코트가 세운 10초 6이다. 1.5초는 고사하고 그 반절을 단축하는 데 성공한 선수는 1996년 캐나다의 도노반 베일리였다. 0.76초를 줄이는 데에 무려 84년이라는 세월이 걸렸던 것이다. 물론 올림픽을 앞두고 피나는 노력을 기울였겠지만 올러가 거둔 성과의 상당 부분은 의족에서 비롯됐음을 시사한다.

아테네 패럴림픽에서 피스토리우스가 착용한 의족 역시 플렉스—풋 치타였다. 첨단 의족이 불공정한 이점을 제공한 것 아니냐는 논란이 잠깐 있었지만 선천적 장애를 극복했다는 감동적인 사연에 이내 묻혀 버렸다. 이후 그는 장애인뿐만 아니라 비장애인과의 경쟁 무대에도 나서기 시작했다. 역경을 딛고 일어선 우상에게 응원이 쇄도했다. 그리고 2007년 3월 17일 자국 대회 400미터 달리기에서 2위에 오르며 그는 베이징 올림픽에 조금씩 가까워졌다. 하지만 불과 9일 뒤 IAAF 집행위원회는 부풀던 꿈에 찬물을 끼얹었다. 규칙 144조 2(e)항을 개정하면서 스프링이나 바퀴처럼 선수에게 이점을 제공하는 기술 장치의 사용을 금지하는 결정을 내렸던 것이다. 바뀐 규칙에 따르면 탄력성이 뛰어난 의족은 스프링처럼 작용해 경기력을 끌어올리기 때문에 기술 도핑으로 해석되었다. 사실 IAAF가 내린 결정의 이면에는 '건강한 신체적 완벽과 경기력'이라는 올림픽의 암묵적인 이상理想을 장애인이 위태롭게 할 수 있다는 염려와 두려움이 깔려 있었다.[20]

규칙이 개정된 뒤에도 피스토리우스의 대회 참가 여부를 놓고 찬반 논란이 계속되자 IAAF는 과학적인 검증에 나섰다. 실험은 2007년 11월 12일과 13일 이틀에 걸쳐 독일 쾰른에서 진행되었다. 독일스포츠대학교의 거트루드-페터 브루그만Gert-Peter Brüggemann 교수가 이끄는 연구진은 그와 다섯 명의 비장애인 선수가 달리는 동안 대사량의 변화를 측정하고, 여러 대의 카메라로 관절의 움직임을 촬영해 분석했다.[21] 그해 12월 17일 IAAF에 제출된 보고서에는 그에게 불리한 내용이 담겨 있었다. 대사량 검사에서는 일정 속도에 이른 그의 산소섭취량이 일반 선수들에 비해 평균 25퍼센트 낮게 나타났다. 이는 비장애인 선수와 같은 속도로 달릴 때 그가 에너지를 25퍼센트 덜 쓰는 것으로 해석되었다. 한편 동역학kinetics 검사에서는 비장애인의 발목 관절보다 의족에서 에너지 보존이 더 많이 이뤄지는 것으로 드러났다. 첨단 의족이 경기력과 관련해 이점을 제공한다는 것이 '쾰른 보고서'의 결론이었다.

## 5년 만에 이뤄낸 비장애인과의 대결

보고서를 받은 뒤 IAAF는 지체하지 않았다. 2008년 1월 14일 첨단 의족이 규칙 144조 2(e)항을 명백히 위반하기 때문에 피스토리우스가 '치타'를 착용한 채로는 IAAF 주관 대회에 참가할 수 없다고 밝혔다. 비장애인 선수와의 경쟁을 목표로 부단히 달려온 그는 크게 반발했고 이 문제를 국제스포츠중재재판소로 가져갔다. 변호진은 과학과 법을 같이 포함하는 병진 전략으로 재판에 임했다. 즉 과학적으로는 IAAF의 결정을 반박하기 위해 의족이 경기력에 미치는 영향을 재평가하는 연구를 의뢰했고, 법적으로는 규칙을 개정하는 과정의 절차적 잘못을 파고들었다. IAAF의 결정 철회와 피스토리우스의 복권復權을 위한 항소장으로 2월 13일에 시작된 재판은 베이징 올림픽이 목전이었기에 빠르게 진행되었다.

의족의 영향을 다시 살펴보는 연구는 당시 미국 휴스턴에 위치한 라이스대학의 피터 웨이앤드Peter Weyand가 이끌었다. 여러 분야의 과학자가 참여한 연구 결과는 '휴스턴 보고서'로 불렸다. 연구진 중 한 명은 산악 등반 중 사고로 두 다리를 절단한 뒤에도 의족을 사용해 계속 산에 오르던 유명한 생역학자 휴 허Hugh Herr였다. 피스토리우스의 대사량과 주법을 분석한 결과, 그가 비장애인 선수보다 에너지를 17퍼센트 덜 쓰고, 양 다리를 21퍼센트 빨리 교차하며, 양 발이 지면과 떨어지는 시간은 34.5퍼센트 짧은 것으로 드러났다.[22] 연구진 사이에서 해석을 놓고 의견이 엇갈렸지만, 쾰른 보고서처럼 의족의 용수철 같은 작용만 강조하면 신체 여러 부위가 복잡하게 상호작용하는 측면이 간과될 수 있다는 점에서는 의견이 일치했다.

아울러 변호진은 IAAF가 애초부터 피스토리우스를 배제하려 했다고 주장했다. 의족 때문에 출발 시 충분한 힘을 얻지 못하는 슬로우 스타터 slow starter임을 알면서도 최고 속력으로 달릴 때만 검사하도록 의뢰한 부분이나 평소 그의 의족을 관리하던 전문가가 참가를 원했는데도 검사 과정에서 배제한 부분을 지적했다. 또한 쾰른 보고서가 제출된 지 불과

유용한 도구

3일 만에 급하게 진행된 투표도 도마에 올랐다. 운영위원회의 회원 27명 중 14명이 투표하지 못한 상황에서 기권표를 의족 사용을 금지하는 것으로 갈음한 결정은 명백히 의도적이었다고 주장했다.

석 달 뒤인 2008년 5월 16일 국제스포츠중재재판소는 피스토리우스의 손을 들어주는 판결을 내렸다. 재판소는 IAAF가 의뢰한 검사의 범위나 결과의 해석이 편협하기 때문에 의족이 실제로 이점을 제공하는지 여부가 분명하지 않다고 판단했다. 통쾌한 승리였지만 명백한 제한점도 있었다. 선수들의 주법이 다양하고 의족이 미치는 영향을 명확히 판단할 수 없었기에 이후 경기에서는 오직 쾰른 보고서를 작성할 때 착용한 의족만 착용을 허용하기로 했다. 아울러 다른 장애인 선수나 의족에는 이번 결정이 적용되지 않으며 향후 추가 연구가 필요하다고 밝혔다.

재판에서는 승리했지만 베이징 올림픽으로 가는 길은 쉽지 않았다. 주 종목인 400미터 달리기에서 국가대표가 되기 위해서는 국내 순위를 4위 이내로, 기록을 올림픽 출전 자격인 45초 55 이내로 끌어올려야 했다. 이 기록은 그가 한 번도 달성하지 못한 기록이었고, 재판에 신경을 썼기 때문인지 기록의 향상도 더뎠다. 6월 동안 세 번의 시도 끝에 개인 최고 기록인 46초 25를 달성했지만, 네 명의 선수가 더 좋은 기록을 갖고 있었다. 아쉽지만 그는 비장애인 선수와 경쟁하는 목표를 2012년 올림픽으로 재조정했다. 그리고 절치부심 끝에 2011년 7월 19일 이탈리아에서 열린 대회에서 45초 07로 결승점을 통과했다. 그해 작성된 기록 중 열다섯 번째로 빠른 성적을 거둔 그는 마침내 국가대표로 발탁되었다. 같은 해 8월 우리나라 대구에서 열린 세계육상선수권대회에 참가한 피스토리우스는 1600미터 계주 경기에서 은메달 획득에 기여했다. 장애인과 비장애인이 함께 겨루는 모습에 많은 사람들이 뜨거운 박수를 보냈다. 이듬해 그는 런던 올림픽에 참가하면서 장애인 선수로서의 새로운 이정표를 세웠다.

## 남과 다른 신발일 뿐?

피스토리우스의 감동적인 질주는 2012년 런던 패럴림픽에서 서서히 멈추기 시작했다. 그는 200미터 달리기 결승전에서 브라질의 알란 올리베이라Alan Oliveira에게 추월당하며 2위에 그쳤다. 비장애인 선수와 자웅을 겨루던 그가 다른 장애인 선수에게 패배하자 경기장은 일순간 정적에 휩싸였다. 경기 직후 그는 볼멘소리를 내뱉었다. "다른 선수들의 의족이 경쟁이 안 될 만큼 길었다. 올리베이라가 얼마나 멀리서 뒤따라왔는지 보지 않았는가. 공정한 경기가 아니었다. 나는 최선을 다했다."[23] 평소 남과 다른 신발을 신었을 뿐이라며 의족에서 특별한 이점을 얻지 않는다고 주장했던[24] 그가 다른 선수의 긴 의족을 문제 삼는 것은 자신의 발언을 뒤집는 셈이었다. 그 역시 2004년 아테네 패럴림픽 때 주변 선수들에게 의족의 도움으로 키가 커졌다는

**2012년 런던 패럴림픽 200미터 달리기 경기.
알란 올리베이아가 막판에 오스카 피스토리우스를 추월하는 장면은
손에 땀을 쥐게 한다.**

유용한 도구

비난을 받으며 불공정 논란에 휩싸였던 적이 있다. 그런데도 경기력 운운하는 모습은 올챙이 적 생각 못하는 개구리와 다르지 않았다.

어쩌면 피스토리우스는 예상하지 못한 패배의 후유증으로 당황했던 것이 아닐까? 패럴림픽에서 양 다리를 절단한 선수들이 착용하는 의족의 길이는 양 팔을 좌우로 펼친 길이와 넓적다리뼈의 길이를 이용해 예측한 신장을 바탕으로 정해진다. 200미터 달리기에서도 경기 전에 선수들의 신장 예측이 이뤄졌고, 여덟 명이 착용한 의족의 길이는 모두 허용 범위를 넘지 않았다. 비록 올리베이라가 대회를 3주 앞두고 평소보다 더 긴 의족으로 갈아타긴 했지만, 의족을 착용한 키는 181센티미터로 허용 신장보다 3.5센티미터 낮았다. 일각에서는 의족이 길어지면 보폭이 넓어지므로 여하튼 유리한 것 아니냐는 의견도 있었지만 이 역시 사실과 거리가 멀었다. 당시 경주에서 피스토리우스는 총 92걸음을 달리며 걸음당 약 2.2미터를 내딛었고, 올리베이라는 총 98걸음을 달리며 걸음당 약 2미터를 소화했다. 정작 보폭이 넓었던 것은 피스토리우스로, 올리베이라의 경기력 향상의 원인을 의족의 길이에서만 찾는 것은 단편적 접근이었다. 실제로 2020년 발표된 연구에 따르면 양 다리를 절단한 장애인 선수의 달리는 속력과 밀접한 관련성이 있는 요인은 의족의 길이나 탄력이 아닌 모양인 것으로 밝혀졌다.[25]

런던 패럴림픽에서 덜컹거린 피스토리우스의 질주는 이듬해 2월 막을 내렸다. 여자친구를 총으로 쏘아 죽이며 살인죄 피고인이 되었기 때문이다. 인간 승리의 표상으로 비상하던 블레이드 러너runner는 고의적인 계획 살인을 저지른 블레이드 거너gunner로 추락했다. 최신 과학기술로 제작한 의족을 착용하고 비장애인 선수들과 맞대결을 펼치던 도전은 갑작스럽게 멈춰버렸다. 하지만 그가 세상에 던진 질문의 반향은 가라앉지 않았다. 스포츠에서 첨단과학을 어디까지 받아들일 것인가? 과학의 도움을 받은 장애인이 비장애인과 경쟁하는 것이 타당한가?

2015년 IAAF는 물리적 보조도구가 이점을 제공하는지 여부를 직접 검증하지 않는 쪽으로 방향을 틀었다. 출전 자격을 놓고 피스토리우스와 법적 다툼이 있었을 때 쟁점 입증의 책임을 IAAF가 떠맡았다가 패배했던 전철을 되풀이하지 않기 위해서였다. 피스토리우스에 이어 역사상 두 번째로 올림픽에 출전하기 원했던 독일의 멀리뛰기 선수 마커

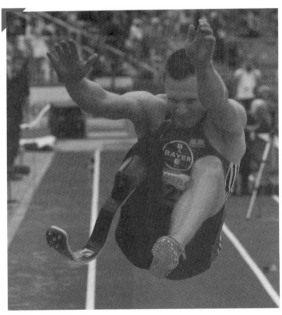

의족을 착용하고 올림픽에 출전하기 원했지만 바뀐 규정으로
꿈을 접어야 했던 멀리뛰기 선수 마커스 렘.

스 렘Markus Rehm은 정책 전환의 유탄을 맞았다. 오른쪽 무릎 아래 의족을 착용한 그는 2012년 런던 패럴림픽에서 우승한 뒤 2016년 리우데자이네루 올림픽에 참가하기를 희망했다. 하지만 의족이 스포츠 정신을 해치지도 공정성을 위배하지도 않는다는 것을 스스로 직접 밝혀야만 했다. 렘을 대상으로 시행한 연구 결과에서는 의족이 지면을 박차고 오르는 데는 도움이 되지만, 빠른 속도로 도움닫기를 하는 데는 도움이 되지 않아 최종적인 결론이 나지 않았다.[26] 피스토리우스가 받은 것과 비슷한 보고서였지만 렘의 경우에는 의족이 이점을 제공하지 않는지 여부가 명확하지 않다는 이유로 결국 올림픽 출전이 불허되었다.

오스카 피스토리우스나 마커스 렘 이전에도 의족을 착용하고 운동장을 누빈 장애인 선수들은 많았다. 하지만 이들의 실력은 비장애인 선수들의 실력과 현저한 차이가 났기에 동일한 무대에서 경쟁하는 장면을 상상하기 어려웠다. 그러나 과학기술의 발달은 점점 불가능을 가능으로 바꾸고 있다. 피스토리우스의 의족은 안경처럼 자연적인 신체 한계를 극복하는 도구일까? 아니면 도핑처럼 인위적으로 경기력을 끌어올리는 수단일까? 빠르게 발전하는 과학기술이 불러일으키는 윤리적 논란은 스포츠에서도 예외가 아니다. 첨단 도구를 사용하는 장애인 선수가 극히 일부일 뿐이라고 무관심한 태도를 유지하기보다는 조금씩 관련된 논의를 시작할 필요가 있다.

# 수술은 도핑의 영역일까?
### 토미 존 수술

팔에 칼을 댄 후 피어난 기량

정민태는 한국 프로야구 최고의 오른손 투수 중 한 명으로 뽑힌다. 시속 150킬로미터의 속구로 타자를 윽박지르고, 다양한 변화구로 타이밍을 빼앗던 그는 전성기인 1990년대 후반과 2000년대 초반 세 차례의 다승 1위(1999년, 2000년, 2003년), 승률 1위(2003년), 세 번의 골든 글러브(1998년, 1999년, 2003년) 수상을 차지했다. 특히 1999년에는 20승 7패를 기록하며 20세기 마지막 20승 투수라는 타이틀을 얻었고, 2003년에는 선발로 등판한 경기에서 21연승이라는 대기록을 수립했다. 하지만 정민태의 진가는 정규 시즌이 끝난 뒤에 더 빛을 발했다. 포스트 시즌에서만 115와 3분의 1이닝을 던지면서 도합 10승을 달성했고, 한국시리즈에서만 두 차례 MVP에 오르는 맹활약을 펼쳤다. 일본 진출 실패나 부상의 여파로 부침이 있었지만 그는 17년 동안 마운드에 서며 124승 98패라는 준수한 성적을 거뒀다.

될성부른 나무는 떡잎부터 알아본다고 했던가? 정민태는 한양대학교 재학 시절 에이스 역할을 하며 팀을 이끌었고, 아마추어 국가대표로도 발탁되어 국제 무대에서도 맹활약을 펼쳤다. 1992년 2월 그는 미국 프로야구의 손짓을 뒤로하고 태평양 돌핀스에 입단했다. 당시 그의 계약금은 1억 6000만 원으로 1985년 선동열의 1억 3800만 원, 1990년 박동희의 1억 4000만 원을 넘어서는 역대 최고 금액이었다. 팀의 기대를 한 몸에 받던 그는 4월 22일 첫 경기에 나섰다. 몸이 덜 만들어진 상태에서도 최고 구속이 시속 147킬로미터에 달했다. 상대팀 쌍방울 레이더스의 타자로 나선 김호, 조용호, 이승희, 김기태는 공에 손도 대지 못하고 연속 삼진으로 물러났다. 속구 위주로 공을 던지다 보니 5회와 7회에 두 점을 내줬지만 6.1이닝 동안 내준 안타는 2개에 불과했으며, 반면에 삼진을 9개나 잡았다. 만년 꼴찌를 벗어나기 시작했던 돌핀스의 팬들은 대형 신인의 등장에 환호했다.

하지만 2개월 뒤 팬들의 희망 섞인 웃음은 절망 섞인 슬픔으로 바뀌었다. 정민태의 팔꿈치 부상 소식이 전해졌기 때문이다. 사실 그는 첫 경기 때 4회 공을 던지던 중 팔꿈치에서 뜨끔한 기운을 느꼈다. 일단 삼진을 잡으려고 무리했는데, 이후 팔꿈치의 통증이 쉽사리 가라앉지 않았다. 통통 부은 채 구부러지지도 펴지지도 않는 상태가 계속되었다. 팔꿈치 인대 파열이 원인이었다. 결국 그는 8월, 남은 시즌을 포기하고 수술을 받기 위해 미국으로 가기로 결정했다. 데뷔 첫 시즌의 성적표는 1승 3패, 평균 자책점 3.81로 초라했다. 언론에는 "정민태라는 유망주에 대해 잘못 알았다", "재기 가능성이 없다"는 제목의 기사가 줄을 이었다.

　그럴 만도 한 것이 당시에는 투수의 팔에 칼을 대는 것이 금기였고, 수술은 조기 은퇴를 의미하던 시대였다. 그러나 미국 프로야구를 경험한 돌핀스의 감독 정동진은 그의 회복에 대한 확신이 있었다. 미국에서 팔꿈치 수술을 받고 성공적으로 복귀한 투수를 여럿 만났기 때문이다. 수술은 미국 앨라배마주 버밍햄에서 정형외과 의사 제임스 앤드루스James Andrews의 집도 아래 이뤄졌다. 그리고 정민태는 1년 8개월의 긴 재활을 마친 뒤 1994년 선발진의 한 축으로 복귀했다. 꽃을 피우지 못한 유망주로 끝날 뻔했던 그의 야구 인생은 선진 의학의 도움으로 현대 유니콘스 시절 만개했다. 국내에서는 정민태가 처음으로 받은 이 수술은 '토미 존 수술Tommy John surgery'이라는 별칭으로 더 많이 알려져 있다.

## 야구 경기장보다
## 의학 교과서에서 더 유명한 선수

　2013년 7월 미국 프로야구 명예의 전당 헌액식에 백발의 노신사가 초청되었다. 그가 단상에 서자 객석에서 열화와 같은 박수가 쏟아졌다. 그의 이름은 프랭크 조브Frank Jobe, 혁신적인 수술로 많은 야구 선수의 부활을 도운 정형외과 의사였다. 그가 도입한 수술은 '척골 측부인대ulnar collateral ligament 재건술'이라는 정식 명칭보다 처음 시행했던 환자의 이름을 딴 '토미 존 수술'로 더 많이 불린다. 헌액 대상이 선수, 감독, 심판, 구단 관계자 및 언론인으로 제한되는 규정상 그의 이름이 새겨진 동판은 미국 프로야구 명예의 전당에 걸릴 수 없었다. 하지만 대다수의 팬들은 야구 발전에 끼친 그의 영향이 어지간한 헌액자를 능가할 뿐만 아니라 야구 역사 자체를 바꿨다는 사실을 잘 알고 있었다. 토미 존 역시 안타까운 마음을 강하게 표현했다. "의료인도 명예의 전당에 오를 수 있어야 합니다. 그 시작은 프랭크 조브여야 하고요."[27]

1925년생인 조브는 18세 때 2차 세계대전에 징집되었다. 그는 제 101 공수사단에 소속되어 독일이 최후의 대공세를 펼치던 벌지Bulge 전투에 투입되었다. 의료 물자를 전방으로 보내는 임무를 수행하면서 그는 종종 수술 장면을 볼 수 있었다. 총알과 포탄이 난무하는 소란스러운 전장에서도 흔들림 없이 수술하는 군의관들의 모습은 영웅처럼 느

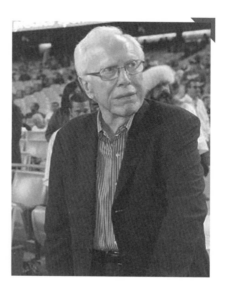

**다저스 스타디움에서의 프랭크 조브.**
**그가 도입한 토미 존 수술은 야구의 역사를 변화시켰다.**

껴졌다. 제대 후 그는 전쟁터에서의 경험을 바탕으로 의과대학에 진학했다. 졸업 후 정형외과 의사가 된 그는 스포츠 의학의 선구자 로버트 컬란Robert Kerlan과 동업을 시작했다. 병원의 이름은 둘의 이름을 딴 '컬란-조브 정형외과 클리닉'이었다.

1964년 조브는 의료 컨설턴트로 엘에이 다저스와 인연을 맺었다. 당시 다저스의 에이스는 샌디 코팩스Sandy Koufax였다. 전년도에 팀의 월드시리즈 우승을 이끌었던 코팩스는 심각한 부상에 시달리고 있었다. 여전히 리그 최고의 투수였지만 그의 활약은 만성적인 왼쪽 팔꿈치 통증을 처절하게 이겨낸 결과물이었다. 그는 경기에 나설 때 통증을 잊기 위한 방편으로 고춧가루를 사용했다. 열이 배출되면서 팔의 통증은 줄었지만 하도 많이 뿌리는 통에 다른 선수들은 주변에 얼씬도 못 하고, 유니폼 세탁도 따로 해야 할 정도였다. 조브는 코팩스의 건강을 위해 백방으로 노력했지만 결국 그는 30세의 이른 나이에 은퇴했다. 팔꿈치의 손상을 살펴볼 엠알아이 기술도 아직 없었고, 훗날 개발될 토미 존 수술도 존재하지 않았기에 어쩔 수 없는 일이었다. 당시 팔꿈치 부상으로 경력에 종지부를 찍는 선수는 코팩스 한 명이 아니었다. 1968년부터 공식적으로 다저스의 주치의가 된 조브는 해결책을 고민하던 중 다른 부위의 인대를 이식해서 손가락 부상을 치료하는 수부手部 외과 수술에서 영감을 얻었다. 오랜 투구로 너덜너덜해진 투수의 팔꿈치 인대를 새로운 인대로 교체하는 것이었다.

기회는 1974년 찾아왔다. 다저스의 선발 투수 토미 존은 7월 17일 경기 도중 팔꿈치에 큰 통증을 느꼈다. 트레이너는 척골 측부인대의

심한 염좌$^{*}$sprain로 진단하고 한동안 휴식을 취할 것을 권유했다. 척골
측부인대는 손바닥을 위로 했을 때 팔꿈치의 안쪽을 지지하는 역할을
한다. 이곳이 손상되면 공을 던질 때 날카로운 물체로 팔꿈치 안쪽을
긁는 듯한 통증이 발생한다. 존은 휴식을 취하면서 필사적으로 노력했
지만 통증 때문에 마운드에서 던진 공은 홈 플레이트에 이르지도 못했

* 인대가 찢어지거나 늘어나는 부상.

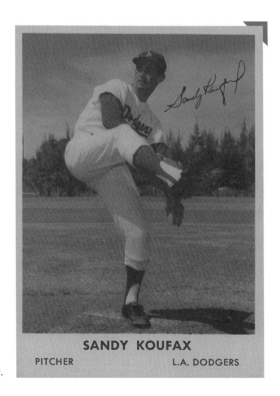

**공을 던지고 있는 샌디 코펙스의 모습.**

다. 조브는 낙담한 존에게 연구 중이던 수술을 권유했다. 재활에 오랜 시간이 걸리겠지만 팔꿈치를 원상태로 돌려놓을 수 있다는 말에 존의 마음이 움직였다. 조브는 훗날 당시 상황을 이렇게 회상했다. "존은 내 방을 심각하게 둘러본 뒤 나를 똑바로 쳐다보면서 말했어요. '해보죠 Let's do it.' 야구의 역사를 바꾼 세 마디였죠."[28]

9월 25일, 조브는 역사적인 수술을 집도했다. 수술을 보조하던 수부 외과 의사 허버트 스타크는 오른쪽 손바닥에서 힘줄을 떼어내자고 제안했다. 거의 사용되지 않는 손바닥의 힘줄은 제거해도 관절의 움직임에 영향을 주지 않아 수부 외과에서 즐겨(?) 사용하는 부위였다. 조브는 이어서 팔꿈치를 이루는 위쪽 뼈와 아래쪽 뼈에 두 개의 구멍을 뚫고 떼어낸 힘줄로 8자 모양의 고리를 만들어 두 뼈를 고정시켰다. 거의 끊어질 듯 손상되었던 팔꿈치 척골의 측부인대를 새로운 조직으로 재건한 것이었다. 재활을 시작하고 몇 달 뒤 존은 공을 던지기 시작

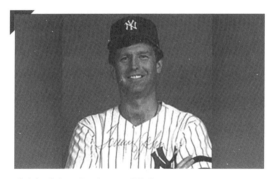

부상을 떨친 토미 존은 1979년부터
뉴욕 양키스에서 활약을 이어나갔다.

유용한 도구

했다. 상황이 좋아 보였다. 심지어 연말이면 마운드에 복귀할 수 있을 것이라는 예측까지 나왔다. 그러나 얼마 뒤 왼쪽 아래팔이 저리고 아프기 시작했다. 혁신적인 시도가 실패로 끝난 것이었을까? 수술실에서 팔꿈치 부위를 다시 열어보자 척골 신경이 수술 후 발생한 흉터 조직 사이에 끼어 있는 것을 발견했다. 조브는 척골 신경이 눌리지 않도록 위치를 옮기는 전위술transposition을 시행했다. 그리고 보다 충분한 재활 기간을 갖도록 권유했다.

존은 이듬해를 통째로 날렸지만 1976년 드디어 온전한 왼팔로 마운드에 돌아왔다. 첫 해 존은 207이닝을 던지며 성공적으로 복귀했고, 그 다음 해에는 내셔널리그에서 사이 영 상 2위에 오를 정도로 절정의 기량을 선보였다. 화려한 재기는 왼쪽 팔꿈치에 이식한 힘줄이 잘 정착해 새로운 인대 역할을 잘 감당한 덕분이었다. 그는 이후에도 13년 동안 선수 생활을 이어가며 164승을 더 거뒀다. 과거에 팔꿈치에 부상을 입은 투수는 샌디 코팩스처럼 은퇴하는 것이 일반적이었지만, 조브가 도입한 토미 존 수술은 선수 생명을 비약적으로 연장시키며 야구 역사를 새로 써 내려갔다.


## 토미 존 수술을 둘러싼 논란

1999년 한국 프로야구 삼성 라이언즈의 투수 임창용은 '창용불패'라는 별명을 얻었다. 선발 투수가 아닌데도 규정 이닝을 채우면서 평균자책점<sup>*</sup> 1위라는 진기한 기록을 세웠기 때문이다. 하지만 시간이 지나고 2005년, 임창용은 최악의 해를 보내게 된다. 해외 진출을 시도했지만 실패한 뒤 라이언즈와 재계약을 하는 과정에서 심한 갈등을 겪었다. 선발 투수로 거둔 5승 8패와 평균 자책점 6.50은 프로 데뷔 이후 가장 나쁜 성적이었다. 그해 말에는 팔꿈치 부상 때문에 토미 존 수술까지 받았다. 2007년 복귀한 뒤에도 여전히 부진했고, 이듬해 일본 프로야구 도쿄 야쿠르트 스왈로스와 계약을 맺었지만 선수 생활이 거의 끝났다는 평가가 대세였다. 하지만 그는 일본에 건너간 뒤 빠른 공을 던지며 방어율 0점대를 기록하는 '미스터 제로'로 부활했다. 2008년에는 최고 구속을 시속 160킬로미터까지 끌어올렸는데, 많은 사람들은 구속 회복의 원인으로 수술을 꼽았다. 토미 존 수술이 경기력 향상의 도구로 비쳤던 것이다.

토미 존 수술을 통해 부상에서 회복할 수 있을 뿐만 아니라 더 빠른 공까지 던지게 된다면 선수 입장에서는 희소식이다. 오비이락일 수 있겠지만, 토미 존 수술을 받는 메이저리그 선수가 1974~1994년 사이에는 총 12명이었지만 이후 빠른 속도로 증가해서 2015년 조사에서는 382명의 투수 중 25퍼센트에 해당하는 96명이 수술을 받은 것으로 나타났다.[29] 아무리 의학이 발전했어도 팔꿈치에 칼을 대는 것이 쉽지 않은 선택인데도, 도움이 되기 때문에 선수들이 계속해서 수술대에 오르는 것은 아닐까? 실제 고등학교 야구 선수의 약 51퍼센트가 경기력을

---

<sup>*</sup> 한 경기를 기준으로 투수가 상대팀에게 자책점을 몇 점 허용했는가를 나타내는 수치. '방어율'이라는 말로 많이 알려져 있다.

향상시킬 수 있다면 설령 부상이 없어도 토미 존 수술을 받겠다고 답한 연구 결과가 있다.[30] 토미 존 수술이 일종의 도핑이 된 것 아닌가 하는 의심은 나름 근거가 있어 보인다.

관련 연구를 조금 더 찾아보자. 2014년 한 연구진은 1986~2012년 사이에 토미 존 수술을 받은 투수들의 방어율이 감소하고, 사구나 안타를 적게 내주며, 패전 투수가 되는 횟수도 줄어드는 양상으로 경기력이 향상했다고 보고했다.[31] '역시 뭔가 있는 게 분명해, 임창용도 수술 받고 나서 눈에 띄게 좋아졌잖아?' 라는 생각이 들 수 있겠다. 하지만 같은 해 발표된 다른 연구에서는 토미 존 수술 전후로 투수들이 던지는 공의 속도에는 정작 차이가 없는 것으로 나타났다.[32] 아울러 이들이 기록하는 전반적인 평가 지표에서도 별다른 차이가 관찰되지 않았다. 상반되는 결과를 어떻게 해석해야 할까?

토미 존 수술 전후의 기록을 비교할 때 주의해야 할 부분은 팔꿈치 부상이 악화되는 시점이다. 선수의 경기력은 통증 때문에 수술을 받기 이전 해부터 나빠지기 시작한다. 그러다가 부상이 점점 심해져 더 이상 버티기 어려울 때가 되어야 비로소 선수는 수술대에 오른다. 이후 수술을 받고 통증이 사라지면 선수는 수술을 받기 이전 해보다는 공을 빠르게 던질 수 있게 된다. 따라서 수술 직전 최악일 때의 기록을 비교 대상으로 삼으면 당연히 경기력이 향상한 것처럼 보일 수 있다. 앞서 살펴본 연구 중 전자의 비교 방법이 이러했다. 임창용 역시 2005년 부상 때문에 평균 구속이 시속 140km 초중반에 불과했지만 정작 창용불패 시절에는 시속 155km를 상회하는 공도 던졌다. 따라서 토미 존 수술 후에 구속이 상승하는 것이 아니라 부상 이전의 구속을 되찾는 것으로 해석할 필요가 있다.

　토미 존 수술 자체가 경기력 자체를 향상시키지 않는 것은 확인했지만 추가적으로 고민해야 할 내용이 있다. 바로 수술에 이르는 과정과 결정 시점이다. 과거에는 투수가 많은 공을 던지면서 팔을 과도하게 사용하기 때문에 부상이 발생한다고 여겼다. 그러나 마운드의 분업화가 이뤄지면서 지난 40년간 투수가 던지는 공의 수와 소화하는 이닝 수는 계속 감소하고 있다. 과거보다 팔을 덜 쓰는데도 토미 존 수술이 늘어난 까닭은 무엇일까? 2016년 발표된 연구에 따르면 원인은 구속 증가로 보인다.[33] 메이저리그에서 토미 존 수술을 받은 투수는 그렇지 않은 투수보다 평소에 속구를 평균 7퍼센트 더 던진 것으로 나타났다. 투수가 과거보다 '덜' 던지지만 '더' 세게 던지기 때문에 토미 존 수술이 증가한 것으로 추론할 수 있다. 실제 최근 2년 동안 투수가 던진 공 중에서 속구가 48퍼센트 이상일 때 척골 측부인대의 심각한 손상이 예상되는 것으로 드러났다. 시속 145km의 속구와 폭포수처럼 떨어지는 커브볼을 주무기로 2000년대 초반을 호령했지만 이적 후 경기력이 급격하게 하락한 투수 배리 지토의 의미심장한 고백을 상기시키는 내용이다. "커브볼을 던질 때에는 팔꿈치와 어깨가 전혀 불편하지 않았어요."[34]

　투수의 능력을 평가할 때 가장 직관적으로 파악할 수 있는 항목은 구속이다. 세이버매트릭스sabermatrix*가 많이 발달했지만 투수의 경기 운영을 모두 숫자로 평가하는 것은 아직 어렵기 때문에 여전히 구속은 객관적인 지표로 통한다. 고등학교 졸업반 투수가 스카우터의 눈에 들

---

* 야구를 통계학적, 수학적 방법으로 분석하는 방법론.

기 위해 팔이 빠지도록 공을 빠르게 던지거나 FA 계약을 앞둔 선수가 통증을 참아가며 속구를 꽂는 모습은 야구장에서 흔한 장면이다. 대개 혹사는 부상으로 이어져 선수 생명을 위협하지만 팔꿈치 부상은 조금 다르다. 복귀에 실패할 확률이 2.8퍼센트로 매우 낮은 토미 존 수술이라는 믿음직한 대안이 존재하기 때문이다. 물론 수술이라는 의학적 행위는 결코 쉽게 내릴 수 있는 결정이 아니겠지만 곰곰이 따져보면 밑지는(?) 장사가 아닐 수 있다.

2020년 봄, 시속 160km의 속구를 쉽게 던지는 뉴욕 메츠의 노아 신더가드와 역대 최소 이닝 2000탈삼진을 기록한 보스턴 레드삭스의 좌완 강속구 투수 크리스 세일이 토미 존 수술을 받았다. 팀에서는 불가피한 결정이라고 밝혔지만 코로나 19로 개막이 불투명해지자 미뤄오던 수술을 결정했다는 의심이 끊이지 않았다. 만약 정상적으로 시즌이 개막했거나 수술 후 복귀율이 낮았다면 두 선수가 서슴없이 수술을 받았을 수 있을까? 고통스러운 수술과 입에 단내가 나는 재활의 과정을 거치는 선수들의 노력을 폄하하는 것은 아니지만, 혹 야구계가 수술에 지나치게 관대한 것은 아닐까? 근래 메이저리그에서 토미 존 수술을 받는 선수들의 숫자가 다소 줄었지만 앞으로도 그럴지 향후 추세가 궁금하다.


## 수술은 도핑의 일종인가

2018년 프랑스 오픈 테니스 대회 여자 단식 경기 우승자는 시모나 할레프Simona Halep였다. 잔디 코트조차 없는 테니스의 불모국 루마니아 출신인 그는 2006년 프로로 데뷔했다. 착실히 성장하며 2009년 세계 순위 210위에 올랐지만 더 높은 목표를 꿈꾸던 그에게는 뜻밖의 장애물이 있었다. 바로 큰 가슴이었다. 가슴이 너무 무거워서 경기 중에 날렵하게 몸을 움직이지 못했고, 평소에도 목과 허리 통증에 시달렸다. 결국 그는 고민 끝에 가슴 축소 수술을 받기로 결정했다. "일상생활에서도 내 가슴을 좋아했던 적이 없어요. 운동선수가 아니었어도 수술을 받았을 겁니다."[35]

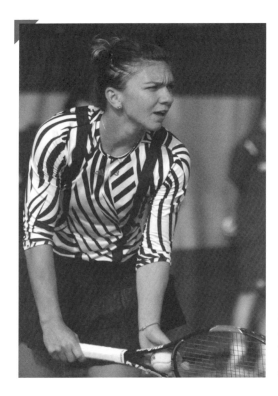

가슴 축소 수술을 받고
기량이 향상되어
세계적인 선수로 발돋움한
시모나 할레프.
© Naparazzi | Flicker

가슴의 크기를 34DD에서 34C*로 줄인 수술의 효과는 즉각 나타났다. 이듬해 세계 순위는 81위로 올랐고, 2013년에는 11위까지 상승했다. 이후에도 거침이 없었다. 결국 2017년 세계 순위 1위까지 거머쥐었고, 2018년과 2019년에는 각각 4대 메이저 대회인 프랑스 오픈과 윔블던 대회 단식 경기에서 우승을 차지했다. 수술 덕에 불과 10년 전 해외 토픽의 가십란에서나 이름을 찾아볼 수 있던 선수가 명실상부 세계 최고의 선수로 탈바꿈한 것이었다. 이처럼 수술이 경기력 향상에 큰 영향을 끼친다면 약물로 능력을 끌어올리는 도핑과 다르다 말할 수 있을까? 인위적인 방법으로 경기력에 긍정적인 영향을 미치는 과정은 동일하기 때문이다. 물론 은밀하게 투여할 수 있는 약물과 달리 수술은 시행 여부를 숨기기 어렵다. 또한 손상된 부위를 대체한 토미 존이나 일정 부위를 제거한 시모나 할레프의 경우에서 알 수 있듯이 수술은 경기력에 부정적인 요소를 없앴을 뿐 직접적으로 경기력 향상을 꾀하지는 않았다고 볼 수도 있다.

　　하지만 이런 경우는 어떨까? 종합격투기 선수 닉 디아즈Nick Diaz는 격렬한 경기 도중 아물지 않은 상처가 찢어지면서 피를 흘리는 것이 문제가 되자 얼굴뼈를 부드럽게 갈고 사체死體의 피부 조직을 이식하는 수술을 받았다. 권투 선수들이 오래전부터 경기 도중 부상으로 얼굴에서 피가 나는 것을 방지하기 위해 써온 방법을 적용한 것이었다. 담당 의사는 경기력을 향상시킨 것이 아니라 대등한 위치에서 싸우도록 도운 것이라고 주장했지만 방어 기능도 경기력의 일부이지 않을까? 더

---

* 국내 기준 75F컵에서 75D컵으로 축소한 것이다.

흔하게 시행되는 시력 교정술로 시선을 옮겨보자. 야구 선수 마크 맥과이어가 70개의 홈런을 쳤을 때 그는 콘택트렌즈를 끼고 시력을 2.0까지 끌어올린 상태였다. 또 골프 선수 타이거 우즈는 라식 수술을 받아 시력을 1.5로 향상시킨 뒤 절정의 기량을 선보였다. 시력 교정이 경기력의 향상과 무관하지 않아 보이지만 별다른 의문은 제기되지 않았다.

나아가 의학과 과학이 빠른 속도로 발전하면서 새로운 시도가 속속 이뤄지고 있는 점도 고려해야 한다. 토미 존 수술만 하더라도 큰 틀은 변함이 없지만 근래에 혈소판 풍부 혈장platlet rich plasma*을 추가로 주입해 힘줄의 부착을 강화하거나 인공 소재로 힘줄을 대체하려는 노력이 시도되고 있다. 줄기세포, 유전체학, 의공학 등의 발달로 이식한 힘줄 혹은 대체 물질이 더 빠른 공을 던질 수 있게 만든다면, 이는 여전히 부상을 치료하는 수술일까? 아니면 경기력을 향상시키는 도핑일까? 향후 관련된 논의와 대책이 필요함을 보여주는 부분이다. 역사가 증명하듯이 선수와 코치는 반도핑 진영을 늘 앞서갔기 때문이다.

* 자가 혈액에서 혈소판을 추출한 농축액으로, 정상 혈액보다 많은 성장인자를 포함하는 것으로 알려져 있다.

# 5

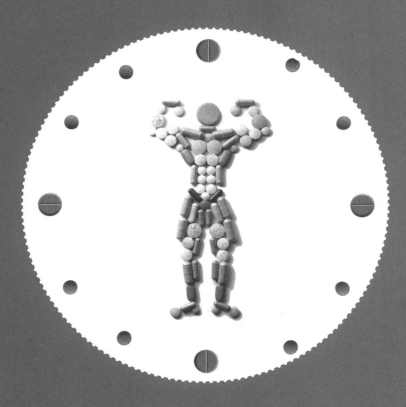

복잡한
성별

# 그 선수는 남자일까, 여자일까?
## 성별이 모호한 선수

대형 골잡이를 둘러싼 논란

2003년 5월, 만 16세의 박은선이 우리나라 여자 축구 국가 대표로 발탁됐다. 한 달 뒤 방콕 여자 아시안컵에 출전한 그는 홍콩과의 예선 첫 경기에서 무려 네 골을 터뜨리며 8 대 0이라는 대승을 이끌었다. 큰 키, 다부진 체격, 탁월한 골 감각을 지닌 대형 골잡이의 등장에 많은 축구 관계자의 이목이 쏠렸다. 활약은 이후에도 이어졌다. 그는 2003년 FIFA 월드컵, 2004년 아테네 올림픽 예선, 2005년 동아시아 연맹컵 등에 잇따라 참가하며 우리나라가 좋은 성적을 거두는 데크게 기여했다. 뛰어난 활약 덕분에 2005년에는 한국인 최초로 FIFA가 선정하는 '올해의 선수' 후보에 오르기도 했다.

그는 고등학교를 졸업하고 바로 서울시청에 입단했다. 어려운 가정 형편 탓에 내린 결정은 그의 발목을 잡았다. 한국여자축구연맹KWFF이

'고교 졸업 후 대학에서 2년간 뛰어야 한다'는 규칙을 어겼다는 이유로 3개 대회 출전 정지라는 징계를 내렸기 때문이다. 국제 대회에서도 선수 생활은 난관의 연속이었다. 동아시아의 맹주를 놓고 치열하게 다투던 중국과 일본이 번번이 성별 검사를 요구했기 때문이다. 키 180센티미터, 몸무게 74킬로그램으로 웬만한 남자 선수에 버금가는 체구였던 그에게 성별 논란으로 시비를 걸었던 것이다. 국내외에서 경기 외적인 이유로 시달리던 그는 소속팀과 대표팀에서 이탈과 복귀를 반복했다. 징계가 풀릴 때나 가끔 볼 수 있는 그는 서서히 사람들의 머릿속에서 잊혀져갔다.

"내가 가장 잘 할 수 있는 것은 축구다. 축구가 하고 싶다."[1] 2011년 11월, 그는 길었던 방황을 끝내고 소속팀 서울시청에 복귀했다. 다행히 기량은 녹슬지 않았다. 이듬해 여자실업축구 리그에서 그는 10골을 넣으며 득점 2위에 올랐다. 만족스러운 성적이 아니었기에 절치부심해 훈련량을 늘렸고, 2013년 시즌에는 20경기에서 19골을 넣으며 득점왕에 올랐다. 그러나 그해 11월 5일자 신문에 서울시청을 제외한 6개의 실업팀 감독이 그의 성별 검사를 요구했다는 기사가 실렸다. 10년 전부터 직접 가르치거나 같이 운동을 해봤기에 잘 알고 있으면서도 새삼스럽게 성별에 의문을 제기했던 것이다. 나아가 이들은 출전 여부를 2013년 12월 31일까지 정확히 판정해주지 않으면 다음 시즌 출전을 거부하겠다고 대한축구연맹을 윽박질렀다. 돌아온 박은선이 대활약을 펼치자 발목을 묶기 위해 두드러지는 외모를 물고 늘어진 치졸한 담합이었다.

스포츠의 역사를 살펴보면 박은선의 경우처럼 성별 논란이 일어났던 일이 종종 있었다. 1986년 서울 아시안게임에서 3관왕을 거둔 육상 선수 임춘애가 대표적인 경우이다. 깡마른 체구에 단발머리였던 그는 당시 성별 검사를 세 번이나 받았다. 선수 등록 때 한 번, 800미터 예선을 마친 뒤 한 번, 그리고 800미터, 1500미터, 3000미터 세 종목을 석권한 뒤 또 한 번 검사를 받았다. 논란이 그치지 않는 까닭은 간단하다. 근육과 뼈를 강화시키는 남성 호르몬 덕분에 대개 남성이 여성보다 뛰어난 운동 능력을 갖기 때문이다. 남성이 성별을 속이고 여성으로 경기에 나선다면 이는 엄연히 상대방을 속이는 행위이다. 마치 약물이나 도구의 도움으로 경기의 공정성을 해치는 도핑처럼 말이다. 그러나 일반적 통념과 달리 성별은 주민등록번호 뒷자리의 맨 첫 숫자처럼 명쾌하게 나뉘지 않기 때문에 스포츠에서 성별 논란은 현재 진행형이다.


## 여장 남자 의혹 선수들의 진실

1980년 12월 미국 클리블랜드의 한 쇼핑몰 주차장에서 강도 사건이 발생했다. 두 명의 남성이 지갑을 빼앗으려 할 때 70대 여성은 예상 외로 강하게 저항했다. 실랑이 도중에 강도 한 명의 총이 발사되었고, 총알은 여성의 위와 소장을 관통한 뒤 골반에 있는 동맥을 끊어버렸다. 그는 의식을 잃은 채 병원으로 후송되었고 수술 도중 사망했다. 희생자의 이름은 스텔라 월시Stella Walsh로 오래전 한 시대를 풍미했던 육상 선수였다. 살인 사건이었기에 병원에서는 부검이 실시되었는데, 장례식 전날 밤 놀라운 소식이 전해졌다. 그가 여성이 아니라는 것이었다. 부검 결과에 따르면 발달하지 않은 작은 음경에는 소변이나 정액이 지나갈 구멍이 아예 없었고, 아주 작은 고환이 존재했다. 여성처럼 가슴이 있긴 했지만 매우 빈약했고, 질이나 자궁 같은 여성의 생식 기관은 존재하지 않았다. 그리고 회음부에는 소변이 나오는 특이한 구멍 하나가 자리하고 있었다. 사람들은 오래전 그가 다른 선수를 여장 남자라고 비난했던 사건을 떠올리며 쓴웃음을 지었다.

월시는 폴란드 이민자 출신이었기에 미국이 아닌 폴란드 대표로 1932년 로스앤젤레스 올림픽에 출전했다. 100미터 달리기에서 세계 기록과 동등한 11초 9를 기록하며 금메달을 획득했던 그는 4년 뒤 열린

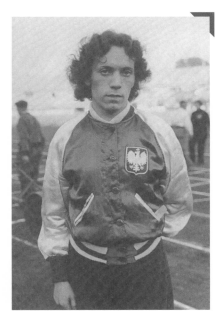

**선수 시절 1938년 비엔나에서 열린 유럽 육상선수권대회에 출전한 스텔라 월시의 모습.**

베를린 올림픽에서도 유력한 우승 후보자였다. 그와 맞선 경쟁자는 미국의 헬렌 스티븐스Helen Stephens였다. 2연패에 도전하는 세계 기록 보유자 월시와 선수 생활 내내 단 한 번도 패한 적이 없는 스티븐스의 대결도 관심사였지만 각진 얼굴과 남성 못지않은 근육을 갖고 있는 두 선수의 성별에 대해서도 이러쿵저러쿵 말이 많았다. 100미터 달리기 경기에서 스티븐스는 11초 5의 기록으로 먼저 결승선을 통과했다. 0.2초 차이로 2위에 그친 월시는 경기가 끝난 뒤 스티븐스가 남성이 아니냐는 의혹을 제기했다. 월시의 우승을 당연하게 여겼던 폴란드 언론까지 논쟁에 가세하자 결국 육상 관계자가 스티븐스의 성기를 맨눈으로 확인한 뒤 여성이라고 확인하는 소동까지 벌어졌다. 오히려 성별이 모호했던 월시가 여성인 스티븐스에게 적반하장으로 지적을 한 셈이었다.

베를린 올림픽에 출전했던 육상 선수 한 명은 2년 뒤 또 다른 여장 남자 논란을 낳았다. 1938년 9월 독일 경찰에 여장을 한 듯한 수상한 남자가 기차에 타고 있다는 신고가 접수되었다. 출동한 경찰에게 붙잡힌 사람은 도라 라첸Dora Ratjen으로 올림픽 높이뛰기에서 4위, 유럽 육상선수권대회에서 1위에 오른 여성 선수였다. 하지만 투피스를 입고 굽이 있는 구두를 신고 있었는데도 단발머리에 가려진 얼굴은 영락없는 남성이었다. 전날 열렸던 육상대회 신분증의 성별은 여성으로 적혀 있었지만 신분증을 건네는 그의 손은 털로 덮여 있었다. 독일 당국은 그가 받은 메달을 즉시 반납했지만, 남자가 여자 종목에 참가했다는 소문은 계속 퍼져나갔다. 나치 치하의 독일이 올림픽을 통해 국가의 위상을 높이려 했던 것은 익히 알려진 일이었기에 많은 사람이 여장을 한 남자 사기꾼 선수 이야기에 오랫동안 고개를 끄덕였다.

사실 라첸은 남성이 아니었다. 그렇다고 여성도 아니었다. 진실은 2009년 독일의 주간지 《슈피겔Spiegel》이 당시 경찰 보고서와 의무 기록을 입수하면서 밝혀졌다.[2] 그가 태어났을 때 처음에는 산파가 아버지에게 아들이라고 알렸다. 하지만 5분 뒤 산파는 딸이 태어났다고 성별을 번복했다. 부모는 산파의 말을 의심 없이 받아들였고 그를 딸로 길렀다. 여자 옷을 입고, 여학교에 진학했지만 사춘기가 되면서 그는 정체성에 의문을 품기 시작했다. 스스로 남자라는 생각이 들긴 했지만 부모에게 이유를 묻지는 못했다. 부모는 계속 자신을 딸로 키울 것이라는 생각 때문이었다. 이후 매일같이 다리털을 밀고, 면도를 하고, 동료 선수들과 샤워를 절대 같이 하지 않는 힘든 삶을 살아야 했다. 경찰

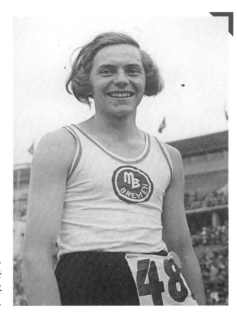

선수 시절 도라 라첸의 모습.
성별이 모호하게 태어나 여성으로 자란 그는
이후 하인리히 라첸으로 이름으로 바꾸고
남성으로 살아갔다.

은 남자가 여자인 척 한다며 라첸을 사기죄로 체포했지만 그는 이미 사회에서 여자로 받아들여졌기에 여자로 살 수밖에 없었다고 주장했다. 남성의 2차 성징이 명확하게 나타나 있지만 음경 아래쪽으로 굵은 띠 모양의 흔적 조직이 있어 정상적인 방법으로 성교를 할 수 없을 것 같다는 신체검사 결과는 그의 주장을 뒷받침했다. 결국 사기죄는 무혐의가 되었지만 그는 향후 여성으로 스포츠 경기에 참가할 수 없다는 판결을 받았다. 이후 라첸은 '도라'라는 여자 이름을 '하인리히'라는 남자 이름으로 바꾸고 남성으로 살아갔다.

스텔라 월시와 도라 라첸은 여장 남자가 아닌 간성間性이었다. 영어로는 인터섹스intersex로 불리는 간성은 생식기, 성 호르몬, 염색체 구조와 같은 신체적 특징이 남성이나 여성이라는 이분법적 구조에 들어맞지 않는 사람을 뜻한다. 예를 들어 월시의 성기는 모호한 형태였고, 성염색체는 XY와 XO*가 섞여 있었는데 XY가 더 우세했다. 이런 과학적 사실이 밝혀진 지는 얼마 되지 않았다. 여장 사기꾼 선수가 존재한다는 우려는 1952년 소련이 올림픽에 참여하면서 증폭되었다. 소련은 종합 2위를 기록했고, 여자 선수들이 메달 71개 중 24개를 획득하는 뛰어난 활약을 펼쳤다. 반면 1위 미국의 경우 여자 선수의 메달 비율은 76개 중 13개에 불과했다. 이후 자본주의와 공산주의가 힘을 겨루던 냉전의 정세 속에 스포츠 분야에서도 양측의 경쟁이 격화되었고, 더 좋은 성적을 내기 위해 남자 선수들이 여장을 한 채 경기에 나선다는 소문이 끊이지 않았다.

---

* XO는 일반적으로 XX 혹은 XY로 두 개인 성염색체가 X 하나만 있는 경우를 뜻한다.

복잡한 성별

의심을 받은 대표적인 선수로 소련의 타마라 프레스Tamara Press와 이리나 프레스Irina Press가 있었다. 자매인 둘은 1960년 로마 올림픽과 1964년 도쿄 올림픽 육상 종목에서 금메달 5개와 은메달 1개를 획득했으며, 1959년부터 1966년 사이에 총 26개의 세계 신기록을 작성했다. 가공할 경기력이었지만 이들의 체형은 남성처럼 우람하고 근육질이어서 종종 프레스 형제Press brothers로 불렸다. 또 다른 선수로 1960년대 초반 400미터와 800미터 달리기에서 세계 기록을 보유했던 북한의 신금단이 있다. 그는 1964년 도쿄 올림픽 때 남한의 아버지를 10분이라는 짧은 시간 동안 만나며 분단 국가의 아픔을 전 세계에 알리기도 했다. 사연은 감동적이지만 다른 여성 선수들은 외관이 남자처럼 보이는 그와 같이 뛰는 것을 거부하곤 했다. 특히 아버지 신문준의 초기 반응은 성별에 대한 의심을 증폭시켰다. 신문준은 신문에서 신금단의 사진

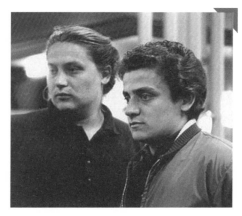

소련 출신 선수 타마라 프레스(왼쪽)와 이리나 프레스(오른쪽).
자매인 이들은 뛰어난 경기력과 우람한 체격 때문에 남성으로 의심을 받았다.

을 본 뒤 자신이 북한에 두고 온 아들이라고 주장했고, 어린 시절 신금단의 사타구니 양쪽에 작은 고환 같은 것이 달려 있었다고 증언했기 때문이다.[3] 우연일지 몰라도 타마라 자매와 신금단은 성별 검사가 본격적으로 도입된 이후 국제 무대에 전혀 나타나지 않았다.

1966년 선수들이 주장하는 성별을 더 이상은 믿을 수 없다는 판단 아래 IAAF는 여성 선수의 성별 검사를 의무화했다. 검사를 통과한 여성에게는 IAAF 주관 대회에 참가할 수 있는 여성 증명서certificate of femininity가 발행되었다. 하지만 초기에 도입한 성별 검사 방식은 매우 수치스러웠다. 여성 선수는 의사 앞에서 아랫도리를 내리는 소위 '나체 행진nude parade'을 하거나 침대에 등을 대고 누운 채 무릎을 가슴까지 끌어당기는 자세를 취해 의사가 좀 더 자세히 성기를 살펴볼 수 있도록 해야 했다. 당연히 성별 검사가 여성 선수의 인권을 심각하게 침해한다는 비난이 속출했다. IOC는 이를 반면교사 삼아 1968년 염색체 검사를 도입했다. 남성과 여성의 상염색체 22쌍은 동일하지만, 성염색체는 각각 XY와 XX로 차이가 나는 과학적 사실에 바탕을 둔 결정이었다. 검사 방법 역시 면봉으로 볼 안쪽을 긁어 구강 점막을 채취하는 방식이어서 IAAF가 부딪혔던 윤리적 논란에서 자유로웠다. 당시 과학계가 성별은 염색체만으로 결정되지도 않고 칼로 무 자르듯이 나눠지지도 않는다고 알렸지만 남장 여자 선수를 색출하겠다는 일념 하에 똘똘 뭉친 국제 스포츠 기구 관계자들에게는 마이동풍이었다.

염색체 검사를 처음으로 통과하지 못한 선수는 폴란드 육상 선수 에바 크워부코프스카Ewa Kłobukowska였다. 그는 1966년 유럽육상선수권대회에 출전했을 때 검사관이 육안으로 시행한 성별 검사를 통과했다.

그러나 이듬해 한 대회에서 특정 염색체가 너무 많다는 이유로 경기장에 발조차 딛지 못했다. 그는 성별을 속인 적이 없다며 억울함을 호소했지만 결정을 내린 의료 위원회 중 한 명은 단호하게 답할 뿐이었다. "여성이 여성이 아니라는 것을 여성이 모를 수 없다A lady can not be a lady and not know it."[4] IAAF는 그가 거뒀던 수많은 승리와 기록뿐만 아니라 도쿄 올림픽에서 땄던 금메달과 동메달을 포함한 모든 메달까지 무효화했다. 염색체 검사가 정확하게 개인의 성별을 알려준다는 IOC의 주장처럼 드디어 여장 남자 선수를 과학의 힘으로 적발한 것이었을까? 아니었다. 사실 크워부코프스카는 XX/XXY 염색체 섞임증mosaicism을 갖고 있었다. 일반적으로 염색체는 한 종류로 구성되지만 드물게 두

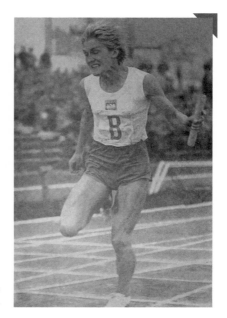

**역주 중인 에바 크워부코프스카의 모습.
그는 XX/XXY 염색체 섞임증을 갖고 있었다.**

가지 이상이 공존하기도 하는데, 크워부코프스카가 이런 경우였던 것이다. 더욱이 그는 은퇴한 다음 해에는 건강하게 아들을 출산했다. 국제 스포츠 기구들은 성별을 구분하기 위해 과학을 들고 나왔지만 첫 단추부터 잘못 끼운 셈이었다. 하지만 단순하게 염색체 유무로 성별을 구분하는 무모한 시도는 이후에도 계속되었다.

## 자연이 긋기를 거부한 성별의 경계

1985년 8월 스페인의 육상선수 마리아 파티뇨María Patiño가 하계 유니버시아드 대회에 참가하기 위해 일본 고베에 도착했다. 깜빡하고 여성 증명서를 놓고 왔기에 통상적인 절차대로 성별 검사가 시행되었다. 경기 전날 밤 대표팀 의사가 검사 결과에 이상이 있다며 경기에 출전할 수 없다는 소식을 전했다. 다음날 그는 경기장 대신 병원에서 정밀한 염색체 검사를 받아야 했다. 대표팀 의사는 혹시 모를 곤란한 상황을 우려해 부상을 입은 척하도록 종용했다. 이후 그는 방에서 홀로 시간을 보내며 여러 염려와 걱정으로 끙끙 앓았다. '혹시 에이즈에 걸린 걸까? 아니면 오빠의 목숨을 앗아간 백혈병일까?'[5] 귀국한 뒤에도 그는 혼자서 전전긍긍했다. 부모님은 아직 아들을 잃은 슬픔에 빠져 있었기에 가족에게도 사정을 털어놓을 수 없었다. 두 달 뒤 예상치 못한 검사 결과가 통보되었다. 성염색체가 XY로, 그가 남성이며 몸 안에 남성 호르몬을 생성하는 고환이 존재한다는 결과였다. 24년 동안 여성으로 살아온 그에게는 청천벽력 같은 소식이었다. 공식적인 진단

명은 안드로겐 불감성 증후군androgen insensitivity syndrome, AIS이었다.

　AIS는 고환에서 남성 호르몬인 안드로겐이 생성되지만 유전자 변형으로 세포의 안드로겐 수용체가 이에 반응하지 않아 남성인데도 남성의 특징이 발달하지 않는 질환이다. 수용체가 부분적으로 반응하는 부분형이라면 성별 특징이 모호하게 나타날 수 있지만, 완전형의 경우 고환에서 안드로겐이 정상적으로 생성되어도 신체는 전혀 반응하지 않기 때문에 남성으로서의 발달이 일어나지 않게 된다. 일할 곳을 찾지 못한 채 쌓여만 가는 안드로겐은 이내 방향화효소에 의해 여성 호르몬인 에스트로겐으로 변환된다. 결국 순수하게 에스트로겐의 효과만 나타나기 때문에 소량의 안드로겐이 체내에 존재하는 일반 여성보다 AIS 환자가 더욱 여성스러운 역설적인 상황이 발생한다. 큰 키, 긴

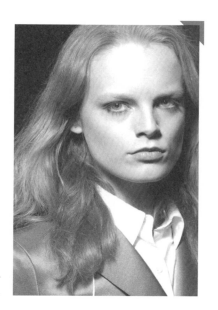

**2017년 안드로겐 불감성 증후군으로 태어났음을
고백한 모델 한느 가비 오딜르.**

팔다리, 투명한 피부, 풍만한 가슴, 고운 얼굴 같은 외모 때문에 이들은 종종 연예계에서 활동한다. 재즈 가수이자 배우인 에덴 앳우드나 패션 모델 한느 가비 오딜르가 이런 경우에 해당한다.

1986년 1월 파티뇨는 스페인 전국 체전 여자 종목에 참가하려고 했다. 평생 여성으로 살아온 그에게는 당연한 선택이었지만, 스페인육상연맹의 생각은 달랐다. 부상을 입은 척하고 조용히, 우아하게, 그리고 영원히 육상계를 떠나라고 지시했다. 그는 소신을 꺾지 않고 60미터 허들 경기에 출전해 당당히 우승을 거머쥐었다. 하지만 저항의 대가는 컸다. 남자가 여자 경기에서 뛰었다는 이유로 그는 국가대표 숙소에서 쫓겨났고, 장학금이 취소되었으며, 과거에 달성했던 기록은 모두 지워졌고, 주변의 친구들과 약혼자마저 그를 떠났다.

파티뇨는 물러서지 않았다. 기자 회견을 열어 자신이 분명한 여성임을 밝히며 선수 자격과 명예를 되찾기 위한 싸움에 나섰다. 다행히 소식을 듣고 멀리서 도움의 손길이 다가왔다. 핀란드의 유전학자 알베르트 드 라 샤펠Albert de la Chapelle이었다. XX 염색체를 지니면서도 남성으로 성장하는 사람들을 연구하던 샤펠은 남성과 여성이 염색체에 따라 명확히 나뉘지 않는다는 것을 잘 알고 있었다.[6] 더욱이 파티뇨의 몸은 안드로겐에 완전히 반응하지 않기 때문에 애초에 경기력 강화 효과를 얻을 수 없었다. 2년 뒤 우리나라 서울에서 올림픽이 열릴 때, IOC 의무분과위원회는 논의 끝에 그의 복권을 결정했다. 여성으로 다시 선수 생활을 이어가게 된 그는 1992년 모국 스페인에서 열리는 올림픽에 출전하기를 원했다. 하지만 성별 구분 소동을 겪으면서 이미 전성기를 흘려보낸 탓인지 국가대표 선발전에서 0.1초 차이로 탈락의 고배를 마섰다. 아쉬운 결과였지만 그는 고난의 시간을 통해 더 강해졌고, 자신이 여성임을 확실하게 확인할 수 있었다. 나아가 개인적 경험을 바탕으로 비슷한 처지의 다른 여성 선수들을 돕는 일에 앞장섰다.

국제스포츠기구 역시 파티뇨의 사례를 계기로 염색체로 성별을 나누는 낡은 방식을 없애기 위한 첫걸음을 뗐다. 하지만 여러 정치적인 이유로 결정은 쉽게 내려지지 않았고, 2000년이 되어서야 비로소 여성 선수에게 기계적으로 시행되던 염색체 검사가 중단되었다. 단 완전히 철폐하지 않고 합리적 의심이 있을 때에는 성별 검사 시행이 가능하다는 여지를 남겨뒀다. 모호한 결정으로 인해 좁게는 안드로겐 불감성 증후군, 넓게는 성 분화 이상disorders of sexual development 여성 선수들이 걷는 길은 이후에도 가시밭길이었다. 인도의 육상 선수 산티 순다라얀도 희생자 중 한 명이었다. 그는 2006년 12월 도하 아시안 게임 800미터 달리기에서 은메달을 획득했다. 그러나 목소리가 낮고 가슴이 발달하지 않았다는 이유로 다음날 IAAF 소속 의사들이 그의 혈액을 채취하고 신체검사를 진행했다. 며칠 뒤 그는 자신이 성별 검사를 통과하지 못했고, 은메달 역시 박탈될 것이라는 소식을 텔레비전 뉴스에서 들었다. 진단명은 안드로겐 불감성 증후군이었다. 모멸감을 안고 귀국한 그는 우울증에 시달렸고, 이듬해 9월 음독 자살을 시도하기에 이르렀다.

## 제게 그는 여성이 아니라 남성입니다

2011년 8월 우리나라 대구에서 세계육상선수권대회가 열렸다. 달구벌에 입성한 전 세계의 건각 중에서 남아프리카공화국에서 온 캐스터 세메냐Caster Semenya는 기량 외에 외모로도 주목을 받았다. 몸은 탄탄하고 다부졌으며, 어깨는 딱 벌어졌고, 가슴부터 골반까지 일자였으며, 얼굴 골격은 각이 졌고, 목소리는 중저음이었다. 그는 운동을 시작했을 때부터 자주 성별 논란에 휩싸였다. 세메냐는 2008년 7월 영연방 유소년경기대회 800미터 달리기에서 깜짝 우승을 하며 세계 무대에 처음 등장했다. 무명인 그의 우승 사실보다 사람들의 이목을 더 끈 것은 남성적인 외모였다. 본격적인 논란은 이듬해 7월 그가 아프리카주니어챔피언십에서 800미터와 1500미터 달리기를 석권하면서 시작되었다. 개인 기록을 800미터에서 8초, 1500미터에서 무려 25초 단축시킨 놀라운 성적이었다. 깜짝 놀란 IAAF는 그에게 도핑 검사와 성별 검사를 시행했다. 다음 달 베를린에서 열릴 세계육상선수권대회에서 발생할지 모를 논란을 사전에 차단하고 싶었기 때문이다.

검사는 은밀히 시행되었지만 얼마 뒤 결과가 공개되었다. 누군가 실수로 세메냐의 자료를 엉뚱한 곳에 팩스로 보냈기 때문이다. 베를린에서 800미터 달리기 결승전이 열리기 몇 시간 전에 호주의 한 언론사가 그의 검사 결과를 속보로 전했다. 여성의 생식 기관인 자궁과 난소 대신 몸속에 고환을 갖고 있으며, 남성 호르몬 수치가 일반 여성보다 약 세 배 높다는 내용이었다. 순위 예측이 아닌 성별 논란으로 가득 찬 운동장의 웅성거림은 향후 겪게 될 고난의 시작을 알리는 전주곡이었다.

어수선한 분위기 속에서도 그는 경기에 집중했다. 그리고 유명 선수들을 제치고 1분 55초 45, 그해 최고 기록으로 우승했다. 2위 선수의 기록과 2초 45 차이가 나는 압도적인 실력이었다. 하지만 그의 질주를 지척에서 목격한 선수들은 예민하게 반응했다. 5위를 차지한 러시아의 마리야 사비노바는 "보기만 해도 알 수 있잖아요"라며 조소했고, 6위를 차지한 이탈리아의 엘리사 쿠스마는 볼멘소리를 내뱉었다. "저런 사람은 우리와 함께 달리면 안 됩니다. 제게 그는 여성이 아니라 남성입니다."[7]

이후 세메냐는 한동안 경기에 나서지 못했다. 출전 금지는 아니었지만, 남아프리카공화국체육회는 IAAF의 공식 발표를 기다려야만 했다. 마침내 2010년 6월 그가 다시 운동장에 복귀할 수 있다는 결정이 내려졌다. 검사를 시행할 때 제대로 설명하지 않은 책임을 남아프리카공화국체육회와 IAAF가 서로에게 떠넘기느라 10개월이라는 긴 시간이 걸렸던 것이다. 그 사이 궁금증에 목마른 언론은 그의 삶을 낱낱이 파헤치며 고통을 안겼다. 일련의 사태로 호되게 당한 IAAF는 비슷한 논란의 재점화를 막기 위해 2011년 5월 새로운 규정을 발표했다. 염색체를 통해 성별을 구분하는 기존 방식을 전면 폐지하고, 대신 고高안드로겐혈증hyperandrogenism 검사를 도입하기로 했다. 의심이 가는 여자 선수의 성별을 굳이 판단하지 않고, 혈중 안드로겐의 수치에 따라 경기 참가 여부를 판단하겠다는 것이었다. 기준은 일반적인 남성의 테스토스테론 하한치인 리터당 10나노몰*로 정해졌다.

---

* 나노몰nmol은 1000분의 1몰mole이다.

새로운 규정은 이내 효과를 발휘했다. 2013년에 발표된 한 논문에서는 높은 테스토스테론 수치를 낮추기 위해 프랑스의 병원을 찾은 개발도상국 여자 선수 네 명이 소개되었다.[8] 이들은 5알파-환원효소 결핍증5α-reductase deficiency이라는 드문 질병을 갖고 있었다. 이들은 XY 염색체를 지니고 있었지만, 성 분화 이상으로 남성의 외부 생식기가 생성되지 않아 겉보기에는 여성이었다. 의료진은 몸속의 고환을 제거하고, 외부 생식기의 모양을 다듬고, 여성 호르몬을 보충하는 치료를 시행했다. 대회 출전을 위한 울며 겨자 먹기였다. 세메냐 측은 성별 논란이 있었을 때처럼 고안드로겐혈증 규정에 대해 공식적인 입장을 밝

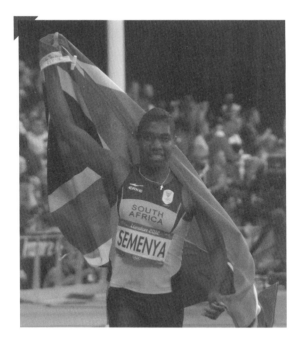

2012년
런던 올림픽에 출전한
캐스터 세메냐.
그는 간성으로,
남성 호르몬 수치가 높아
국제 대회 출전에
어려움을 겪었다.

복잡한 성별

히지 않았다. 그러나 코치가 한 인터뷰에서 "새메냐는 해야 할 일을 합니다"라고 말한 것을 고려하면,[9] 그 역시 의학적 처치를 통해 테스토스테론의 수치를 연맹의 기준치 이하로 낮췄던 것 같다. 규정이 발표되고 세 달 뒤 대구 세계육상선수권대회에 별 다른 제약 없이 참가할 수 있었기 때문이다.

흥미로운 사실은 이후 세메냐의 기량이 침체되기 시작했다는 점이다. 800미터 달리기 기록을 살펴보면, 그는 2011년 대구에서 1분 56초 35로 2위를 차지했고, 2012년 런던 올림픽에서도 1분 57초 23으로 은메달을 획득했다. 그러나 2013년에 개인 최고 기록은 1분 58초 93으로 느려졌고, 2014년에는 모든 대회에서 2분 이내에 결승점을 통과하지 못했다. 코치는 잦은 부상과 훈련량 부족을 탓했지만, 이전에 거둔 기록이 테스토스테론 덕분이었다는 의심이 퍼져 나갔다. IAAF의 바람대로 경기장에서 공정성이 회복된 것이었을까?


여자로 태어났고, 여자로 길러졌고,
스스로를 여자라고 생각해요


2014년 인도의 듀티 찬드는 세메냐가 맞닥뜨렸던 장벽에 부딪혔다. 네 살 때 언니를 따라 달리기 시작한 그는 육상에 소질이 있었다. 16세 때 100미터 달리기 청소년 부문 국내 일인자가 되었고, 이듬해에는 세계 청소년육상선수권대회에서 인도인으로는 처음으로 100미터 달리기 결승에 진출했다. 그리고 2014년 타이베이 아시아청소년육상대회의 200미터 달리기와 1600미터 이어달리기에서 금메달을 획득하며 활약을 이어나갔다. 청소년 무대를 평정한 그는 이제 성인 대회를 목표로 삼았다. 그러나 타이베이에서 선보인 탁월한 기량은 앞길을 막는 족쇄가 되었다. 상대 선수와 코치는 선 굵은 외모, 근육질의 몸매, 167센티미터의 작은 신장을 가진 찬드의 믿기지 않는 달리기 실력을 보고 의심을 품게 되었다. 2014년 6월 그는 훈련 도중 인도육상협회의 지시로 영문도 모른 채 갖가지 검사를 받았다. 며칠 뒤 테스토스테론의 수치가 너무 높아 국제대회 출전이 제한되며, 호르몬의 수치를 낮춰도 일 년 뒤에나 국가대표로 복귀할 수 있다는 소식이 전해졌다.

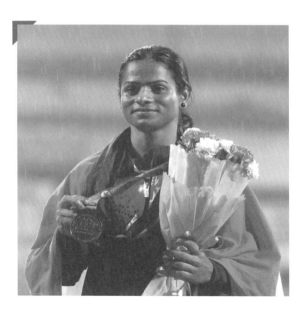

**2017 아시아 육상선수권대회에서 동메달을 획득한 듀티 찬드.**

복잡한 성별

IAAF의 규정을 받아들였던 세메냐와 달리 찬드는 쉽게 무릎을 꿇지 않았다. 명백히 여성인 자신이 왜 여자 경기에 나서기 위해 특정 상태로 몸을 바꿔야 하는지 이해할 수 없었다. 고안드로겐혈증 규정은 부당하고, 차별적이었다. "저는 여자로 태어났고, 여자로 길러졌고, 저를 여자라고 생각해요."[10] 당당히 입장을 밝힌 그는 국제스포츠중재재판소로 이 문제를 가져갔다. 2015년 7월 재판소는 IAAF의 주장을 뒷받침하는 근거가 부족하다며 그의 손을 들어줬다. 여성 선수의 체내 테스토스테론이 경기력에 일정 부분 도움이 되기는 하지만 다른 경기력 향상 요인, 예컨대 영양 상태, 좋은 시설과 지도자, 여러 유전적 변수 등보다 명백히 큰지 알 수 없다고 판단했다. 아울러 IAAF가 2년 이내에 객관적 증거를 제시하지 못할 경우 고안드로겐혈증 규정을 폐지하도록 결정했다.

찬드는 기뻐하며 경기장에 복귀했다. 2016년 리우데자이네루 올림픽에서는 100미터 달리기에 출전한 인도의 세 번째 여자 선수가 되었다. 비록 예선을 통과하지는 못했지만 그에게는 의미 있는 도전이었다. 한편 국제스포츠중재재판소의 결정은 비슷한 처지에 있던 세메냐에게도 영향을 끼쳤다. 침체기를 겪던 그는 다시 질주하기 시작했다. 2016년 4월 국내 체전에서 400미터, 800미터, 1600미터 달리기를 모두 석권하더니, 리우데자이네루 올림픽에서는 1분 55초 28의 기록으로 주 종목 800미터 달리기에서 금메달을 거머쥐었다. 당시 은메달은 브룬디의 프랜신 니욘사바에게, 동메달은 케냐의 마거릿 왐부이에게 돌아갔다. 이때는 알려지지 않았지만 3년 뒤 니욘사바와 왐부이 역시 고안드로겐혈증을 갖고 있는 것으로 드러났다. 간성 선수들이 특정 종목의 1~3위를 모두 차지하는 보기 드문 상황이 발생했던 것이다.

여성 선수에 대한 정의를 어떻게 내릴지를 두고 IAAF는 그대로 물러서지 않았다. 2017년에 IAAF와 세계반도핑기구의 지원을 받은 논문 한 편이 발표되었다.[11] 2011년과 2013년 세계육상선수권대회가 열릴 때 선수들에게서 채취한 혈액 표본 2127개를 검사한 결과, 일부 종목에서 체내 테스토스테론 수치가 높은 여자 선수의 경기력이 더 좋았던 것으로 드러났다. 구체적으로 해머던지기에서 4.53퍼센트, 장대높이뛰기에서 2.94퍼센트, 400미터 허들에서 2.78퍼센트, 400미터 달리기에서 2.73퍼센트, 800미터 달리기에서 1.78퍼센트였다. 이런 결과를 바탕으로 IAAF는 여자 선수의 출전 자격을 새롭게 규정했다. 2018년 11월 1일부터 선천적으로 테스토스테론 수치가 높은 여자 선수가

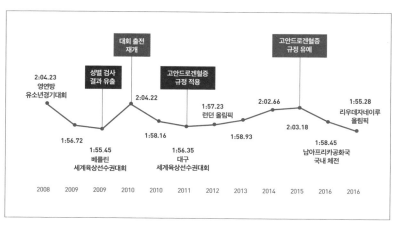

**IAAF의 규정과 세메냐의 800미터 달리기 기록의 변화 양상.**

복잡한 성별

400미터 허들과 800미터, 1500미터, 1마일 달리기에 참가하기 위해서는 적어도 6개월 이상 테스토스테론 수치를 리터당 5나노몰 이하로 낮춰야 한다는 내용이었다. 새로운 규정은 세메냐를 콕 찍어 날린 IAAF의 역습 같았다. 체내 테스토스테론의 도움을 많이 받는 해머던지기나 장대높이뛰기 등의 종목은 정작 규정에서 빠지고, 오히려 특별한 이점이 없는 1500미터와 1마일 달리기가 포함되었기 때문이다. IAAF는 규제 여부에 따라 부침을 보여 온 그의 기량을 단순한 우연으로 보지 않은 것 같다. 세메냐의 주 종목은 중거리, 즉 400미터, 800미터, 그리고 1600미터 달리기였다.

2018년 6월 그는 '차별적이고, 비이성적이며, 부당한' 새로운 규정을 듀티 찬드처럼 국제스포츠중재재판소로 가져갔다.[12] IAAF가 내세우는 주장의 근거가 된 2017년 논문을 둘러싸고 학계에서는 갑론을박이 이어졌다. 먼저 통계 분석에 오류가 있어 위양성偽陽性[*]을 띤 결과가 많이 도출되었다는 주장이 있었다.[13] 2017년 논문의 저자는 이듬해 논문에 일부 오류가 있다는 사실을 인정했지만, 수정 후 새롭게 분석한 결과도 여전히 유효하다고 밝혔다.[14] 또 다른 연구자들은 자료 자체에 근본적인 문제가 있다고 지적했다.[15] 선수 이름이나 기록이 중복 혹은 생략되거나 도핑을 해서 실격된 선수가 포함되는 등 자료의 오류 비율이 17~33퍼센트에 이른다고 주장했다. 이들은 좀 더 정확한 결과를 도출하기 위해 2017년 논문의 저자들에게 전체 자료를 요청했지만 거절당했다. 결국 IAAF는 국제스포츠중재재판소의 판결을 기다리기

[*] 의미 없어야 할 결과가 의미 있게 나오는 것.

로 하고, 새 규정의 적용 시기를 일단 미뤘다.

2019년 5월, 재판소는 IAAF 규정의 차별적인 부분은 인정했지만 여성 선수 경기의 공정성을 지키기 위해 '필요하고, 합리적이며, 적절한' 규정이라는 판단을 내렸다.[16] 한 관계자는 완벽한 결정을 내렸다고 생각하지는 않지만 최대한 합리적인 방법을 선택했다고 소회를 밝혔다. 국제스포츠중재재판소가 얼마나 고심한 끝에 결론을 도출했는지 짐작 가는 부분이다. 세메냐와 남아프리카공화국육상연맹은 다시 한 번 강하게 반발했지만 이제는 뾰족한 수가 없었다. 800미터 달리기에 출전하기 위해서는 남자부로 출전하거나 약을 먹고 테스토스테론 수치를 기준치 이내로 내려야 했다. 2019년 봄은 이래저래 그에게는 잔인한 계절이었다. 이후 그는 혼란스러운 행보를 보였다. 5000미터 달리기에 관심을 보이다가 가을에는 축구팀에 입단하며 외도하나 싶더니, 2020년 봄에는 200미터 달리기에 집중하겠다는 의사를 밝혔다. 향후 그의 도전이 어디를 향할지 궁금해진다.


## 복잡한 성별 문제를 바라보는 방식


1979년 초여름 일본 도쿄에서 제3회 아시아육상선수권대회가 열렸다. 당시 우리나라가 획득한 금메달 두 개는 여자 400미터와 800미터 달리기에서 나왔다. 신데렐라처럼 등장한 선수의 이름은 정봉순으로, 당시 광주여상 3학년에 재학 중이었다. 400미터에서 기록한 54초 53과 800미터에서 기록한 2분 6초 1 모두 국내 신기록이었다. 그의 활약 덕분에 우리나라는 북한과 함께 종합 5위를 차지할 수 있었다. 국내 선수로는 처음으로 2관왕에 오른 그는 8월에 열릴 월드컵 육상대회에 출전할 아시아 대표 44명에 포함되는 영예까지 누렸다. 우리나라에서는 남자 100미터 달리기에서 은메달을 획득한 서말구와 여자 200미터 달리기에서 은메달을 목에 건 모명희가 함께 선발되었다. 그런데 월드컵 육상대회 날짜가 다가와도 정봉순은 움직이지 않았고, 이렇다 할 이유 없이 대회 출전을 포기했다. 대한육상연맹은 발목 부상 때문이라고 해명했지만 의문은 가라앉지 않았다. 부상 소식 자체가 금시초문이기도 했고, 그렇다고 대회 자체를 포기한 것도 쉽게 납득되지 않았기 때문이다. 시간이 흘러 2년 뒤 대한육상연맹은 8월에 열릴 서울 국제주니어오픈육상경기대회 준비로 여념이 없었다. 그런데 대회를 앞두고 배포한 보도 자료에 눈에 띄는 부분이 있었다. 정봉순이 세운 기록은 온 데 간 데 없었고, 대신 400미터 달리기에는 김경숙의 55초 7, 800미터 달리기에는 김순화의 2분 9초 4라는 기록이 실려 있었다. 두 선수의 기록은 정봉순의 기록에 한참 뒤처지는 기록이었다. 무슨 일이 있었던 것일까?

　정봉순이 처음 국내 대회에 등장했을 때부터 그의 성별에 대한 논란이 있었다. 그는 175센티미터라는 큰 키에 하체가 길고 근육이 잘 발달된 몸을 갖고 있었다. 얼굴 양쪽 광대뼈가 툭 불거졌고, 피부색은 짙었으며, 가슴도 지나치게 빈약했고, 엉덩이는 남자처럼 위로 올라붙어 있었으며, 음색은 아리송했다. 사실 그는 XY 염색체도 갖고 있던 간성이었다. 정봉순은 그 사실을 이미 알고 있었지만 아시아육상선수권대회에서는 성별 검사를 하지 않았기 때문에 마음껏 달릴 수 있었다. 그러나 IAAF가 주관하는 월드컵 육상대회는 달랐다. 성염색체를 분석해 성별 검사가 진행됐기 때문에 아예 처음부터 출전을 포기했던 것이다. 광주여상에서 정봉순을 지도했던 코치는 복잡한 사연을 듣고 그를 간절히 돕기 원했다. 대한육상연맹을 수시로 찾아가 성전환 수술을 진행할 수 있도록 도움을 달라고 여러 차례 간절히 부탁했다. 하지만 관계자 중 어느 누구도 관심을 보이지 않았다. 국제 대회에서 금메달을 획득할 때에는 두 손을 들고 환영했지만, 성별이 드러난 뒤에는 손사래를 칠 뿐이었다. 코치는 감탄고토의 현실에 분노했다.

스포츠 역사에서 간성 선수는 수없이 많았다. 하지만 다들 여러 의학적인 이유로 남성과 여성의 경계가 모호했을 뿐 세간의 의심처럼 남자면서 여자인 척한 경우는 없었다. 가끔 여장 남자 선수 소식이 외신에 실리며 입방아에 오르곤 하지만 자세한 사정을 살펴보면 대개 성분화 이상에 따른 간성일 뿐이다. 그런데도 좋은 성적을 거두기 위해 여자로 변신한 사기꾼 남자 선수가 존재한다는 소문은 오랫동안 계속되었다. 이처럼 여장 남자 선수에 대한 염려는 오랫동안 성별 검사가 지속되는 데에 일조했다. 성별 검사 도입 초기에는 소위 '나체 행진'과 같은 굴욕적인 방식 때문에 인권 침해와 검사의 객관성 논란에 부딪히며 크게 비난을 받자 이번에는 과학적으로 구분하겠다며 1960년대 후반에 염색체 검사가 도입되었다. 하지만 성별은 그렇게 한 가지 요인만으로 나뉘지 않았다.

1988년 마리아 파티뇨의 복권을 계기로 국제운동기구는 염색체로 성별을 나누는 낡은 방식을 없애기 위한 첫걸음을 뗐다. 그리고 2000년이 되어서야 비로소 여성 선수에게 기계적으로 시행하던 염색체 검사가 중단되었다. 합리적 의심이 있을 때에는 성별 검사 시행이 가능하다는 여지를 남겨뒀지만 말이다. 기대했던 대로 논란은 사라졌을까? 평화로운 시간은 그리 오래가지 못했다. 2009년 캐스터 세메냐의 폭발적인 질주를 계기로 성별 논란은 다시 크게 타올랐다. 이에 경쟁의 공정성을 확보하고, 염색체 검사의 한계점을 극복하기 위해 새롭게 호르몬 검사가 2011년 도입되었다. 하지만 이 방법 또한 과학적인지 여부는 논란이 뜨거웠으며, 나아가 성소수자와 비성소수자, 흑인과 백인, 서구권과 비서구권 등의 갈등 구조가 얽히면서 이전보다 더 풀기 어려운 고차방정식이 되었다.

2016년 리우데자이네루 올림픽이 열리고 있을 때 SNS에서 '캐스터를 내버려둬#HandsOffCaster라는 해시태그 열풍이 불었다. 세메냐가 여자 경기에 출전하는 것에 의문을 제기한 미국 잡지의 기사가 원인이었다. 성소수자 중 간성intersex에 해당하는 그의 인권을 옹호하고, 성별에 따른 차별을 거부하는 열렬한 응원이 넘쳤다. 하지만 육상계에는 여전히 우려의 목소리가 남아 있었다. 당시 800미터 달리기에서 세메냐와 경쟁했던 영국의 린제이 샤프는 "테스토스테론 수치가 높은 선수와 그렇지 않은 선수로 명백하게 나뉜 경주에서는 할 수 있는 게 없다"고 불만을 토로했다.[17] 또한 여자 마라톤 세계 기록 보유자인 영국의 폴라 래드클리프도 "리우데자이네루 올림픽 때의 세메냐처럼 승리가 거의 확실하면 더 이상 경기가 아니다"라는 의견을 표명했다.[18] 숱한 논란과 법적 공방을 거친 뒤 2019년 국제스포츠중재재판소의 판결로 일단은 잠잠해졌지만 이 문제로 언제든 불씨가 타오를 가능성이 있다. 명확하게 결론이 나지 않은 상황에서 우리에게 가장 필요한 자세는 편견과 고정관념에서 벗어나는 것이지 않을까? "신은 있

는 그대로 나를 만들었고, 나는 스스로를 받아들인다"고[19] 담담하게
말한 세메냐처럼 말이다.

# 트랜스젠더 선수, 경기장에 등장하다
### 성별을 바꾼 선수

## 자신의 성별을 바꾼 선수들

배구는 브라질에서 축구 다음으로 인기가 높다. 2017년 브라질 프로배구리그 슈퍼리가에서 티파니 아브레유Tiffany Abreu라는 여자 선수가 큰 주목을 받았다. 곱슬거리는 말총머리를 휘날리며 공중으로 뛰어올라 상대편 진영에 공을 내리꽂을 때마다 관중석에서는 환호와 야유가 엇갈렸다. 경기장의 흔한 장면 같지만, 야유 소리를 자세히 들어보면 조금 특이했다. "남자, 남자!" 그럴 법도 했다. 그는 몇 년 전까지 호드리고 아브레유라는 남자 선수였기 때문이다. 선수들의 입장역시 엇갈렸다. 아브레유가 여성으로 처음 참가한 이탈리아 2부 리그팀에서는 부정적인 반응을 보이는 동료가 있었지만, 브라질 팀에서는 온전히 그를 받아들였다. 2019년 1월 그가 한 경기 최고 득점 기록을경신하자 이전 기록 보유자인 유명 공격수 탄다라 카이세타는 논란에 불을 지폈다. "아브레유와 그의 이야기를 존중해요. 하지만 여자 슈퍼리가에 참가하는 것에는 동의하지 않아요. 매우 민감한 주제지만 성소수자 혐오homophobia는 아니에요. 인체 생리에 관한 것이죠."[20]

스포츠 역사에서 성별을 바꾼, 즉 트랜스젠더transgender 선수의 경기 참가 논란에 처음으로 휘말린 사람은 러네이 리처즈Renée Richards였다. 그의 원래 이름은 리처드 다스킨드였다. 키가 크고 운동 신경이 좋았던 리처즈는 학창 시절 수영, 야구, 미식축구 등 여러 종목을 섭렵했다. 그중 가장 탁월한 실력을 보였던 종목은 테니스였다. 왼손으로 내리꽂는 강력한 서브와 자로 잰 듯한 그라운드 스트로크를 갖춘 그는 대학교 테니스 팀의 주장을 맡으며 빼어난 활약을 펼쳤다. 1953년부터 1960년 사이 유에스 오픈U.S Open에 다섯 차례 출전했던 그는 대학교를 마친

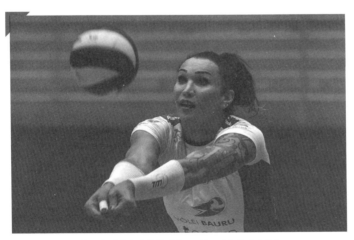

브라질 프로배구리그 슈퍼리가에서 활약하고 있는 티파니 아브레유.
© Nelson almedia

복잡한 성별

뒤 의과대학에 진학했다. 비록 프로 테니스 선수의 꿈은 접었지만 안과 전문의가 된 뒤에도 라켓을 놓지는 않았다. 해군에서 근무할 때도 단식과 복식 경기에서 우승했고, 나이가 들어서도 35세 이상 선수 대회 결승에 진출하며 녹슬지 않은 실력을 선보였다.

의사라는 직업 활동과 테니스라는 취미 활동에서 모두 성공적인 삶을 살던 리처즈에게는 오래전부터 말 못할 고민이 하나 있었다. 바로 여성인 자신이 남성의 육체에 갇혀 있다는 불편한 느낌이었다. 대학 시절 바깥에서는 투쟁적인 테니스 선수였지만 기숙사 방에서는 다리털을 밀거나 남몰래 여자 옷을 걸치곤 했다. 모델 출신의 부인과 결혼한 뒤에도 성정체성에 대한 고민은 깊어져만 갔다. 매일 정신과 치료를 받는 노력을 기울여도 고립된 느낌은 사라지지 않았다. 4000달러의 현금을 들고 성전환 수술을 받을 수 있는 모로코의 카사블랑카를 방문한 적도 있었지만 고심 끝에 그냥 귀국하기도 했다.

결국 그는 1975년 8월 41세의 나이에 뉴욕시티의 한 병원에서 성전환 수술을 받은 뒤 러네이 리처즈라는 여성이 되었다. 프랑스어로 '다시 태어남'을 뜻하는 러네이라는 이름을 갖게 된 그는 부인과 이혼 후 뉴욕의 정반대에 위치한 캘리포니아로 이주해 새로운 삶을 시작했다. 그러나 오랫동안 지친 영혼의 피난처였던 테니스를 포기할 수는 없었다. 그는 러네이 클라크라는 이름으로 남부 캘리포니아에서 열리는 여자 테니스 대회에 출전하기 시작했다. 그러던 중 1976년 한 대회에서 관중 한 명이 그를 알아봤다. 제보를 받은 언론사는 "여성 경기 우승자가 남성이었다"는 소식을 전했다. 해당 기사로 나라 전체가 소란스러워졌고, 미국 테니스협회는 염색체 검사를 통과하지 못하면 그가 여자 대회에서 환영받지 못할 것이라는 입장을 표명했다. 얼마 뒤 뉴저지에서 열리는 한 대회에서 그를 초청했다. 일말의 의심 없이 스스로를 여성으로 인식하던 그는 초청장에 응답했다. 그러자 그가 남성 시절 갖고 있었던 근육의 혜택을 본다며 32명 중 25명의 선수들이 대회 출전을 철회했다.

　리처즈는 주변의 압력에 무릎을 꿇지 않았다. 드러내고 싶지 않은 사생활을 포기하면서까지 마음 깊은 곳에서 울려 나오는 자기 자신의 목소리를 따랐다. 그리고 여성으로 바뀐 자기 자신의 여자 경기 출전

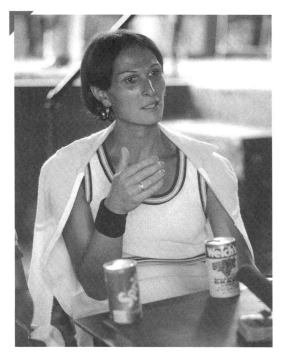

**스포츠 역사상 처음으로**
**경기 참가 논란에 휩싸인**
**트랜스젠더 테니스 선수 러네이 리처즈.**
©Transas city

복잡한 성별

을 위한 법적 싸움에 나섰다. 테니스계는 양분되었다. 몇몇 선수들은 '꺼져라, 러네이'라는 글자가 새겨진 셔츠를 입어가면서 반대 의견을 강하게 표현했다. 반면 그의 입장을 존중하고 지지하는 선수들도 있었다. 그중에는 몇 년 뒤 동성애자임을 커밍아웃한 테니스 여제 마르티나 나브라틸로바도 있었다. 1977년 8월 재판을 담당한 판사는 미국 테니스협회 대신 리처즈의 손을 들어줬다. 그는 염색체 검사 없이 여성으로 경기에 임할 수 있게 되었다. 2주 뒤 유에스 오픈에 출전한 그는 4년 동안 선수 생활을 이어나갔고, 47세에 은퇴했다.

리처즈를 둘러싼 논란이 뜨거웠을 때 양쪽에 치우친 의견과 별도로 제3의 입장도 있었다. 이들은 성전환 선수를 받아들이는 사례가 일회성으로 그에게만 적용된다면 괜찮지만 혹시라도 좋지 않은 선례가 될까 우려했다. 즉 이미 40대인 그가 여성의 경기에 참여하는 것은 문제가 되지 않지만 추후 보다 젊고 힘이 센 남성이 성별을 바꾼 뒤 경기를 좌지우지하는 상황이 도래할 것을 염려한 것이다. 관련 논쟁은 한동안 잠잠하다가 2004년 이후 다시 달아올랐다. 사회적 의식이 변하면서 성소수자가 늘어난 흐름에 발맞춰 IOC가 관련 규정을 처음으로 발표했기 때문이다. 예나 지금이나 논란의 핵심은 경쟁의 공정성과 참가자의 인권으로 귀결된다. 성별을 남성에서 여성으로male to female, MTF 전환한 운동선수 두 명의 삶의 궤적을 따라가 보자.

## 찻잔 속 태풍이 된 배구 선수

2004년 의학물리학자 조안나 하퍼Joanna Harper는 남성에서 여성으로 성전환을 시작했다. 유년기 시절부터 성별 불쾌감gender dysphoria*을 갖고 있었지만 47세가 될 때까지 망설인 이유는 달리기 때문이었다. 직장을 구할 때에도 운동할 여유가 있는 곳을 찾을 정도로 달리기는 그의 삶에서 큰 부분이었다. 그는 성별을 바꾸면 더 이상 대회에 출전하지 못하고, 다른 선수들과 자웅을 겨루지 못할까 두려웠다. 당시만 해도 트랜스젠더 선수는 공식적으로 어떤 경기에도 참가할 수 없었기 때문이다. 2004년 5월 IOC가 '스톡홀름 합의Stockholm Consensus'를 발표하면서 상황은 바뀌었다. 비록 성전환 수술 시행, 바뀐 성별의 법적인 인정, 최소 2년의 호르몬 치료와 같은 까다로운 조건이 붙었지만 성전환 후에 선수 생활이 가능한 것만으로도 그에게는 충분했다. 석 달 뒤 그는 남성 호르몬 테스토스테론의 분비를 막는 이뇨제 스피로노락톤spironolactone과 여성 호르몬 에스트라디올을 삼키는 것으로 호르몬 치료를 시작했다.

하퍼는 성별을 바꾸면 달리기 능력이 떨어질 것이라고 예상했다. 남성에서 여성으로 바뀐 몸에서 테스토스테론이 감소하면 근육량, 골밀도와 함께 혈액에서 산소를 운반하는 적혈구가 감소한다. 반면 에스트로겐이 증가하면 체지방이 쌓이는데, 특히 넓적다리와 엉덩이에서 두드러진다.[21] 일련의 변화는 경기력에 부정적 요소로 작용한다. 속력,

---

* 태어날 때 생물학적으로 지정된 자신의 신체적 성별이나 성 역할에 대한 불일치나 불쾌감.

복잡한 성별 ───

근력, 지구력이 모두 감소하기 때문이다. 이듬해 IOC의 승인을 받은 직후 그는 여성으로서 10킬로미터 달리기 대회에 참가했다. 남성일 때보다 기록이 1~2분 정도 뒤처질 것이라 예상했지만, 실제로는 5분이나 늦게 결승점을 통과했다. 예상 밖의 결과에 과학자의 호기심이 발동했다. 그는 자신의 사례가 예외적인지 아니면 전반적인 변화인지 궁금했다. 하지만 관련된 논문을 발견하기란 모래사장에서 바늘 찾기였다. 그는 성전환을 한 여자 선수의 성별을 바꾸기 전후 달리기 기록을 직접 모으기 시작했다. 안 그래도 소수인 성전환자 중에서 연구에 포함시킬 수 있는 선수는 더욱 소수였기에 8명의 자료를 모으는 데 무려 7년이란 시간이 걸렸다.

흔히 성전환 여자 선수는 남자일 때 테스토스테론의 혜택을 받았기 때문에 성별을 바꿔도 선천적인 여자 선수보다 경기력이 뛰어날 것으로 여겨진다. 그러나 하퍼가 2015년 발표한 논문에 따르면, 성전환 여자 선수의 기록은 여성의 범위를 넘어서지 않는다.[22] 그의 연구에서는 연령 등급age grade의 비교가 이뤄졌다. 남성과 여성 혹은 어린이와 노인 사이에는 명백한 차이가 존재하기 때문에 기록을 직접 비교하지 않고 보정한 뒤에 개인의 경기력을 상대적으로 평가하는 것이 연령 등급이다. 성전환 여자 선수의 경기력은 같은 또래 여성보다 뛰어났지만 어디까지나 여성이 보일 수 있는 범위 이내였다. 통념과 달리 성전환 여자 선수에게 특별한 이점이 존재하지 않았다.

2015년 IOC는 성전환 수술과 고안드로겐혈증을 논하는 자리에 하퍼를 초대했다. 3일 뒤 여러 분야의 참석자들은 성전환 선수의 경기 참가에 관한 규칙을 개정하기로 결정했다. 남성에서 여성으로 전환한 선수는 최소 1년 전부터 테스토스테론 수치가 리터당 10나노몰 이하임을 입증하면 출전이 가능해졌다. 반대로 여성에서 남성으로 전환한 선수는 별다른 제한 없이 남자 경기에 나설 수 있게 되었다. 아울러 성전환 수술을 시행해야 한다는 규정은 삭제되었다. IOC의 전향적인 변화에 하퍼는 그 누구보다 기뻐했다. 변경된 규칙은 앞서 언급했던 티파니 아브레유에게도 희소식이었다. 그는 3년 전 오래전부터 바란 여성으로서의 삶을 결심하면서 아쉽게 접어야 했던 배구 선수의 삶을 다시 꿈꾸게 되었다. 성전환 과정을 모두 마친 그는 테스토스테론 수치를 IOC 기준치보다 훨씬 더 낮은 리터당 0.2나노몰 까지 낮췄다. 2017년 국제배구연맹은 그의 여자 경기 참가를 공식적으로 승인했다. 호드리고가 아닌 티파니의 새로운 도전이 닻을 올린 것이다.

아브레유가 맹활약할수록 논란도 커져갔다. 남자에서 여자로 성별을 바꾼 트랜스젠더 선수의 경기력이 시스젠더cisgender* 여자 선수의 경기력과 차이가 나지 않는다는 하퍼의 연구 결과는 소수의 달리기 선수만을 대상으로 하지 않았던가. 남자로서 성장기를 보낸 아브레유는 호르몬 치료를 받은 뒤에도 여전히 일반 여자보다 키가 크고 힘이 셌다. 달리기와 달리 배구에서는 신장과 근력이 명백하게 유리한 장점으로 보인다. 하지만 그는 성전환 후 근육량과 유산소 능력이 감소한 상태에서 큰 체구를 움직여야 하는 고충을 겪고 있었다. 전위에서 상대 진영에 위력적인 스파이크를 꽂아 넣는 그가 후위에서는 민첩하게 움직이지 못하는 구멍이 되었다. 성전환 선수가 마치 도핑을 한 선수처럼

---

* 심리적 성별과 생물학적 성별이 일치하는 경우를 말한다.

압도적인 기량을 뽐내며 경기의 공정성을 해칠 수 있다는 염려는 이내 사그라졌다. 실제 그의 합류 뒤에 소속팀의 순위는 전년보다 한 계단 상승하는 데에 그쳤다. 성전환 여자 선수의 첫 출전은 찻잔 속의 태풍처럼 지나갔다.

## 사이클 선수의 15년에 걸친 투쟁

크리스는 어릴 적부터 남달랐다. 남자 아이들과 밖으로 놀러 나가는 대신 주로 집에 머무르면서 여자 옷을 입고, 화장하고, 인형을 가지고 노는 것을 더 좋아했다. 스스로는 소녀인 것 같은데, 사람들이 자신을 소년으로 대하는 것이 불편했다. 하지만 1970년대 캐나다의 보수적인 분위기 속에서 그런 이야기를 입 밖으로 꺼내는 것은 불가능에 가까웠다. 정체성과 성별에 대한 고민은 2차 성징이 본격적으로 나타나는 청소년기 시절 한층 더 심해졌다. 내면의 갈등을 억지로 억누르던 중에 우울증과 거식증을 겪게 되었다. 술을 마시고, 마리화나를 피우고, 친구들과 밤새 나돌아다녔지만 불편한 마음은 쉽게 사라지지 않았다.

터널처럼 어두운 상황에서 스포츠는 밝은 탈출구가 되었다. 수상스키, 달리기, 사이클 등 여러 종목의 운동에 집중하다 보면 마음 속 어려움이 가라앉는 것을 느낄 수 있었다. 10대 후반에 자전거를 타는 기량이 엘리트 수준에 이르면서 크리스는 올림픽 출전을 꿈꾸기 시작했다. 하지만 20대 초, 경기 중에 넘어지면서 골반이 부러지는 큰 부상을 당했다. 치료받는 6개월 동안 사이클뿐만 아니라 일체의 스포츠 활동 없이 시간을 보내게 되자 그 동안 수면 아래로 가라앉아 있던 근본적인 심리적 고민이 다시 기지개를 폈다. 고민 끝에 그는 더 이상 도망치지 않고 정면으로 맞서겠다고 마음을 굳혔다. 그리고 1996년 호르몬 치료를 시작으로 성별을 전환하면서 이름을 크리스에서 크리스틴으로 바꿨다.

2004년, 크리스틴 월리Kristen Worley는 성전환 선수의 올림픽 참가를 허용한 IOC의 스톡홀름 합의를 적용한 첫 트랜스젠더 선수가 되었다. 규정대로 성전환 수술과 호르몬 치료를 받았으며, 공식적인 여성으로 인정을 받았기 때문이다. 하지만 그해 아테네에서 열린 올림픽에 참가하기에는 늦은 시점이었다. 대신 그는 2008년 베이징 올림픽을 목표로 삼았다. 그런데 열심히 몸을 갈고 닦으며 운동을 하는데도 경기력이 예전 같지 않았고, 회복은 더디기만 했다. 변화의 원인은 호르몬에 있었다. 흔히 테스토스테론을 남성 호르몬으로 부르기에 남성에게만 있고 여성에게는 없는 것으로 여기기 쉽다. 그러나 명칭과 달리 여성에게도 소량의 테스토스토론이 존재한다. 반대로 남성에게도 소량의 여성 호르몬이 존재한다. 테스토스테론은 운동 중이나 운동이 끝난 뒤 근육의 생성을 담당하고, 심폐 기능의 발달과 회복을 돕고, 체내 지방과 체중을 조절하며, 온도와 체내 대사에 관여한다. 월리는 성전환 수술을 받으면서 테스토스테론을 생성하는 고환을 제거했기에 체내에 테스토스테론이 없는 상태였다. 그의 몸은 폐경기 여성과 다를 바 없었다.

2006년 월리는 정상적인 선수 생활을 위해 캐나다스포츠윤리센터에 테스토스테론의 치료목적사용면책을 신청했다. 하지만 보통 3주 정도 걸리는 과정이 거의 1년이나 걸렸다. 애매한 상황에서 기다리느라 훈련에 집중하지 못한 그는 올림픽 출전을 포기해야 했다. 더 큰 문제는 치료목적사용면책으로 허용된 수치 리터당 0.5나노몰로는 정상적인 훈련과 회복이 불가능했던 점이다. 일반 여성의 테스토스테론의 수치는 리터당 0.5~3.0나노몰이므로 몸 상태를 건강하게 유지하기 위해 개인마다 필요한 양은 다를 수밖에 없는데도 말이다. "경기 중에는 자전거를 타다가 질식하는 느낌이 들어요. 1주일에 600킬로미터나 달렸는데도 체중이 하나도 안 줄어요."[23] 시행착오 끝에 그는 건강한 신체 상태를 유지할 수 있는 테스토스테론 용량을 찾아냈다. 좋아진 몸 상태로 훈련에 전념하면서 경기력은 다시 향상됐다. 하지만 2012년 런던 올림픽을 앞두고 그는 다시 동일한 벽에 부딪혔다. 경기에 참가하기 위해서는 치료목적사용면책이 반드시 필요했다. 이전에 반복했던 모든 평가 과정을 다시 밟아야 했고, 1년이란 시간이 속절없이 지나갔다. 세계 정상급의 선수들과 기량을 겨뤄보고 싶었던 그의 바람은 또 다시 헛된 꿈이 되었다.

월리는 이전처럼 속절없이 주저앉지 않았다. 성전환 선수의 호르몬 사용 여부를 단순히 경기력이 아니라 인권 차원에서 접근하기 시작했다. 그는 건강 유지에 필수적인 약물을 복용하지 못해 건강이 나빠진 것을 인권 침해로 여기고 문제를 캐나다 법원으로 가져갔다. 통상적으로 운동 경기 분야에서 갈등이 발생하면 국제스포츠중재재판소가 조정에 나서지만, 그는 애초에 UCI에 선수 등록을 한 적이 없었기 때문에 기존 절차를 따를 필요가 없었다. IOC는 캐나다 법원에게 해당 문제를 다룰 관할권이 없다며 항의했지만, 2017년 7월 온타리오 인권 재판소는 윌리의 손을 들어줬다. 그가 제공한 자료가 명확하고 강력했기에 가능한 승리였고, 근거가 부족한 규정을 시행한 IOC의 패배였다. 윌리는 2002년부터 성별을 바꾼 동료 선수의 재등록을 돕는 캠페인을 펼치며 스포츠 분야에서 성소수자 선수를 위한 목소리를 내왔다. 그렇게 뿌리기 시작한 투쟁의 씨앗은 고난과 역경의 15년을 보내고서 꽃망울을 터뜨렸다.


## 양쪽을 동시에 만족시키기 어려운 난제


"만약 마이크 타이슨이 치마를 입고 해머던지기 여자 경기에 참가하기를 원한다면, 괜찮나요?"[24] 2014년 미국 위스콘신대학교에서 열린 생명윤리 토론회에서 한 참석자가 질문했다. 활발한 의견 교환을 위해 던진 장난스러운 질문이었지만, 한편으로는 성전환, 특히 남성에서 여성으로 성별을 바꾼 선수에 대해 품을 수 있는 흔한 궁금증을 담고 있는 질문이기도 했다. 한때 남자였던 티파니 아브레유, 조안나 하퍼, 크리스틴 윌리가 남성 호르몬을 낮추고 성전환 수술을 받았다고 여자 경기에 아무런 제약 없이 참가해도 되는 것일까?

하퍼의 연구에서 살펴봤듯이 테스토스테론이 감소한 성전환 여자 선수는 일반 여성과 비슷한 달리기 경기력을 보인다. 막연한 우려만으로 일정한 조건을 통과한 트랜스젠더 선수의 경기 참가를 막는 것은 오히려 불공정한 처사일 수 있다. 그러나 성전환 여자 선수가 테스토스테론 수치를 일정 기간 이상 떨어뜨렸다 하더라도 청소년 때 받은 테스토스테론의 혜택이 사라지는 것은 아니다. 여전히 골격이 크고, 근육이 발달했으며, 체내 지방이 적고, 골밀도가 높으며, 심장이 크고, 산소 운반 능력이 뛰어나기 때문이다. 이런 신체적 특징 때문에 성전환 선수의 경기력은 종목에 따라 다르게 나타날 수 있고 심지어 한 종목 내에서도 세부 종목에 따라 차이를 보일 수 있다. 한 예로 미국의 육상 선수 씨씨 텔퍼CeCe Telfer의 경우를 살펴 보자. 2019년 그가 전미 대학체육협회 2부 리그 400미터 허들에서 우승할 당시의 기록 57초 53은 성전환 이전 기록 57초 34보다 느렸다. 하퍼의 연구 결과에 들어 맞는 듯싶지만 성별을 바꾼 뒤 60미터 달리기에서는 7.67초에서 7.63 초로, 400미터 달리기에서는 55.57초에서 54.41초로 기록이 더 빨라 졌다. 향후 여러 스포츠 기구가 보다 자세하고 정교한 기준을 마련할 필요가 있음을 보여주는 장면이다.

일각에서는 트랜스젠더 선수를 배려하다가 시스젠더 선수가 역차별을 받는다는 주장도 제기된다. 월리는 테스토스테론 수치가 리터당 9.6나노몰일 때 자신의 몸이 폐경기에 들어간다며 IOC의 규정으로 인한 인권 침해를 언급했지만, 이는 사실 일반적인 여성의 테스토스테론 수치의 세 배에 해당했다. 2015년 IOC가 나름 객관적인 자료에 바탕을 두고 성전환 선수에 대한 규정을 변경했지만 극히 소수의 선수가 대상이었으며 장기간 추적 관찰하지 않았다는 제한점을 지니고 있었다. 테스토스테론 수치를 낮춘 11명의 성전환 여성 선수를 1년 동안 살펴본 최근 연구에서는 근육의 단면적이나 부피의 감소가 4~5퍼센트에 그치는 것으로 보고되었다.[25] 아울러 테스토스테론이 경기력 외에도 엘리트 여자 선수의 훈련에 대한 욕심이나 동기 부여에 영향을 끼칠 수 있다는 연구 결과도 있다.[26] 공정한 경쟁이라는 스포츠 정신을 지킬 수 있도록 더 많은 과학적 지식이 축적되어야 한다.

아울러 성전환 선수가 차별 없이 경기에 참가할 수 있는 권리에 대한 사회적 논의도 더욱 활발해져야 한다. 2019년 미국에서는 트랜스젠더 선수로 인해 공정성이 침해되었다며 보수 기독교 단체가 세 명의 고등학교 여자 선수를 대신해 이 문제를 법정으로 가져갔다. 고등학교 선수가 자신의 성별 정체성, 즉 스스로를 남성이라고 여기는지 아니면 여성이라고 여기는지 여부에 따라 경기에 나서도록 정한 코네티컷주의 방침을 문제 삼았던 것이다. 계기는 트랜스젠더 선수 테리 밀러Terry Miller와 안드라야 이어우드Andraya Yearwood가 이전에는 다른 9명의 선수가 갖고 있던 15개의 타이틀을 양분해서 차지한 것이었다. 2020년 5월 법원은 코네티컷주의 규정이 성별에 따른 차별을 금지하는 연방법 9조를 위배했으며, 시스젠더 여성의 권리와 기회를 부당하게 침해했다고 판결을 내렸다. 하지만 같은 해 아이다호주에서는 정반대의 상황이 벌어졌다. 선수가 태어날 때 정해진 성별에 따라서만 남자와 여자 경기에 출전하도록 주정부에서 정하자 트랜스젠더 선수 린제이 히콕스Lindsay Hecox는 소송을 제기했다. 트랜스젠더 출전 금지법은 동등한 보호를 보장하는 연방법 14조에 따라 일단은 도입이 중단되었다. 동일 사안에 대해 천양지차의 입장이 존재하기 때문에 지속적으로 대화하며 머리를 맞대고 고민하는 열린 태도가 있어야 한다.

성별 불쾌감으로 인해 자신의 성별을 바꾼 사람들은 사회에서 소수자다. 그중에서 운동선수는 극히 소수이다. 이들의 경기력, 경쟁의 공정성, 인권에 대한 논의는 차별금지법의 '차' 자도 꺼내기 힘든 우리 사회에서 아직은 그리 와닿지 않을 수 있다. 특히 스포츠계에서 2000년 대 중반 신은경이라는 성전환 선수가 국내 최초의 여자 야구단 '선라 이즈'에서 투수로 활약한 일이 유일하기 때문에 어쩌면 논의를 할 기회조차 없었다. 하지만 극소수일지라도 이 문제에 대해 서로 이야기하고, 같이 고민하며, 미리 준비하는 노력은 사회적으로 매우 중요하다. 2015년 IOC가 성전환 선수에 관한 새로운 규정을 발표할 때, 전 의무위원회장 아르네 융크비스트가 했던 말을 기억해보면 어떨까? "이런 경우는 매우 소수이지만, 우리는 질문에 답해야 합니다."[27]

## 에필로그
### 그리고 스포츠는 계속된다

도핑을 둘러싼 논란과 관련해 근육 기억력muscle memory이란 용어가 자주 언급된다. 이는 약물로 일단 몸을 만들어 놓으면 약물을 끊은 뒤에도 근육은 훈련의 효과를 기억하고 있어 향상된 경기력을 유지할 수 있다는 개념이다. 도핑을 옹호하는 사람들은 근육 기억력이 쥐를 비롯한 동물을 대상으로 한 연구에서만 확인되었을 뿐 사람에서도 동일하게 존재하는지는 아직 명확하지 않으므로 약물의 영향을 받은 이후의 활약은 도핑과 관련이 없다고 주장한다. 하지만 훈련 시 약물을 통해 자신의 한계치를 넘어선 것만으로도 심리적 구속에서 벗어나는 효과가 있기 때문에 한 차례의 도핑이더라도 면죄부를 줘서는 안 된다는 반대의 의견도 있다.

과학적 측면에서 뭔가 확실한 결론이 나지 않은 상황에서 사회적,

윤리적 측면까지 고민하면 도핑은 더욱 복잡한 문제가 된다. 약 100년 전에 각종 약물과 도구는 과학기술의 발달을 상징하며 장려되었고, 약 50년 전에는 선수들이 도핑에 대해 아무런 죄책감을 갖지 않았다. 하지만 스포츠 정신을 수호하려는 노력에 발맞춰 시작된 도핑 규제는 시간이 지나면서 윤리적 문제로까지 확대되었다. 한쪽에는 사회에 온갖 협잡과 불법이 판치더라도 스포츠만은 순수성을 유지해야 한다는 생각 아래 도핑을 척결해야 한다고 주장하는 사람들이 있다. 반면 다른 쪽에는 절대적인 검사량의 부족, 검사로 인한 선수의 인권 침해, 실질적 규제의 미비 등 여러 현실적인 제한점에 주목하며 오히려 도핑의 양성화를 통해 도핑 문제를 해결할 수 있다고 주장하는 사람들도 있다.

한편 당사자의 입장도 고려해야 한다. 스포츠는 본질적으로 그룹 아바ABBA의 노래 제목처럼 승자독식The winner takes it all의 세계이다. 체흐 라슬로Cseh László라는 이름의 선수를 들어본 적 있는가? 그는 2008년 베이징 올림픽 때 수영 세 개 종목에서 은메달을 획득한 선수이다. 해당 종목에서 1위를 차지한 선수와의 기록 차이는 불과 0.6퍼센트, 1.7퍼센트, 1.0퍼센트였다. 하지만 사람들은 마이클 펠프스는 알아도 그를 기억하지 못한다. 당시 라슬로가 세계에서 두 번째로 빨리 헤엄친 선수였는데도 말이다. 이처럼 기량이 종이 한 장 차이인 정상급 선수들은 도핑의 유혹에 흔들릴 수밖에 없다. 약물이나 도구의 도움으로 성적에 작은 차이만 만들 수 있어도 돌아오는 결과는 크게 달라지기 때문이다.

아울러 경기장이 일터가 되는 프로 스포츠에서는 경기력이 수입과 밀접한 연관성을 갖는다. 로스앤젤레스 다저스에서 한때 류현진과 한

솥밥을 먹어서 우리에게 친숙한 디 고든Dee Gordon이라는 선수가 있다. 미흡한 기량 탓에 2015년 트레이드*된 그는 마이애미 말린스에서 완전히 다른 선수로 탈바꿈했다. 구단은 메이저리그 전체 안타 1위와 도루 1위를 기록한 그에게 5000만 달러를 안기며 5년에 1년을 더해 다년 계약을 맺었다. 하지만 다음 해 4월 그는 AAS 클로스테볼clostebol과 남성 호르몬 테스토스테론에 양성 반응을 보이며 80경기 출장 정지라는 징계를 받았다. 복귀한 이후 그의 성적은 전년과 비교가 되지 않을 정도로 저조했다. 거액의 연봉으로 장기 계약을 맺었던 구단 입장에서는 뒷목을 잡을 수밖에 없는 상황이었다. 결국 그는 2017년 시애틀 매리너스로 이적하게 된다. 하지만 소속 팀은 바뀌었어도 약물의 도움으로 받게 된 수입은 변함이 없었다.

가장 난감한 경우는 도핑이 공공연해지면서 경기장이 한 쪽으로 기울어버리는 상황이다. 분명 경기력이 뒤처지던 선수가 약물이나 도구의 힘으로 갑자기 탁월한 기량을 선보일 때 당신이 운동선수라면 어떤 선택을 하겠는가? 그래도 과정보다 결과가 중요하다고 되뇌며 독야청청한 태도를 견지하겠는가? 아니면 도핑을 통해 불공정하게 기울어진 현실을 바로잡아 역설적으로 공정함을 회복하겠는가? 2000년대 전후로 여러 차례 약물 파동이 발생한 사이클이나 반복되는 도핑 적발로 전국체육대회에서 시범 종목으로 강등된 보디빌딩의 사례에서 볼 수 있듯이 구조적으로 도핑이 만연한 환경에서 선수 개인의 선의와 도덕성만 바라는 것은 애초부터 무리일 수 있다.

* 프로 팀 사이에서 전력을 향상할 목적으로 소속 선수를 이적시키거나 교환하는 일.

선수와 지도자가 규정의 빈틈을 합법적으로 파고들어 늘 한 발 앞서가는 상황에서 세계반도핑기구와 도핑 사냥꾼은 과연 승리할 수 있을까? 그렇다고 도핑이 과거처럼 약물에만 국한되지 않고 도구나 기계로 확대되는 현실에서 도핑을 그냥 방치하면 스포츠의 근간 자체가 흔들릴 수 있기 때문에 마냥 손을 놓고 있을 수도 없다. 인간 문명이 부딪혔던 여러 난제를 과학의 발전으로 해결했던 것처럼 새로운 검사법의 개발이나 선수생체여권의 도입과 같은 조치가 도핑 논란을 해결할 수 있다는 장밋빛 예상도 있다. 그러나 선수의 성별을 둘러싼 오랜 논란에서 확인할 수 있듯이 과학은 쉽고 당연해 보이는 성별의 구분 문제를 놓고도 아직까지 확실한 답변을 제시하지 못하고 있다. 아울러 카페인처럼 도핑 목록에 포함되었다가 빠진 약물들의 경우에서 알 수 있듯이 과학적 기준 역시 늘 정확하지 않을 수 있다.

그렇다면 어떻게 해야 할까? 도핑을 하는 선수들만을 따로 모아 별도로 경쟁하도록 하자는 의견도 있고, 적발되었을 때 일단은 벌점을 부과한 뒤 모인 벌점이 쌓여 기준을 넘으면 규제하자는 절충안이 제시되기도 했다. 하지만 명예와 부를 떠나 상대를 이기는 것을 넘어서 과거의 자신보다 더 발전하기를 열망하는 운동선수의 향상심을 고려하면 도핑 대책은 늘 소 잃고 외양간 고치기가 될 수밖에 없다. 그러므로 도핑에 관한 논의는 선수만 대상으로 이뤄지는 것이 아니라 지도자, 스포츠계, 의학계, 사법계 및 사회 전체가 같이 고민할 필요가 있다. 잊지 말아야 할 것은 현실을 도외시하지 않으면서도 현실에 함몰되지 않는 균형 잡힌 자세이다. 현실에 뿌리를 두고 누구나 수긍할 수 있는 보편적 가치를 지향하고, 결과보다는 과정에 더 많은 무게를 두며, 때로 실수하고 넘어지는 선수들도 포용하려는 노력이 필요하다.

오래전부터 스포츠는 인간 사회에 존재했다. 대중은 선수의 미세한 움직임에, 찰나의 순간에 결정되는 승부에서 온갖 희로애락을 경험한다. 도핑 역시 스포츠의 역사에서 빠진 적이 없다. 단순히 나쁜 것으로 치부하는 대신에 조금만 관심을 두고 살펴보면 역동적인 역사와 주로 사용되는 약물, 속속 도입되는 과학기술의 산물, 정답이 없는 논란 등 많은 이야깃거리를 발견할 수 있다. 또 약물이 우리의 일상적인 삶과 밀접하게 연결되어 있음을 알 수 있다. 책을 읽고 이제껏 일상에서 흔히 접하던 약물과 도구나 기계, 나아가 스포츠가 이전과 다른 시각으로 보이기 시작했다면 글을 쓴 사람으로 더 바랄 나위가 없겠다.

# 주

## 1장

[1] Christison, R., Observations on the Effects of Cuca, or Coca, the Leaves of Erythroxylon Coca. Br Med J, 1876. 1(800): p. 527–31.

[2] Markel, H., Uber coca: Sigmund Freud, Carl Koller, and cocaine. Jama, 2011. 305(13): p. 1360–1.

[3] Avois, L., et al., Central nervous system stimulants and sport practice. Br J Sports Med, 2006. 40 Suppl 1: p. i16–20.

[4] Gleaves, J. and M. Llewellyn, Sport, Drugs and Amateurism: Tracing the Real Cultural Origins of Anti–Doping Rules in International Sport. The International Journal of the History of Sport, 2014. 31(8): p. 839–853.

[5] Noakes, T.D., Tainted glory––doping and athletic performance. N Engl J Med, 2004. 351(9): p. 847–9.

[6] Møller, V., Knud Enemark Jensen's Death During the 1960 Rome Olympics: A Search for Truth? Sport in History, 2005. 25(3): p. 452–471.

[7] Johnson, M., Spitting in the Soup: Inside the Dirty Game of Doping in Sports. VeloPress, 2016: p. 65.

[8] Bradley, C., The behavior of children receiving benzedrine. Am J Psychiatry, 1937. 94(3): p. 577–85.

[9] Kessler, R.C., et al., The prevalence and correlates of adult ADHD in the United States: results from the National Comorbidity Survey Replication. Am J Psychiatry, 2006. 163(4): p. 716–23.

[10] Maier, L.J., J.A. Ferris, and A.R. Winstock, Pharmacological cognitive enhancement among non–ADHD individuals–A cross–sectional study in 15 countries. Int J Drug Policy, 2018. 58: p. 104–112.

[11] Ilieva, I.P., C.J. Hook, and M.J. Farah, Prescription Stimulants' Effects on Healthy Inhibitory Control, Working Memory, and Episodic Memory: A Meta–analysis. J Cogn Neurosci, 2015. 27(6): p. 1069–89.

[12] Franke, A.G., et al., Methylphenidate, modafinil, and caffeine for cognitive enhancement in chess: A double–blind, randomised controlled trial. Eur Neuropsychopharmacol, 2017. 27(3): p. 248–260.

[13] Reardon, S., 'Brain doping' may improve athletes' performance. Nature, 2016. 531(7594): p. 283–4.

[14] Verhovek, S.H., WORLD CUP '94:After Second Test, Maradona Is Out of World Cup. The New York Times, 1994.

[15] Hunt, T.M. and J. Hoberman, Drug Games: The International Olympic Committee and the Politics of Doping, 1960 – 2008. University of Texas Press, 2011: p. 46.

[16] DeMeersman, R., D. Getty, and D.C. Schaefer, Sympathomimetics and exercise enhancement: all in the mind? Pharmacol Biochem Behav, 1987. 28(3): p. 361–5.

[17] Shekelle, P.G., et al., Efficacy and safety of ephedra and ephedrine for weight loss and athletic performance: a meta–analysis. Jama, 2003. 289(12): p. 1537–45.

[18] DeMeersman, R., D. Getty, and D.C. Schaefer, Sympathomimetics and exercise enhancement: all in the mind? Pharmacol Biochem Behav, 1987. 28(3): p. 361–5.

[19] Shekelle, P.G., et al., Efficacy and safety of ephedra and ephedrine for weight loss and athletic performance: a meta–analysis. Jama, 2003. 289(12): p. 1537–45.

[20] Zell–Kanter, M., M.A. Quigley, and J.B. Leikin, Reduction in ephedra poisonings after FDA ban. N Engl J Med, 2015. 372(22): p. 2172–4.

[21] 송미영., 김호준., and 이명종., 비만처방에서의 안전한 마황 사용 지침. 대한한방비만학회지, 2006. 6(2): p. 12-27.

[22] Trinh, K.V., J. Kim, and A. Ritsma, Effect of pseudoephedrine in sport: a systematic review. BMJ Open Sport Exerc Med, 2015. 1(1): p. e000066.

[23] Pokrywka, A., W. Tszyrsznic, and D.J. Kwiatkowska, Problems of the use of pseudoephedrine by athletes. Int J Sports Med, 2009. 30(8): p. 569-72.

[24] Kearns, C.F., et al., Chronic administration of therapeutic levels of clenbuterol acts as a repartitioning agent. J Appl Physiol (1985), 2001. 91(5): p. 2064-70.

[25] Thevis, M., et al., Adverse analytical findings with clenbuterol among U-17 soccer players attributed to food contamination issues. Drug Test Anal, 2013. 5(5): p. 372-6.

[26] North Korean Doping Medalist in Danger? . Daily NK, 2008.

[27] Kruse, P., et al., beta-Blockade used in precision sports: effect on pistol shooting performance. J Appl Physiol (1985), 1986. 61(2): p. 417-20.

[28] Pennington, B., Heart Medications May Also Calm Nerves, Keeping Them Banned. The New York Times, 2012.

[29] Rudy, M., Beta blockers make golfers 'just blah'. ESPN, 2005.

[30] James, I.M., et al., Effect of oxprenolol on stage-fright in musicians. Lancet, 1977. 2(8045): p. 952-4.

[31] Fishbein, M., et al., Medical problems among ICSOM musicians:overview of a national survey. Medical Problems of Performing Artists, 1988. 3: p. 1-8.

[32] Beder, J., The 2015 musicians'health survey results. Senza Sordino, 2017. 55(2): p. 3-5.

[33] 조경숙 and 장은제, 클래식 연주자의 신체 및 정신 건강 문제. 보건사회연구, 2016. 36(4): p. 460-87.

[34] Dure, B., Matt Emmons: the smiling Olympian who survived missed medals and cancer. The Guardian, 2016.

2장

[1] Johnson, M., Spitting in the Soup: Inside the Dirty Game of Doping in Sports. VeloPress, 2016: p. 126.

[2] Fair, J.D., Isometrics or Steroids? Exploring New Frontiers Of Strength in the Early 1960s. Journal of Sport History, 1993. 20(1): p. 1-24.

[3] Ibid.

[4] Hendershott, J., Steroids: Breakfast of champions. Track and Field News, 1969. 22(3).

[5] Bhasin, S., et al., The effects of supraphysiologic doses of testosterone on muscle size and strength in normal men. N Engl J Med, 1996. 335(1): p. 1-7.

[6] Cooper, C., Run, Swim, Throw, Cheat: The Science Behind Drugs in Sport. OUP Oxford, 2012: p. 143-4.

[7] Ungerleider, S., Faust's Gold: Inside the East German Doping Machine---Updated Edition. CreateSpace Independent Publishing Platform, 2013: p. 134-5.

[8] Franke, W.W. and B. Berendonk, Hormonal doping and androgenization of athletes: a secret program of the German Democratic Republic government. Clin Chem, 1997. 43(7): p. 1262-79.

[9] Ungerleider, S.: p. 127.

[10] Janofsky, M., OLYMPICS; Coaches Concede That Steroids Fueled East Germany's Success in Swimming. The New York Times, 1991.

[11] Babashoff, S. and C. Epting, Making Waves: My Journey to Winning Olympic Gold and Defeating the East German Doping Program. Santa Monica Press, 2016: p. 135

[12] Longman, J., DRUG TESTING; East German Steroids' Toll: 'They Killed Heidi'. The New York Times, 2004.

[13] Moore, R., The Dirtiest Race in History. Bloomsbury Publishing, 2012: p. 236.

[14] Ibid.: p. 257.

[15] Wallechinsky, D. and J. Loucky, The Complete Book of the Olympics 2008 Edition. Aurum Press, 2008: p. 59.

[16] Johnson, W. and K. Moore, The loser. Sports Illustrated, 1988.

[17] Burnton, S., 50 stunning Olympic moments No33: Ben Johnson wins gold ⋯ tests positive The Guardian, 2012.

[18] Moore, R.: p. 238.

[19] Kicman, A.T., Pharmacology of anabolic steroids. British Journal of Pharmacology, 2008. 154(3): p. 502-521.

[20] Moore, R.: p. 264.

[21] Bull, A., S. Burnton, and J. Steinberg, The Joy of Six: doping denials The Guardian, 2013.

[22] Moore, R.: p. 264.

[23] 빌기퍼드, 스프링 치킨: 똥배 나온 저널리스트의 노화 탈출 탐사기. 다반, 2015: p. 15.

[24] Newton, D.E., Steroids and Doping in Sports: A Reference Handbook, 2nd Edition. 2018: p. 308.

[25] Ibid.: p. 58.

[26] Pope, H.G., Jr., D.L. Katz, and J.I. Hudson, Anorexia nervosa and "reverse anorexia" among 108 male bodybuilders. Compr Psychiatry, 1993. 34(6): p. 406-9.

[27] Pope, H.G., Jr., et al., Muscle dysmorphia. An underrecognized form of body dysmorphic disorder. Psychosomatics, 1997. 38(6): p. 548-57.

[28] Ibid.

[29] Mitchell, L., et al., Muscle Dysmorphia Symptomatology and Associated Psychological Features in Bodybuilders and Non-Bodybuilder Resistance Trainers: A Systematic Review and Meta-Analysis. Sports Med, 2017. 47(2): p. 233-59.

[30] Pope, H.G., Jr., et al., Evolving ideals of male body image as seen through action toys. Int J Eat Disord, 1999. 26(1): p. 65-72.

[31] Blond, A., Impacts of exposure to images of ideal bodies on male body dissatisfaction: a review. Body Image, 2008. 5(3): p. 244-50.

[32] Pope, H.G., Jr., J.H. Khalsa, and S. Bhasin, Body Image Disorders and Abuse of Anabolic-Androgenic Steroids Among Men. Jama, 2017. 317(1): p. 23-24.

[33] Yang, C.F., P. Gray, and H.G. Pope, Jr., Male body image in Taiwan versus the West: Yanggang Zhiqi meets the Adonis complex. Am J Psychiatry, 2005. 162(2): p. 263-9.

[34] Kim, D., The change of muscle dysmorphia through bodybuilding for 12 weeks : Korean college students. International Journal of Advanced Culture Technology, 2019. 7(2): p. 1–6.

[35] Fainaru−Wada, M. and L. Williams, Game of Shadows: Barry Bonds, BALCO, and the Steroids Scandal that Rocked Professional Sports. Penguin Publishing Group, 2006: p. xvi.

[36] Beckett, A.H. and D.A. Cowan, Misuse of drugs in sport. British journal of sports medicine, 1978. 12(4): p. 185−194.

[37] Fainaru−Wada, M. and L. Williams: p. 72.

[38] Ibid.: p. 113.

[39] Catlin, D.H., et al., Tetrahydrogestrinone: discovery, synthesis, and detection in urine. Rapid Commun Mass Spectrom, 2004. 18(12): p. 1245−049.

[40] 황의룡 and 김태영, 스포츠세계의 반도핑 정책의 전개과정(1968~1999). 의사학, 2014. 23(2): p. 269−318.

[41] Baba, S., Y. Shinohara, and Y. Kasuya, Differentiation between endogenous and exogenous testosterone in human plasma and urine after oral administration of deuterium−labeled testosterone by mass fragmentography. J Clin Endocrinol Metab, 1980. 50(5): p. 889−94.

[42] Hunt, T.M. and J. Hoberman, Drug Games: The International Olympic Committee and the Politics of Doping, 1960 − 2008. University of Texas Press, 2011: p. 66.

[43] KIST, "검사과정 정확, 결과에 하자없다". 연합뉴스, 1992.

[44] 이종길, 김재환 "실력으로 속죄하겠다". 스포츠 투데이, 2012.

[45] Balague, G., Messi. Orion, 2013: p. 86.

[46] Duchaine, D., Underground Steroid Handbook. Power Distributors, 1982.

[47] Dubin, C.J., Commission of Inquiry into the Use of Drugs and Banned Practices Intended to Increase Athletic Performance. Canadian Publishing Center, 1990.

[48] Zorpette, G., All doped up−and going for the gold. Sci Am, 2000. 282: p. 20 − 22.

[49] Liu, H., et al., Systematic review: the effects of growth hormone on athletic performance. Ann Intern Med, 2008. 148(10): p. 747−58.

[50] Fainaru−Wada, M. and L. Williams: p. 277.

[51] Armanini, D., et al., Growth hormone and insulin-like growth factor I in a Sydney Olympic gold medallist. Br J Sports Med, 2002. 36(2): p. 148-9.

[52] I'm not the only drugs cheat in rugby league, says Terry Newton The Guardian, 2010.

[53] Leung, K.C., et al., Physiological and pharmacological regulation of 20-kDa growth hormone. Am J Physiol Endocrinol Metab, 2002. 283(4): p. E836-43.

[54] Longobardi, S., et al., Growth hormone (GH) effects on bone and collagen turnover in healthy adults and its potential as a marker of GH abuse in sports: a double blind, placebo-controlled study. The GH-2000 Study Group. J Clin Endocrinol Metab, 2000. 85(4): p. 1505-12.

[55] Stallone guilty of importing growth hormone into Australia. The Guardian, 2007.

[56] Rudman, D., et al., Effects of human growth hormone in men over 60 years old. N Engl J Med, 1990. 323(1): p. 1-6.

[57] Vance, M.L., Can growth hormone prevent aging? N Engl J Med, 2003. 348(9): p. 779-80.

[58] Bartke, A., Growth Hormone and Aging: Updated Review. World J Mens Health, 2019. 37(1): p. 19-30.

## 3장

[1] 송지훈 and 박린, 후배들아 꼭 넘어다오, 34년 전 멕시코 신화. 중앙일보, 2017.

[2] 이건실, 월급을 안 주면 全權이라도 주든지…국내 지도자들은 땜질용이었다. 월간조선, 2006.

[3] Bannister, R., The Punishment of a Long Distance Runner. The New York Times, 1966.

[4] Levine, B.D. and J. Stray-Gundersen, "Living high-training low": effect of moderate-altitude acclimatization with low-altitude training on performance. J Appl Physiol (1985), 1997. 83(1): p. 102-12.

[5] Constantini, K., D.P. Wilhite, and R.F. Chapman, A Clinician Guide to Altitude

Training for Optimal Endurance Exercise Performance at Sea Level. High Alt Med Biol, 2017. 18(2): p. 93−101.

[6] Morris, D.M., J.T. Kearney, and E.R. Burke, The effects of breathing supplemental oxygen during altitude training on cycling performance. J Sci Med Sport, 2000. 3(2): p. 165−75.

[7] 박훈영, et al., Living High Training Low가 육상 중 장거리 선수의 유산소성 운동 능력 및 경기력에 미치는 영향. 운동과학, 2011. 20(4): p. 425−40.

[8] Wilber, R.L., Application of altitude/hypoxic training by elite athletes. Med Sci Sports Exerc, 2007. 39(9): p. 1610−24.

[9] Kuehl, K.S., et al., Efficacy of tart cherry juice in reducing muscle pain during running: a randomized controlled trial. J Int Soc Sports Nutr, 2010. 7: p. 17.

[10] Hood, E., Retro PEZ Talk: Edward 'Eddie B' Borysewicz−Part 1! PezCycling News, 2017.

[11] Sullivan, R., Triumphs Tainted With Blood Sports Illustrated 1985. Jan 21.

[12] Ekblom, B., A.N. Goldbarg, and B. Gullbring, Response to exercise after blood loss and reinfusion. J Appl Physiol, 1972. 33(2): p. 175−80.

[13] Pears, T., The time machine (part two). The Guardian, 2007.

[14] Kenny, M., An Enigma Wrapped in Glory. Sports Illustrated, 1977. June 27.

[15] Gleaves, J., Manufactured Dope: How the 1984 US Olympic Cycling Team Rewrote the Rules on Drugs in Sports. The International Journal of the History of Sport, 2015. 32(1): p. 89−107.

[16] Sullivan, R., Triumphs Tainted With Blood Sports Illustrated 1985. Jan 21.

[17] Hamilton, T. and D. Coyle, The Secret Race: Inside the Hidden World of the Tour de France. 2012: p. 169.

[18] Ibid.: p. 160.

[19] Jelkmann, W. and C. Lundby, Blood doping and its detection. Blood, 2011. 118(9): p. 2395−404.

[20] Sottas, P.E., et al., The athlete biological passport. Clin Chem, 2011. 57(7): p. 969−76.

[21] Klein, H.G., Blood transfusion and athletics. Games people play. N Engl J Med,

1985. 312(13): p. 854–6.

22 Goozner, M., The $800 Million Pill: The Truth Behind the Cost of New Drugs. University of California Press, 2005: p. 18.

23 Miyake, T., C.K. Kung, and E. Goldwasser, Purification of human erythropoietin. J Biol Chem, 1977. 252(15): p. 5558–64.

24 Goldwasser, E., Erythropoietin: a somewhat personal history. Perspect Biol Med, 1996. 40(1): p. 18–32.

25 Lance Armstrong's Confession | Oprah's Next Chapter | Oprah Winfrey Network. http://www.youtube.com/watch?v=N_0PSZ59Aws.

26 Rouet, J.-M., Gewiss roule en Ferrari. L'Equipe, 1994.

27 Ekblom, B. and B. Berglund, Effect of erythropoietin administration on maximal aerobic power. Scand J Med Sci Sports, 1991. 1(2): p. 88–93.

28 Specter, M., 'Supermen' on new blood drug endanger sprots and themselves. The Washington Post, 1990.

29 Hamilton, T. and D. Coyle: p. 33.

30 USADA, et al., U.S. Postal Service Pro Cycling Team Investigation. 2012: USADA.

31 Pollack, A., Eugene Goldwasser, Biochemist Behind an Anemia Drug, Dies at 88. The New York Times, 2010.

32 Fisher, L.M., Stamina–Building Drug Linked to Athletes' Deaths. The New York Times, 1991.

33 Weber, J., Michael Goolaerts' death raises question as to why so many cyclists suffer heart attacks. DW News, 2018.

34 López, B., The Invention of a 'Drug of Mass Destruction': Deconstructing the EPO Myth. Sport in History, 2011. 31(1): p. 84–109.

35 La Gerche, A. and M.J. Brosnan, Cardiovascular Effects of Performance–Enhancing Drugs. Circulation, 2017. 135(1): p. 89–99.

36 O'Keefe, J.H., et al., Potential adverse cardiovascular effects from excessive endurance exercise. Mayo Clinic proceedings, 2012. 87(6): p. 587–595.

37 Levine, B.D., Can intensive exercise harm the heart? The benefits of competitive endurance training for cardiovascular structure and function. Circulation, 2014.

130(12): p. 987–91.

[38] 마이클 샌델, 완벽에 대한 반론: 생명공학 시대, 인간의 욕망과 생명윤리. 와이즈베리, 2016: p. 51.

[39] Murray, T.H., Good Sport: Why Our Games Matter -- and how Doping Undermines Them. Oxford University Press, 2018: p. 141–4.

[40] Sinex, J.A. and R.F. Chapman, Hypoxic training methods for improving endurance exercise performance. J Sport Health Sci, 2015. 4(4): p. 325–32.

## 4장

[1] Campbell, J., Light, Tight and Right for Racing. Sports Illustrated, 1974.

[2] Shimizu, Y., et al., Studies on fluid drag measurement and fluid drag reduction of woman athlete swimming suit. Transactions of the Japan Society of Mechanical Engineering, 1997. 63(616): p. 3921–7.

[3] Adidas presents new bodysuit: the JETCONCEPT. EurekaAlert!, 2003.

[4] Rushall, B., A Serious Threat to the Very Nature of Competitive Swimming–or Not? 2000. http://swimmingcoach.org/a-serious-threat-to-the-very-nature-of-competitive-swimming-or-not/.

[5] Space Age Swimsuit Reduces Drag, Breaks Records. NASA, 2008.

[6] Barnstorff, K., NASA Know-How Helps Athletes Rocket Through Water. NASA, 2008.

[7] FINA rules to allow high-tech swimsuits; Italian coach calls it 'technological doping'. The New York Times, 2008.

[8] Petty, M., FINA pressed to settle row over high-tech swimsuits. Reuter, 2008.

[9] Dickerman, S., Full Speedo Ahead. Slate, 2008.

[10] Crouse, K., Phelps Loses, and a Debate Boils Over. The New York Times, 2009.

[11] PR58 – FINA Bureau Meeting. FINA, 2009. http://www.fina.org/news/pr58-fina-bureau-meeting.

[12] Grulois, S., Eddy Merckx, synonyme parfait de "Tour de France". RTBF, 2020.

[13] MacLeary, J., Tour de France poised to pay homage to Eddy Merckx—the greatest ever. The Telegraph, 2019.

[14] Boardman, C., Chris Boardman: The Biography of the Modern Bike: The Ultimate History of Bike Design. Octopus, 2015: p. 34–5.

[15] Mulholland, O., Eddy and the Hour. Bicycle Guide, 1991. 8.

[16] Fouché, R., Game Changer: The Technoscientific Revolution in Sports. Johns Hopkins University Press, 2017: p. 88.

[17] Maloney, T., Ernesto Colnago 50th Anniversary Interview: Part four. Cyclingnews, 2004.

[18] Samuel, H., Fabian Cancellara denies using a motorized bike to win races in the spring. The Telegraph, 2010.

[19] Pogash, C., A Personal Call to a Prosthetic Invention. The New York Times, 2008.

[20] Fouché, R.: p. 112.

[21] Brüggemann, G.-P., A. Arampatzis, and F. Emrich, Biomechanical and metabolic analysis of long sprint running of the double trans–tibial amputee athlete O.Pistorius using Cheetah sprint prosthesis—Comparison with ablebodied athletes at the same level of 400m sprint performance(IAAF Report). Institute of Biomechanics and Orthopaedics German Sport University Cologne, 2007.

[22] Weyand, P.G., et al., The fastest runner on artificial legs: different limbs, similar function? J Appl Physiol (1985), 2009. 107(3): p. 903–11.

[23] Gibson, O., Paralympics 2012: Oscar Pistorius erupts after Alan Oliveira wins gold. The Guardian, 2012.

[24] Moreton, C., London 2012 Olympics: Oscar Pistorius finally runs in Games after five year battle. The Telegraph, 2012.

[25] Taboga, P., O.N. Beck, and A.M. Grabowski, Prosthetic shape, but not stiffness or height, affects the maximum speed of sprinters with bilateral transtibial amputations. PLoS One, 2020. 15(2): p. e0229035.

[26] Greenemeier, L., Blade Runners: Do High–Tech Prostheses Give Runners an Unfair Advantage? Scientific American, 2016.

[27] Goldstein, R., Frank Jobe, Surgeon Who Saved Pitchers' Careeres, Dies at 88. The New York Times, 2014.

[28] Ibid.

[29] Conte, S.A., et al., Prevalence of Ulnar Collateral Ligament Surgery in Professional Baseball Players. Am J Sports Med, 2015. 43(7): p. 1764-9.

[30] Ahmad, C.S., W.J. Grantham, and R.M. Greiwe, Public perceptions of Tommy John surgery. Phys Sportsmed, 2012. 40(2): p. 64-72.

[31] Erickson, B.J., et al., Rate of return to pitching and performance after Tommy John surgery in Major League Baseball pitchers. Am J Sports Med, 2014. 42(3): p. 536-43.

[32] Jiang, J.J. and J.M. Leland, Analysis of pitching velocity in major league baseball players before and after ulnar collateral ligament reconstruction. Am J Sports Med, 2014. 42(4): p. 880-5.

[33] Keller, R.A., et al., Major League Baseball pitch velocity and pitch type associated with risk of ulnar collateral ligament injury. J Shoulder Elbow Surg, 2016. 25(4): p. 671-5.

[34] Mcmahan, I., Throwing fastballs—not curveballs—linked to Tommy John surgery. Sports Illustrated, 2016.

[35] Teen tennis star has breast reduction surgery in bid to boost her game. Daily Mail, 2010.

5장

[1] 박상경, '성별논란' 박은선 도대체 어떤 선수길래? 스포츠조선, 2013.

[2] Berg, S., How Dora the Man Competed in the Woman's High Jump. Der Spiegel, 2009.

[3] 고두현, [고두현의 육상톡톡] 여자 100m 금메달리스트는 남자였다. 아시아경제, 2011.

[4] Schultz, J., Qualifying Times: Points of Change in U.S. Women's Sport. University

of Illinois Press, 2014: p. 110.

[5] Martinez—Patino, M.J., Personal account: A woman tried and tested. Lancet, 2005. 366 Suppl 1: p. S38.

[6] de la Chapelle, A., The use and misuse of sex chromatin screening for 'gender identification' of female athletes. Jama, 1986. 256(14): p. 1920–3.

[7] Clarey, C. and G. Kolataaug, Gold Awarded Amid Dispute Over Runner's sex The New York Times, 2009.

[8] Fenichel, P., et al., Molecular diagnosis of 5alpha—reductase deficiency in 4 elite young female athletes through hormonal screening for hyperandrogenism. J Clin Endocrinol Metab, 2013. 98(6): p. E1055–9.

[9] McRae, D., The return of Caster Semenya: Olympic favourite and ticking timebomb The Guardian, 2016.

[10] CAS, Dutee Chand v. Athletics Federation of india (AFI) & The international association of athletics federations (IAAF). CAS 2014/A/3759, 2015. Lausanne.

[11] Bermon, S. and P.Y. Garnier, Serum androgen levels and their relation to performance in track and field: mass spectrometry results from 2127 observations in male and female elite athletes. Br J Sports Med, 2017. 51(17): p. 1309–1314.

[12] Longman, J., Caster Semenya Will Challenge Testosterone Rule in Court. The New York Times, 2018.

[13] Franklin, S., J. Ospina Betancurt, and S. Camporesi, What statistical data of observational performance can tell us and what they cannot: the case of Dutee Chand v. AFI & IAAF. 2018. 52(7): p. 420–421.

[14] Bermon, S., et al., Serum androgen levels are positively correlated with athletic performance and competition results in elite female athletes. Br J Sports Med, 2018. 52(23): p. 1531–1532.

[15] Pielke, R., R. Tucker, and E. Boye, Scientific integrity and the IAAF testosterone regulations. Int Sports Law J 19, 2019. 19(18–26).

[16] Bull, A., CAS tried to provide a clear verdiction on Caster Semenya but left a tangled mass. The Guardian, 2019.

[17] Ingle, S., In—form Lynsey Sharp fears 800m Rio gold could still be beyond reach The

Guardian, 2016.

18 Longman, J., Understanding the Controversy Over Caster Semenya. The New York Times, 2016.

19 Ibid.

20 Darlington, S., Transgender Volleyball Star in Brazil Eyes Olympics and Stirs Debate. The New York Times, 2018.

21 Gooren, L.J. and M.C. Bunck, Transsexuals and competitive sports. Eur J Endocrinol, 2004. 151(4): p. 425–9

22 Harper, J., Race time for transgender athletes. J Sporting Cult Identities, 2015. 6: p. 1–9.

23 Elton–Walters, J., Kristen Worley: Canadian cyclist fighting sport's gender rules and supporting Caster Semenya. Cycling Weekly, 2016.

24 Bioethics Symposium 2014: "Sex, Drugs and Sports: Ethical Controversies in Athletics". http://videos.med.wisc.edu/videos/52598.

25 Wiik, A., et al., Muscle Strength, Size, and Composition Following 12 Months of Gender–affirming Treatment in Transgender Individuals. J Clin Endocrinol Metab, 2020. 105(3).

26 Crewther, B.T. and C.J. Cook, A longitudinal analysis of salivary testosterone concentrations and competitiveness in elite and non–elite women athletes. Physiol Behav, 2018. 188: p. 157–161.

27 AP, Transgender Athletes Can Now Compete in Olympics Without Surgery. The New York Times, 2016.

## 약물 색인